《运动医学影像诊断学》丛书

运动医学影像诊断学
肩肘关节分册

丛书主编　程敬亮　袁慧书　程晓光
主　　编　袁慧书　姚伟武　曾献军

科学出版社
北　京

内 容 简 介

本书论述了肩、肘关节的影像解剖、常用的检查方法、常见疾病的临床及影像学诊断、常见手术治疗方法及术后影像学评价。在磁共振的断层图像中对复杂的解剖结构进行了逐一标识，对实际工作中有重要意义的影像学检查方法进行了详细阐述。在详尽讲解了肩、肘关节常见运动创伤疾病的同时，制定了用于指导诊断阅片流程的工作列表，使读者在进行阅片时有思路可循。

本书可为影像科、骨科、运动医学科、康复科、疼痛科等专业的医师更好地掌握肩肘关节创伤影像诊断提供有价值的帮助。

图书在版编目（CIP）数据

运动医学影像诊断学.肩肘关节分册 / 袁慧书，姚伟武，曾献军主编.—北京：科学出版社，2021.2
ISBN 978-7-03-067776-1

Ⅰ.①运… Ⅱ.①袁…②姚…③曾… Ⅲ.①肩关节－运动性疾病－影像诊断②肘关节－运动性疾病－影像诊断 Ⅳ.① R870.4

中国版本图书馆 CIP 数据核字（2021）第 008471 号

责任编辑：高玉婷 / 责任校对：郭瑞芝
责任印制：赵 博 / 封面设计：吴朝洪

科 学 出 版 社 出版
北京东黄城根北街 16 号
邮政编码：100717
http://www.sciencep.com
北京中科印刷有限公司印刷
科学出版社发行 各地新华书店经销
*
2021 年 2 月第 一 版 开本：889×1194 1/16
2025 年 1 月第六次印刷 印张：19 1/2
字数：620 000
定价：198.00 元
（如有印装质量问题，我社负责调换）

丛书编者名单

丛 书 主 编　程敬亮　郑州大学第一附属医院

　　　　　　　袁慧书　北京大学第三医院

　　　　　　　程晓光　北京积水潭医院

丛书副主编　（按姓氏笔画排序）

　　　　　　　于爱红　北京积水潭医院

　　　　　　　李绍林　中山大学附属第五医院

　　　　　　　何　波　昆明医科大学第一附属医院

　　　　　　　郎　宁　北京大学第三医院

　　　　　　　姚伟武　上海交通大学医学院附属同仁医院

　　　　　　　龚向阳　浙江省人民医院

　　　　　　　曾献军　南昌大学第一附属医院

丛书前言

随着广大人民生活水平的提高，热衷于体育运动的人越来越多，由此产生的运动损伤也相应增多，与此同时，人们对生活质量的要求也不断变高，更加关注生活中的急性或慢性累积性损伤，多方面的因素造成了由于运动创伤来就诊的患者不断增多的现象，运动创伤影像诊断就显得尤为重要。中华医学会放射学分会和中国医师协会放射医师分会的骨关节影像专家在全国进行运动创伤的学术交流和病例分享时受到了国内众多影像同道的肯定，很多同道热切期盼能把这些临床经验在全国范围内分享，这也是我们决定撰写这套丛书的最初的动力。经过一年多的筹划、撰写、审稿，《运动医学影像诊断学》丛书终于跟读者见面了，本书的编者主要是中华医学会放射学分会骨关节学组和中国医师协会放射医师分会肌骨学组的专家，他们多年从事骨关节系统影像诊断工作，有着丰富的理论知识和临床经验，所在的医院也都有大量的运动创伤病例，为本书的编写奠定了坚实基础。各位专家将这些经验进行总结，病例资料汇集成册，奉献给读者，力求通过这套丛书使读者对运动医学相关的影像诊断有更深入的认识，对日后的生活和工作有所帮助。

丛书分为肩肘关节、髋关节、膝关节、踝关节四个分册，内容涉及解剖与影像学检查方法、关节各附属结构损伤等，分别阐述疾病的病因、临床表现、分类和分级、影像学表现及临床治疗等。本书一大特色是加入了临床查体部分，有助于影像医师更深入地了解运动创伤，影像诊断阐述得非常详细，辅以清晰病例图像，对于临床医师来说，具有一定的参考作用。各分册既与丛书保持体例上的一致性，也有分册各自的特色。本书可为影像科、骨科、运动医学科、康复科、疼痛科等专业的医师提供帮助，具有较高的医学价值。

感谢所有编者的辛勤付出，认真查阅文献、撰写书稿、确定适合病例，并结合自身积累的丰富临床经验，以饱满的热情投入写书工作。各位编者在繁重的临床工作之余，按时保质地完成撰写工作，实属不易。还要感谢科学出版社的编辑，感谢所有愿意提供本书内病例图片的患者们。

尽管编者们竭尽全力进行编写，并经过数次讨论修订，但水平有限，不当之处在所难免，敬请同道们批评指正。

程敬亮　郑州大学第一附属医院
袁慧书　北京大学第三医院
程晓光　北京积水潭医院
2020 年 12 月

随着近年来全民健身风潮的盛行和社会老龄化，肩、肘关节的运动创伤在骨骼肌肉疾病领域内的占比逐年上升。但肩、肘关节局部解剖结构复杂，运动创伤疾病种类多样，对我们进行高质量的影像学检查和诊断提出了挑战。为了推动肩、肘关节影像学检查和诊断的不断进步，我们凝聚各位编委的智慧与经验，参阅大量前沿文献，经过反复的推敲讨论，最终推出了本书，希望能对从事肩、肘关节运动创伤诊疗工作的各位读者有所帮助。

本书的内容涵盖了肩、肘关节的影像解剖、常用的检查方法、常见疾病的临床及影像学诊断、常见手术治疗方法及术后影像学评价。肩、肘关节的影像解剖是进行高质量影像学检查和诊断的基础，本书在磁共振的断层图像中对复杂的解剖结构进行了逐一标识，有助于提升读者对各解剖结构的认知，并便于在日常工作中进行查阅。由于肩、肘关节解剖结构复杂，为有效显示病变以做出有效诊断，各种新检查方法不断出现，本书对实际工作中有重要意义的影像学检查方法进行了详细阐述。本书在详尽讲解了肩、肘关节常见运动创伤疾病的同时，还制定了用于指导诊断阅片流程的工作列表，使各位读者在进行阅片时有思路可循，提高诊断水平。运动创伤领域的影像学评价不应只涵盖术前，术后评价对患者的随访、康复方案制定及远期预后至关重要，因此本书邀请了肩、肘领域知名的运动医学专家参与编写，由临床、影像两领域的专家联手，详细介绍了肩、肘关节常见疾病的手术治疗方法及常见手术术后的正常、异常影像学改变。影像科、骨科、运动医学科、康复科、疼痛科等相关专业均可于本书中获益。

感谢各位编者在本书编撰过程中的付出。为使本书全面涵盖肩、肘关节运动创伤领域的常见问题，同时包含大量前沿成果，各位编者以饱满的热情，查阅大量文献、整理总结、撰写书稿、遴选图像，最终凝结成珠玉一册。特此再次感谢各位编者的努力。

本书虽经过多次讨论修订，参阅了大量相关文献，但错误及不当之处在所难免，敬请各位同道批评指正。

袁慧书　北京大学第三医院
姚伟武　上海交通大学附属同仁医院
曾献军　南昌大学第一附属医院
2020年12月

目 录

第一章

肩关节解剖与影像学检查方法

第一节 概 述

肩关节连接上肢与中轴骨，在上肢的功能中起着至关重要的作用，而灵巧精细的上肢活动使人类区别于许多其他哺乳动物。上肢的正常活动有赖于肩关节在力量、耐力和灵活性等方面提供支持。随着国内羽毛球、网球、游泳、排球、棒球等需要频繁举手过头运动的全民普及，随之引发的肩关节运动损伤也越来越多见，而肩关节解剖及生物力学的复杂性往往给诊断带来困难。因此，了解肩关节精细的解剖及对其准确的影像评估显得尤为重要。有许多成像方式都可以评估肩关节，如X线片、CT、超声及MRI等，但MRI仍然是最为全面及准确的影像评价方式。同时，MRI参数序列的优化、患者体位的摆放、成像平面的选择等，都影响着肩关节影像的评估。对于MRI来说，冠状面、横断面、矢状面都有着重点需要观察的精细部位，可按照相应顺序逐一观察，并结合多方位的评估，增加医者诊断信心。

第二节 肩关节解剖

肩关节是一个较为复杂的关节，具有范围较广的运动和功能需求。肩关节包括骨结构（肱骨近端、肩胛骨、锁骨）与关节软骨、加强关节囊的韧带、肌肉与肌腱、关节盂唇、滑囊及相关的血管神经等。关节囊沿着肱骨解剖颈及关节盂颈部附着于骨。

一、骨性结构与关节软骨

肩关节骨性结构主要有肩胛骨、锁骨及肱骨近端。肩骨性关节主要包括四个关节部分：盂肱关节、肩锁关节、胸锁关节、肩胸关节。肩骨性关节连同相关肌肉、韧带在关节囊的包裹下将上肢与中轴骨联系在一起。其中盂肱关节最为复杂，为一种杵臼关节，肱骨头大而关节盂较为表浅，由邻近肌肉、韧带、软骨协助稳定防止脱位，而附着于关节盂上的关节盂唇则通过增加盂肱关节接触面积从而增加关节灵活性。肩关节可伸屈，可内收外展，也可内旋外旋，主要是由盂肱关节的生理解剖决定的，因此盂肱关节是一个相对不稳定、容易半脱位或全脱位的复杂关节。肩锁关节拥有独立的关节囊，肩锁关节的损伤通常表现为关节分离，引起肩关节上部疼痛。肩胸关节并不是真正的关节，解剖学上只是肩胛骨与肋骨或胸骨的对合区域，也无真正的关节囊存在，肩胸关节主要协调肩关节活动平面使其具有较大的活动范围。胸锁关节为鞍状结构，仅有50%的关节接触面且拥有独立的关节囊。

对肩关节的软骨评价主要集中在盂肱关节，软骨厚度仅为1mm左右，需要注意的是肱骨头覆盖的软骨中央较厚，外周较薄，而关节盂覆盖的软骨中央较薄，外周较厚，此特点不要误认为是外伤或退变所致。

二、韧带

肩关节韧带在肩关节的完整性和功能性上非常重要，肩关节的静态稳定性主要与盂肱韧带相关。上盂肱韧带发自前上关节盂唇，从肱骨头前上方绕行，终止于肱骨外科颈，用以限制前臂的下移。此外，上盂肱韧带与喙肱韧带形成吊索样结构包围肱二头肌长头腱限制其异常滑动。中盂肱韧带位置偏下，连接关节盂前唇与肱骨，其作用是限制肩关节在正常活动范围内旋转或外展时前后平移。下盂肱韧带是一种复合体结构，为稳定盂肱关节最重要的韧带结构，分为前、后、上三束分别连接关节下盂唇和肱骨。前束用于限制肩关节90°外旋外展或投掷运动后期时手臂的前后平移，其与肩关节的Bankart损伤最为密切；后束主要的功能是限制肩关节外展活动过程中向后脱位。下盂肱韧带的前后束围成的"U"形结构称为腋囊，是粘连性肩关节囊炎容易累及的地方。喙肱韧带连接喙突与肱骨，常用于定义肩袖间隙（粘连性肩关节囊炎常累及此处），主要的功能是在肩关节内旋弯曲时限制其后移，以及在肩关节外旋后自然内收时限制其下移。肩锁关节分别有上、下、前、后韧带连接，其中上、后肩锁韧带最为重要，限制了肩锁关节前后平面上的水平移位。喙锁韧带包括圆锥韧带和梯形韧带，用于连接喙突与锁骨，圆锥韧带相对粗壮，起源于锁骨中段距离锁骨外缘端约4.5cm范围，梯形韧带起源于锁骨中远段距离外缘2.5cm处。喙肩韧带通常在肩峰下压力释放时变得松弛，为三角形束状纤维连接喙突及肩峰前缘，功能是限制肱骨头向上移位。

三、肌肉与肌腱

肩关节最主要的肌肉结构为肩袖。肩袖主要由冈上肌、冈下肌、小圆肌及肩胛下肌的肌腱组成，它们主要的功能是控制肱骨头，并防止肱骨在外旋过程中上移，它们收缩时使得肱骨头与关节盂接触从而加强肩关节稳定性。肩袖附着区域也是容易撕裂的危险区。

下文以肩袖为重点详述它们的起止点、生物力学功能及重要的解剖部位。

冈上肌起源于肩胛骨的冈上窝，止于肱骨大结节。冈上肌引发手臂的外展，在整个肩关节外展运动弧平面中至关重要。冈上肌在肩关节外展约30°时可作为肩袖发挥最大的作用，为肱骨头减压。

冈下肌起源于肩胛骨的冈下窝，止于肱骨大结节中部，主要功能是与小圆肌一起外旋及伸展肱骨。冈下肌在手臂内收位时更活跃，占外旋转力的60%。冈下肌也作为肩袖参与了肱骨头的减压。冈下肌呈双羽状，有一条正中缝，外科常误认为这是冈下肌和小圆肌的分界线，注意识别。

小圆肌起源于肩胛骨后外侧缘，止于肱骨大结节下部，主要功能是协同冈下肌外旋及伸展肱骨，在肱骨抬高90°时为主动肌。

肩胛下肌起源于肩胛下窝，前2/3为肌腹，呈扇形分散，后1/3最终汇聚成单束肌腱，止于肱骨小结节，主要负责肱骨的内旋与内收。肩胛下肌腱走行于盂肱关节的前侧，其上部分位于关节内。肩胛下肌可因反复肩关节脱位而肌力减弱，这可能是肩关节不稳的原因。

肩袖间隙位于肩胛下肌腱的上缘和冈上肌腱的下缘之间，是粘连性肩关节囊炎容易累及的部位，这个间隙包含喙肱韧带和上盂肱韧带。需要特别指出的是肩袖间隙内喙肱韧带-上盂肱韧带汇合处，这里两韧带包围肱二头肌长头腱形成吊索样结构，肩袖的外科闭合手术可能会导致该结构失去调节机制，影响肩关节活动功能。

其他重要的肌肉包括肱二头肌、三角肌、大圆肌、斜方肌、背阔肌、胸大肌。肱二头肌长头腱与上盂肱韧带共同起源于关节盂上唇，这个联合的部分也被称为肱二头肌盂唇复合体，或肱二头肌腱锚，然后再穿越盂肱关节在冈上肌腱和肩胛下肌腱之间通过肩袖间隙，随后旋转90°向下并被肱骨横韧带固定于结节间沟内走行，肱骨横韧带横向连接肱骨大小结节，该韧带由肩胛下肌腱、冈上肌腱、喙肱韧带的纤维延续组成。此处的肱二头肌长头腱吊索结构就是由喙肱韧带、上盂肱韧带及横韧带包围肱二头肌长头腱形成。肱二头肌腱鞘内附滑膜，与关节囊交通。肱二头肌短头腱在肱骨头前方走行，与喙肱肌共同附着于喙突，冠状面及横断面均可显示。三角肌起源于外侧锁骨、肩峰、肩胛冈，并附着于肱骨粗隆上，其前部肌束在肩关节外展、前屈和旋内中发挥作用，而后部肌束在肩关节后伸、旋外中发挥作用，协同肩袖保持肩关节的稳定。大圆肌起源于肩胛骨外下缘，并附着于内缘肱骨结节间沟上。斜方肌起源于胸椎棘突，附着于锁骨远端、肩峰和肩胛冈。背阔肌起源于胸椎6～12棘突，附着于内缘肱骨结节间沟。胸大肌起源于锁骨内侧、胸骨和肋软骨连接处，附着于外缘肱骨结节间沟。此外肩关节范围内还存在各种变异，包括副肱二头肌、短臂喙突、副肩胛下肌等。

四、盂唇

肩关节盂唇是一种纤维软骨结构，附着在肩胛骨关节盂边缘。其限制了肱骨头的前后移位，从而稳定了盂肱关节。一般情况下，上盂唇比下盂唇大，而上盂唇与肱二头肌长头腱紧密连接，即肱二头肌盂唇复合体。盂唇在大小、厚度及形态上存在许多变异：三角形盂唇（最常见的）、圆形盂唇、盂唇分裂、缺口盂唇、扁平盂唇及盂唇缺如等。盂唇凹（也称盂唇沟）是最常见的一种变异，是指肱二头肌盂唇复合体在11～1点位置存在小于2mm的生理性沟槽，且并不向肱二头肌锚后延伸。盂唇孔是相对少见的一种变异，指的是上盂唇在关节盂1～3点位置（在肱二头肌锚之前）正常分离，宽度小于1.5mm，其使盂肱关节腔与肩胛下隐窝相通，见于约11%的人群。盂唇凹和盂唇孔可同时存在。Buford复合体则代表同时合并两种变异：中盂肱韧带明显增厚的同时合并先天性前上盂唇的缺如。这种变异非常少见，见于1.5%～2%的人群。

五、滑囊

肩关节有多个滑膜囊，内衬滑膜上皮，滑囊内少量滑液，其作用为在肩关节运动中增加滑润、减少摩擦。最重要的几个滑囊分别为肩峰下滑囊、三角肌滑囊、肩胛下滑囊、喙突下滑囊。肩峰下滑囊和三角肌滑囊通常在图像上显示为一个连续的较大的滑囊，其内囊液交通，故也可称肩峰下/三角肌滑囊，由肩峰、三角肌、喙肩韧带、肩袖（主要是冈上肌腱）围成，其功能主要是在三角肌与肩袖之间润滑从而减少冈上肌腱的摩擦力，正常情况下肩峰下/三角肌滑囊与关节腔并不相通，由于没有足够的液体相衬，所以MRI一般并不显示。喙突下滑囊位于喙突与肩胛下肌之间，而肩胛下隐窝（又称肩胛下滑囊）则位于肩胛下肌与肩胛骨之间，因此，由于肩胛下隐窝的间隔，喙突下滑囊与盂肱关节腔正常情况下并不相通，在MRI上并不显示（除非有积液），但可能有10%的人群喙突下滑囊与肩峰下/三角肌滑囊相通。除此之外还有些更小的滑囊正常情况下也不显影，如冈下肌滑囊、大圆肌滑囊、胸大肌滑囊等。

六、相关血管与神经

肩胛上神经通过肩胛上切迹穿过肩胛上窝后部。在这个区域，肩胛上神经位于肩胛横韧带下方，而肩胛上动静脉位于该韧带上方。肩胛上神经在肩胛横韧带的远端发出几个分支，其中有一两个分支支配冈上肌。肩胛上神经穿过冈盂切迹时发出分支后进入冈下窝，其中一两个分支支配冈下肌。所以当冈上肌与冈下肌同时萎缩时应考虑肩胛上切迹处可能存在病变，而冈下肌单独受累时可能在冈盂切迹存在病变。所谓三角孔由大圆肌、小圆肌、肱三头肌长头围成，有旋肩胛动静脉通过。三角孔外侧的四边孔下界为小圆肌，上界大圆肌，外界为肱二头肌长头腱，内界为肱骨。小圆肌和三角肌都由腋神经支配，而腋神经和肱骨后旋动静脉都从四边孔内经过。

七、关节囊

正常的盂肱关节囊在MRI上表现为紧贴骨膜的低信号薄膜样结构，是由滑膜包围肩胛骨关节盂和肱骨外科颈形成。关节囊前部附着处距离关节盂边缘的距离可略有差异，从而产生不同变异，该距离越远盂肱关节稳定性越差。关节囊在盂肱关节的稳定作用机制中最为重要，前部关节囊稳定机制包括关节囊前部、盂肱韧带、滑膜隐窝、盂唇、肩胛下肌和肌腱，以及肩胛骨骨膜。后部关节囊稳定机制则包括关节囊后部、滑膜、盂唇和骨膜、冈上肌、冈下肌、小圆肌及肌腱。除此之外，肱二头肌腱的长头附着于上盂唇，肱三头肌腱附着于盂下粗隆下部，都为盂肱关节的稳定提供了额外的支持。

八、肩关节解剖MRI图谱

横断面：

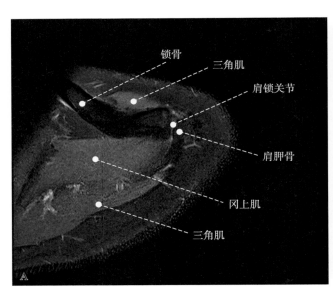
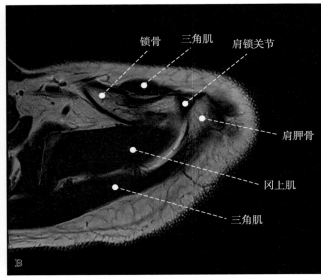

图1-2-1　肩锁关节层面

A.PDWI FS；B.T₁WI

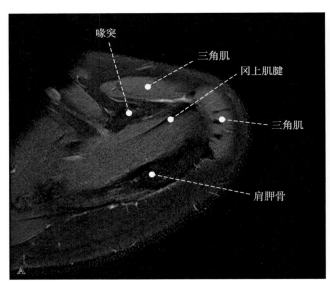
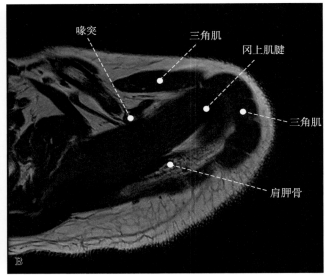

图1-2-2　冈上肌层面

A.PDWI FS；B.T₁WI

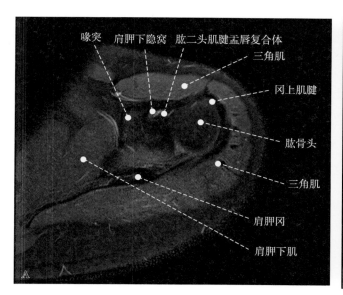
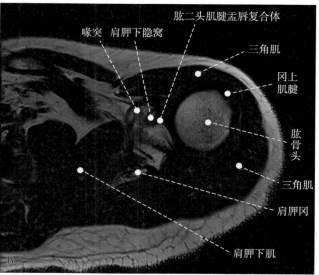

图1-2-3 肩胛冈层面
A.PDWI FS；B.T₁WI

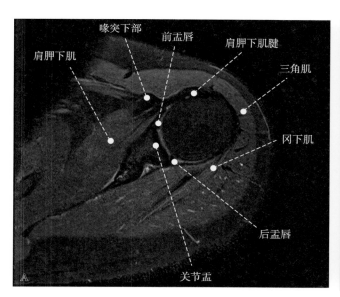
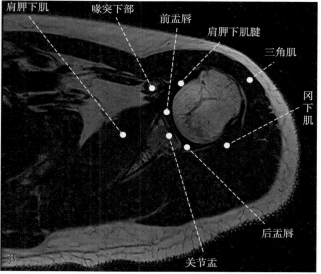

图1-2-4 关节盂中部层面
A.PDWI FS；B.T₁WI

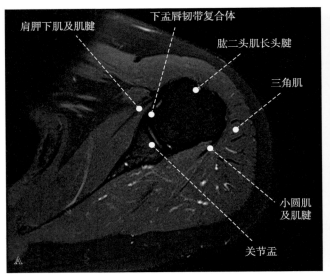
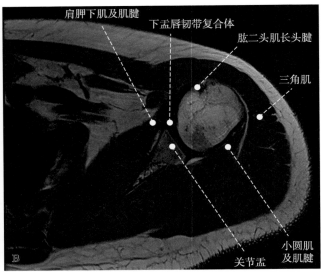

肩胛下肌及肌腱　下盂唇韧带复合体　肱二头肌长头腱　三角肌　小圆肌及肌腱　关节盂

肩胛下肌及肌腱　下盂唇韧带复合体　肱二头肌长头腱　三角肌　小圆肌及肌腱　关节盂

图 1-2-5　关节盂下部层面

A.PDWI FS；B.T$_1$WI

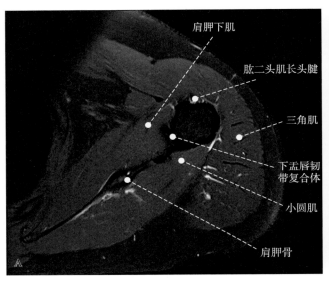
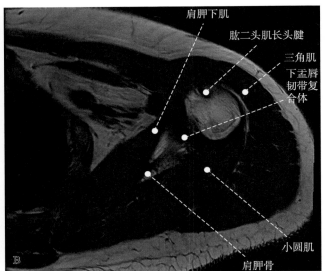

肩胛下肌　肱二头肌长头腱　三角肌　下盂唇韧带复合体　小圆肌　肩胛骨

肩胛下肌　肱二头肌长头腱　三角肌　下盂唇韧带复合体　小圆肌　肩胛骨

图 1-2-6　下盂唇韧带复合体层面

A.PDWI FS；B.T$_1$WI

冠状面：

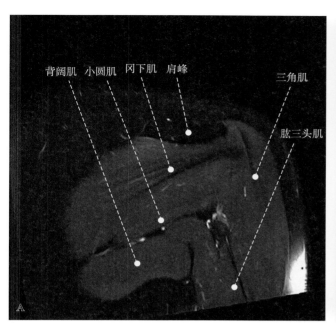
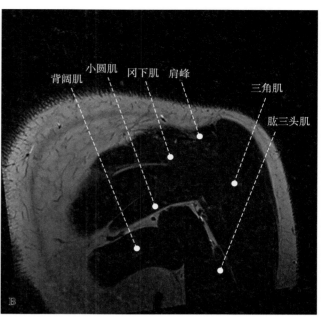

图 1-2-7　肩袖后部肌肉层面
A.PDWI FS；B.T₁WI

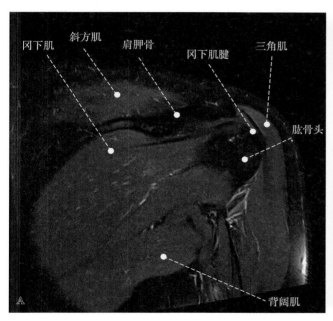
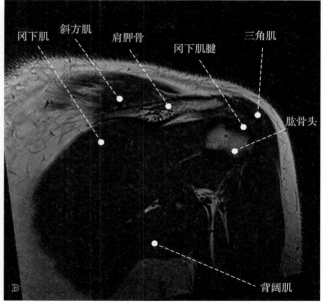

图 1-2-8　冈下肌层面
A.PDWI FS；B.T₁WI

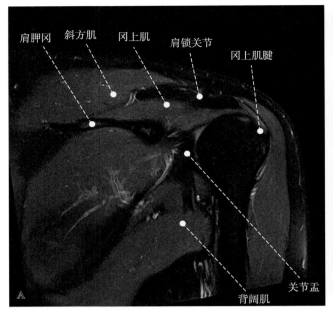
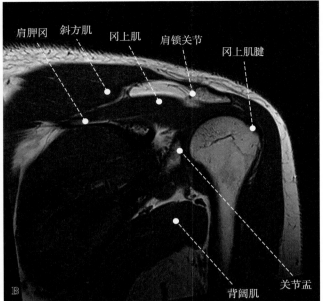

图1-2-9　肩胛冈层面
A.PDWI FS；B.T$_1$WI

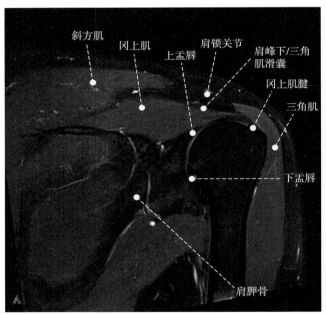
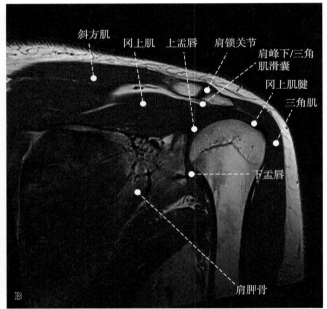

图1-2-10　肩锁关节层面
A.PDWI FS；B.T$_1$WI

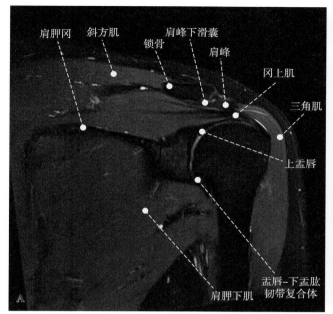
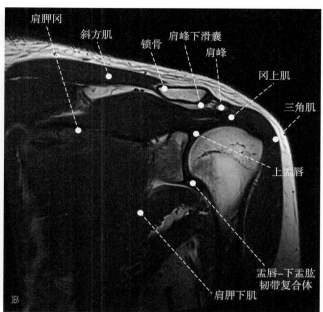

图 1-2-11 冈上肌层面

A.PDWI FS；B.T₁WI

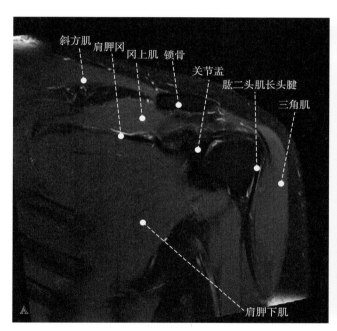
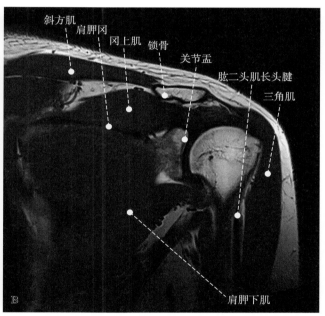

图 1-2-12 肱二头肌长头腱层面

A.PDWI FS；B.T₁WI

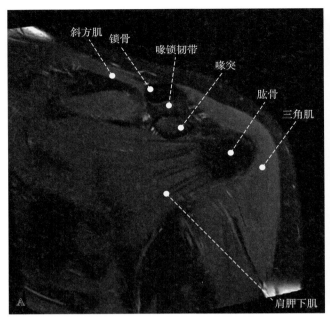
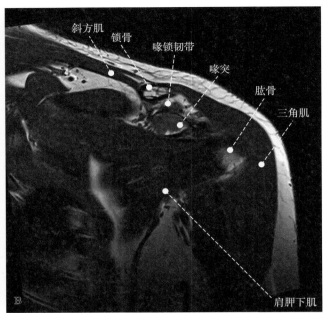

图 1-2-13　肩胛下肌层面
A.PDWI FS；B.T₁WI

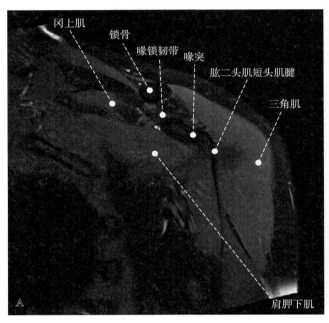
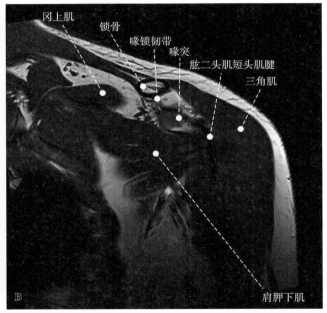

图 1-2-14　肱二头肌短头腱层面
A.PDWI FS；B.T₁WI

矢状面：

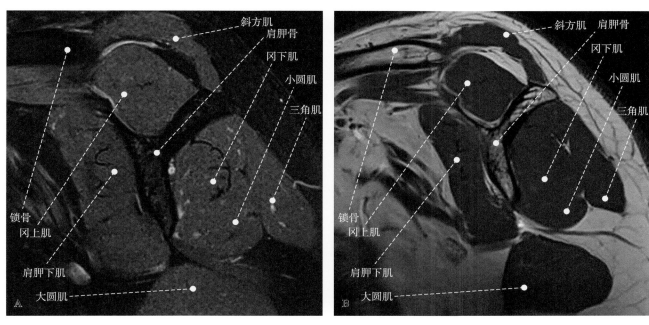

图 1-2-15 肩袖肌肉层面
A.PDWI FS；B.T₁WI

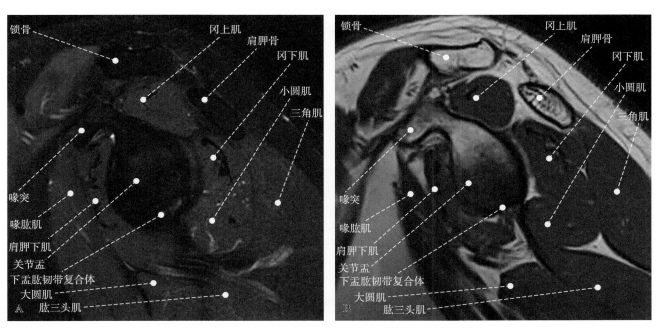

图 1-2-16 关节盂层面
A.PDWI FS；B.T₁WI

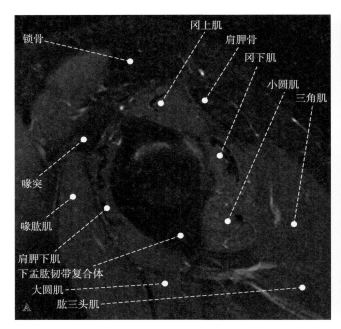
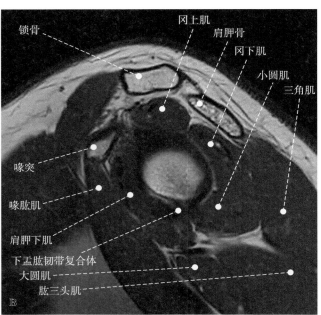

图 1-2-17　盂唇层面

A.PDWI FS；B.T₁WI

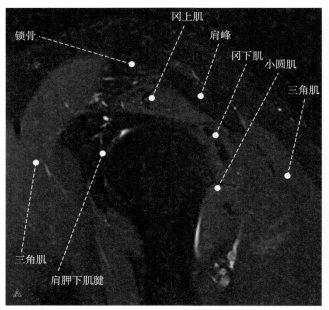
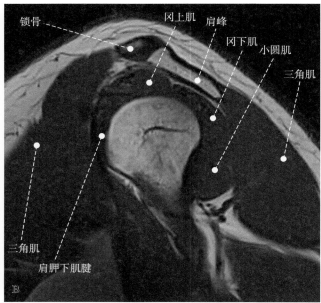

图 1-2-18　肩锁关节层面

A.PDWI FS；B.T₁WI

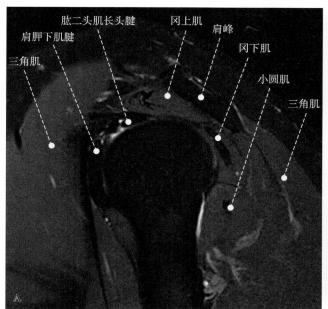
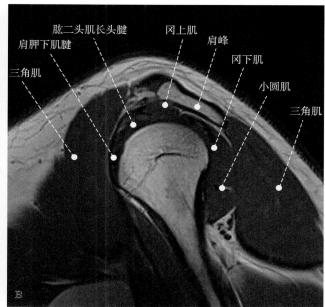

三角肌　肩胛下肌腱　肱二头肌长头腱　冈上肌　肩峰　冈下肌　小圆肌　三角肌

图 1-2-19　肩袖间隙层面
A.PDWI FS；B.T₁WI

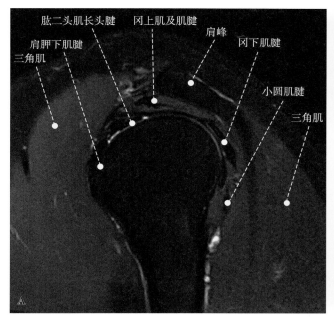
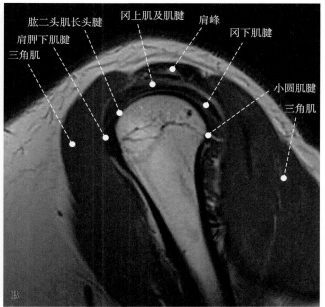

三角肌　肩胛下肌腱　肱二头肌长头腱　冈上肌及肌腱　肩峰　冈下肌腱　小圆肌腱　三角肌

图 1-2-20　肩袖肌肉肌腱移行层面
A.PDWI FS；B.T₁WI

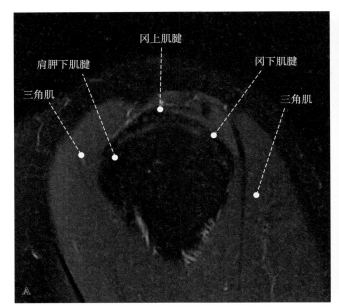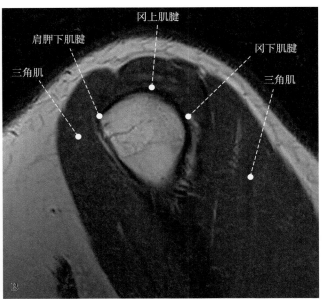

图 1-2-21   肩袖肌腱端层面
A.PDWI FS；B.T₁WI

第三节   肩关节影像学检查方法

许多影像学方法都可以用于评估肩关节，包括传统X线、CT、超声及MRI，肩关节的创伤部位及类型随患者年龄不同、受伤机制不同而有所区别，大多可根据临床病史及影像学检查得以明确。

一、X线

常规肩关节X线摄片体位包括肩关节前后位正位，肩关节应力位，腋窝位，冈上肌出口位（Y位），穿胸侧位等。

X线摄片优势及限度简述：

1.大部分肩关节创伤可通过前后位得以评估，但肩关节后脱位因关节重叠难以确诊，须加拍Grashey后斜位显示最佳。

2.怀疑肩锁关节隐性半脱位损伤时应双侧拍摄对比评估。

3.腋窝位伤者难以配合外展上臂时，可通过球管角度补偿，如西点位、Lawrence位能够使得关节盂和肱骨头更好地显示。

4.冈上肌出口位主要用于评估肩峰形态及肩胛骨骨折。

5.穿胸位主要作为肩关节X线正位片的补充以评估骨折移位及成角程度。

（一）检查前准备

去除可拆卸的外物，嘱咐患者保持体位。如需观察骨折后骨痂形成情况，应尽量拆除外固定的石膏。做好放射防护，如性腺、甲状腺。陪伴儿童检查的亲属也应防护。

（二）检查技术

肩关节X线常规体位摄片条件见表1-3-1。

表 1-3-1 肩关节 X 线常规体位摄片条件

体位	中心线	焦片距	照射野	电压	电流、曝光时间
前后位正位	通过喙突达图像板上 1/3 处	100～110cm	近端肱骨、外 2/3 锁骨及上肩胛骨	70～85kV	12～14mAs
应力位	通过喙突达图像板上 1/3 处	100～110cm	近端肱骨、外 2/3 锁骨及上肩胛骨	70～85kV	12～14mAs
腋窝位	同侧腋窝中心，穿过肱骨头与片盒垂直	100～150cm	肱骨头及关节盂，显示喙突及肩锁关节	70～85kV	12～14mAs
冈上肌出口位	向足侧倾斜 10°～15°，经喙突射入成像板中心	150～180cm	肩上方 2cm，肩胛骨下角以下，后方为皮肤缘，前方胸廓	70～85kV	12～14mAs
穿胸侧位	通过患侧肱骨头达图像接收板中心	100～150cm	上半肱骨及盂肱关节	70～85kV	12～14mAs

1. 肩关节前后位正位（图 1-3-1）

（1）体位说明：根据患者的状况选择站立或仰卧，被检侧后背面紧贴检查床或图像接收板，上臂自然下垂轻轻外展，手掌心朝前，让头部偏离检查部位，深吸气并屏住。手掌自然位或内旋位可以显示不同的肱骨头图像。此为肩关节创伤 X 线摄片使用最为广泛的体位，但由于肩关节间隙的重叠，当肩关节后脱位时显示不佳易造成漏诊，可采取特殊斜位 Grashey 位：让患者向检查侧旋转约 40°，用以显示关节盂的侧面，其他检查参数不变。

（2）图像质量控制：清晰显示盂肱关节，肱骨头与关节盂可轻微重叠，大结节位于肱骨外上方，小结节位于大结节及肱骨头之间。清晰锐利的骨结构及软组织细节，无运动伪影，肱骨头、肩峰及锁骨纹理清晰。

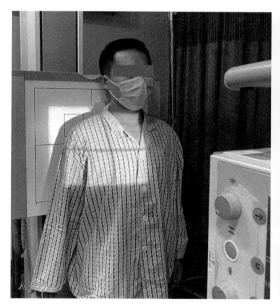
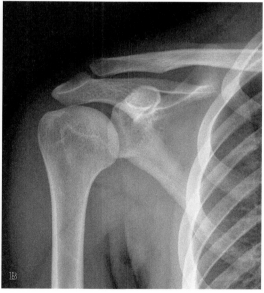

图 1-3-1 肩关节前后位正位片
A. 摄片体位；B. 标准图像

2. 肩关节应力位

（1）体位说明：患者取立位或坐位，双臂下垂，两侧肩锁关节对准探测器横中线，身体正中面或脊柱对准探测器纵中线，腕部悬挂 4～5 kg 重量后进行曝光，曝光时嘱患者屏气。该体位主要应用于评估肩锁关节，故双侧肩锁关节都须拍摄用于对比。

（2）图像质量控制：清晰显示盂肱关节，肱骨头与关节盂可轻微重叠，大结节位于肱骨外上方，小结节位于大结节及肱骨头之间。清晰锐利的骨结构及软组织细节，无运动伪影，肱骨头、肩峰及锁骨纹理清晰。

3. 腋窝位

（1）体位说明：患者仰卧于摄影台上，被检肱骨尽量外展。片盒放在肩峰上方，与肩峰成 45°。由于患者通常难以配合外展，故可采取其他改良腋窝位等，如西点位（俯卧，患者垫肩抬高约8cm，球管朝向腋侧，向患者中线倾角25°、向检查台倾角25°）、Lawrence位（仰卧，患臂外展90°，球管位于患侧髋部水平，朝向腋窝、向内倾角）等，用于观察肱骨头与关节盂的关系，由于CT、MR运用的普遍而逐渐减少，可根据临床需求酌情开展。

（2）图像质量控制：清晰显示肱骨头及关节盂，肩峰位于肱骨颈、肱骨头后方肩锁关节，喙突位于锁骨上方，侧位小结节、大结节重叠于肱骨头。清晰锐利的骨结构及腋部软组织细节，无运动伪影。

4.冈上肌出口位（Y位）（图1-3-2）

（1）体位说明：被检者后前位站立于胸片架前，患侧肩部靠紧胸片架，身体冠状面与胸片架成60°夹角，患侧上肢自然下垂、掌心向前。肩胛骨喙突置于成像板中心屏气拍摄。该体位主要用于评估肩峰形态及是否肩胛骨骨折状况。

（2）图像质量控制：清晰显示肩胛骨侧位，肱骨近端，盂肱关节。肩胛骨体部无肋骨重叠，肩峰及喙突对称性位于肩胛骨Y上方。清晰锐利的骨结构及软组织细节，无运动伪影。

5.穿胸侧位（图1-3-3）

（1）体位说明：取站立侧位，患侧靠片，上臂自然下垂，掌心向内，对侧上臂上举置于头部。正

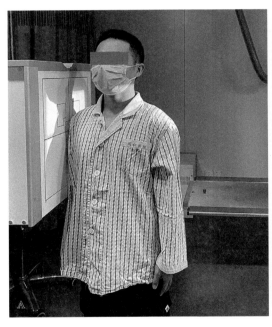

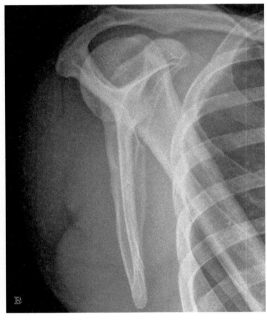

图1-3-2　冈上肌出口位（Y位）片
A.摄片体位；B.标准图像

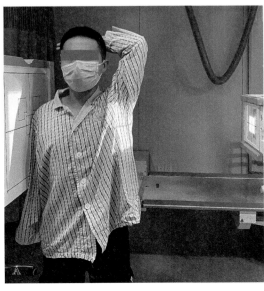

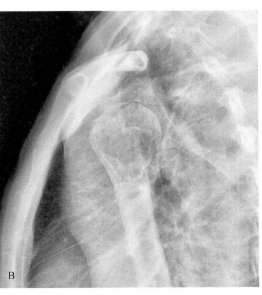

图1-3-3　穿胸侧位片
A.摄片体位；B.标准图像

常浅呼吸，保持肩部不动。该体位显示了真正的肱骨侧位像，作为正位像的补充评估骨折成角和移位程度。

（2）图像质量控制：清晰不重叠，显示上半肱骨及盂肱关节，肱骨位于胸椎前方。清晰锐利的骨结构，无运动伪影。

（三）X线关节造影

X线关节造影目前已被MRI替代。

二、CT

肩关节CT扫描包括常规CT平扫及CT造影检查。

肩关节CT优势及限度简述：

1. 多平面重建可评估X线片上难以显示的微小骨折。

2. CT平扫主要用于骨关节的评价，但对于软组织、盂唇肌腱等细微结构的评价有限。

3. CT造影可用于评价细微的软骨、盂唇、肌腱及关节囊损伤，属有创检查有感染风险，目前使用较少。

（一）检查前准备

去除可拆卸的外物，嘱咐患者保持体位。做好放射防护，如性腺、甲状腺及陪伴患者检查的亲属。

（二）检查体位

患者仰卧，患肩尽量靠近机架中心，上臂自然位靠近身体，肘下衬垫可提高患者舒适度。对侧手臂可抬高过头以减少伪影，或平放靠近身体。体表小病灶须要放置标记以定位。

（三）检查技术

1. 检查方位　前后位定位片定位进行横断面扫描。

2. 扫描角度、范围　常规横轴位扫描垂直于肱骨干，范围自肩锁关节上方到肩胛骨下角。25cm范围通常可显示肩胛骨、近段肱骨、锁骨外2/3，并获得满意的重建图像。

3. 层厚、层间距　一般采用螺旋采集，根据临床需要层厚1～6mm，螺距0.75，采用5mm容积扫描，矩阵512×512，如需二维或三维重建，层厚一般为1～2mm，重建层厚可适当重叠。

4. 管电压及管电流　等电压140kV，300mAs左右，一般机器可自动选择（Care kV、CareDose），有助于减少辐射剂量。

（四）图像重建/重组方法

1. 重建算法　软组织标准算法及骨算法重建。

2. 重建方法　多平面重组（MPR）、骨三维容积再现重建（VR）、最大密度投影（MIP），重建的斜矢状面平行关节盂，斜冠状面平行冈上肌。三维图像需要360°采集，一般间隔10°重建36幅（图1-3-4）。

（五）图像质量要求

1. 窗宽、窗位　常规骨窗及软组织窗图像，软组织窗：窗宽200～400HU，窗位40～50HU；骨窗：窗宽1500～2000HU，窗位500～800HU。

2. 照片要求　定位像、定位线，病灶CT值测量、大小测量。若病灶很多，选择体积大或特征病灶测量。

3. 显示结构和内容基本要求　清晰显示正常肩部的骨解剖及周边软组织，包括外侧锁骨、肩胛骨、肩峰、关节盂、肱骨头颈等（图1-3-4）。

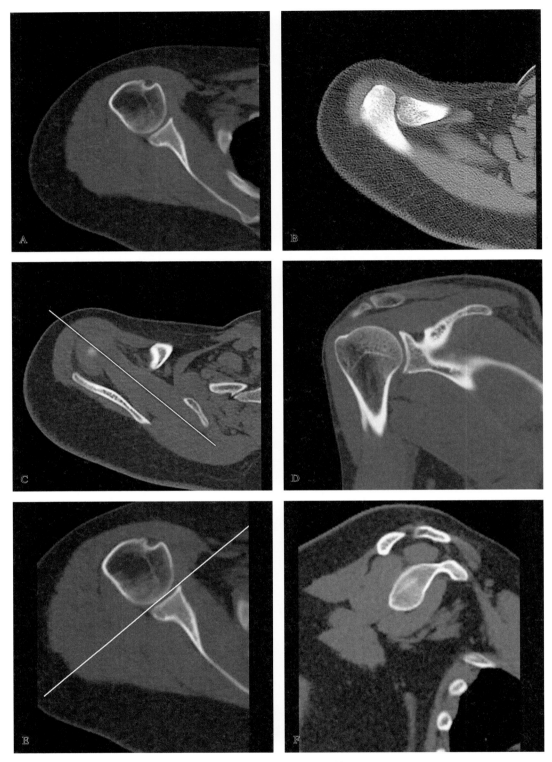

图 1-3-4　肩关节 CT 扫描
A.盂肱关节骨窗；B.肩锁关节骨窗；C.冠状面重建定位像；D.冠状面重建图像；E.矢状面重建定位像；F.矢状面重建图像

（六）肩关节 CT 关节造影

肩关节 CT 关节造影分为造影及 CT 检查两个步骤。造影可以在超声或透视引导下进行，向关节内注入造影剂。后续 CT 检查同前。肩关节 CT 关节造影检查对关节内软骨损伤、肩袖撕裂、盂唇撕裂及关节囊病变的诊断敏感度和特异度较高，但是属于有创检查，有感染风险。

三、超声

近年来超声也越来越多被应用于评估肩关节运动肩袖的损伤。

肩关节超声优势及限度简述：

1.超声价格低廉、便捷、准确性高，可形成一站式检查，但因视野受限、穿透深度受限，相对其他影像检查更局限。

2.超声在肱二头肌长头腱病变、钙化病变及肩峰下滑囊炎等方面是非常有效的评判工具，动态超声检查加上临床相关查体异常可确诊肩峰撞击综合征。

3.检查结果严重依赖于操作者的专业水平。

4.伤者通常难以配合体位检查。

5.超声下引导进行关节造影或其他外科操作相对其他影像学更具有实时性及便捷性，可作为术后评价工具。

超声对于肌腱的评估通常始于肱二头肌，患者手掌向上置于大腿，肘部弯曲90°，探头横断切面滑动观察肱二头肌、肩胛下肌及肱骨结节沟，再旋转探头纵向观察。前臂外旋，保持肘部弯曲90°，观察喙突至肱骨小结节，可将探头围绕肱骨头滑动观察，可观察喙肩韧带，肩胛下肌、三角肌等结构。当评估冈上肌腱时须将患侧前臂内旋并悬起，使得掌心朝后，这个位置可能会使患者不舒服难以坚持，或者使得一些年轻患者过度内旋而让冈上肌腱前缘部分难以显示，可适当调整角度，必要时可行对侧评估对比。

超声因其便捷廉价在肩关节运动损伤也是非常有效的评价工具，在越来越多的研究中显示出较高的敏感度及特异度，尤其是在不能做或不愿做MRI的患者中可作为评估肩袖病变的替代检查，相对禁忌证较少，较依赖于操作者的专业水平及临床经验，可形成一站式检查。对于肩袖病变的全层撕裂，超声的准确性和MRI不相上下，但对于部分撕裂来说，敏感度和特异度略低于MRI。超声对于肱二头肌长头腱病变、钙化病变及肩峰下滑囊炎非常敏感，对于临床怀疑的患者可行动态超声检查能够确诊肩峰撞击综合征。目前对超声的应用延伸到术中、术后的评判以及关节造影时，将超声作为良好的影像学媒介，从而避免医学二次损伤。

四、MRI

MRI以其优越的软组织分辨率、多序列多平面的成像方式、无辐射损伤的特点广泛应用于运动骨关节系统，目前仍然是国内诊断肩关节运动损伤尤其是肩袖病变最好的检查。

MRI常规扫描程序优势及限度简述：

1.强调轻度外旋体位的重要性。

2.斜冠状位扫描须平行于冈上肌腱。

3.斜冠状位FS PD FSE（压脂质子加权快速回波序列）对于肩袖退变及水样信号敏感，而冠状位T_2WI FSE可用于鉴别肌腱病和肌腱撕裂。

4.横断位FS PD FSE对于小的盂唇旁囊肿敏感，可以此为盂唇撕裂的征象。

5.肩袖撕裂须在冠状位及矢状位上测量范围。

6.盂唇窝须在矢状位上评估盂唇边缘形态及硬化情况，这涉及骨关节炎的诊断及关节稳定性的评判。

7.必要时可加拍外展外旋（abduction external rotation，ABER）位，用于术后关节盂唇及非移位性盂唇撕裂的评估。

（一）检查前准备

需注意MR检查禁忌：心脏起搏器，颅内动脉瘤铁磁性夹，某些神经刺激器、耳蜗植入物，其他铁磁性或植入性电子设备。有些器械生产厂家产品说明书上明确器械植入物可以安全进行MR检查（注意场强大小）。孕妇的MRI检查虽然目前未找到明确的危害证据，但须注意可能存在的组织热效应，综合临床权衡利弊。

去除随身携带及可拆卸的金属外物，嘱咐患者保持体位。可使用耳机或耳塞降低检查噪声。体表小病灶须放置鱼肝油以定位。告知患者较长时间检查可能，幽闭恐惧症患者需要特别对待、必要时放弃，检查中需不时通过监测器观察患者情况。

（二）检查技术

1.线圈　首选肩关节专用线圈，柔线圈可作为次选。

2.体位　患者仰卧平躺，头先进。肩部放平尽量置于床中心（上臂可垫高使其与肩部平齐），上肢保持自然伸直，注意掌心朝向身体，可略微外旋（需注意避免上肢内旋，因为会导致前关节囊松弛从而影响诊断，而过度外旋则使得多数患者难以耐受引发肌肉痉挛产生运动伪影，同时过度外旋会使得肱二头肌长头腱位置偏外与冈上肌腱附着处贴近影响诊断，并且使得肱二头肌长头腱积液容易被忽略），同时使用小沙袋和绑带将手固定于略微外旋的位置，用以减少肩部因肌肉痉挛带来的运动伪影。

3.成像方位及范围　肩关节MR以横轴位、斜冠状位、斜矢状位为标准常规扫描，横轴位定位线在冠状面像上垂直于关节盂，矢状面像上垂直于肱骨长轴，范围自上向下从肩锁关节到肱骨外科颈（关节盂下缘），自外至内从外侧三角肌及内侧冈上窝，自前向后从胸大肌到冈下肌腱。

必要时加扫特殊方位：ABER外展外旋位（可提高前下盂唇撕裂敏感度、肩袖撕裂特别是部分关节侧撕裂的准确性）。仰卧、头先进，手臂外展外旋、手掌垫头后。冠状面定位像上进行平行于肱骨干的定位采集。

4.序列及参数　肩关节成像基本检查序列及参数如下所述。

（1）斜冠状位：FSE T_1WI（fast spin echo，快速自选回波序列）、FSE T_2WI FS（fat suppression，压脂序列）或FSE PD FS，根据需要可增加FSE T_2W（FSE PD序列参数选择：TR推荐3000～4000ms，TE推荐30～40ms）（图1-3-5）。

（2）横轴位：FSE PD FS，根据需要可增加T_2*GRE（gradient-echo sequence，梯度回波序列）（对盂唇内病变敏感）（图1-3-6）。

（3）斜矢状位：FSE PD FS（图1-3-7）。

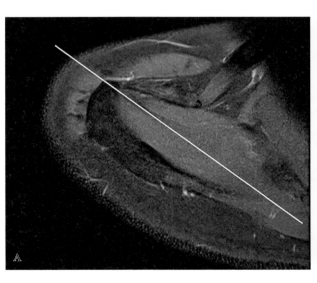
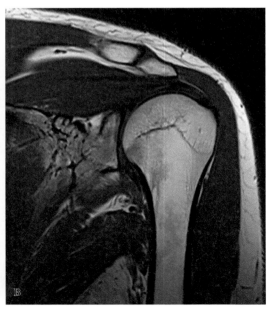

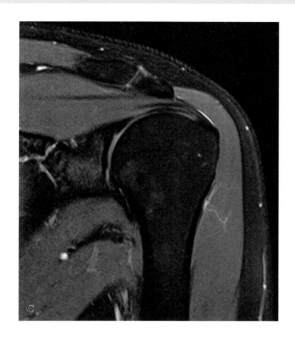

图1-3-5　肩关节MRI平扫斜冠状位

A.定位像；B.T$_1$WI；C.脂肪抑制T$_2$WI

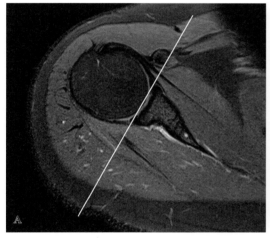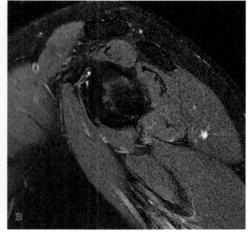

图1-3-6　肩关节MRI平扫横轴位

A.定位像；B.脂肪抑制T$_2$WI

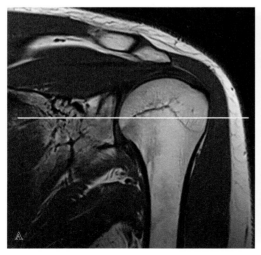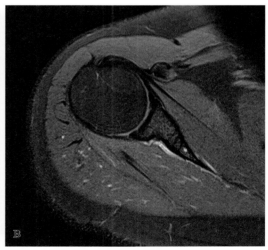

图1-3-7　肩关节MRI平扫斜矢状位

A.定位像；B.脂肪抑制T$_2$WI

肩关节MRI参数不是一成不变的，可根据实际情况在一定范围内优化变动，具体参数见表1-3-2。

表1-3-2　肩关节MRI序列及推荐参数

序列	TR（ms）	TE（ms）	FOV（mm）	矩阵	层厚（mm）	层间距（mm）	平均次数	翻转角（°）	压脂方式
轴位PD/T_2WI	3000	33/80	160×160	256×256	3	0.6	2	150	FATSAT
斜冠状位T_2WI	4000	80	160×160	256×256	3	0.6	1	150	FATSAT
斜冠状位T_1WI	510	16	160×160	256×256	3	0.6	1	90	/
斜矢状位PDWI	4000	33	160×160	256×256	3	0.6	2	150	FATSAT

5.优化选项　为提高图像质量，可缩短回波链，增加像素和延长回波时间（TE），可采用运动纠正（PROPELLER/MultiVane/Blade）、减少磁敏感伪影（MAVRIC SL/SEMAC）、多通道平行采集（SENSE）、压缩感知（CS）等技术。

6.图像质量控制

（1）图像显示结构与内容要求

1）斜冠状位：清晰显示肩锁关节、肩袖、盂唇、肱二头肌盂唇复合体、肱骨头关节软骨、下盂肱韧带盂唇复合体。

2）横轴位：清晰显示盂唇及盂肱韧带，肩胛下肌腱及肱二头长头腱，肩峰及肩锁关节，盂肱关节及肱骨头。

3）斜矢状位：清晰显示肩袖，肩峰，关节盂，肩袖间隙，肩胛下肌腱，肩锁关节。

（2）伪影控制：二维图像相位编码至少大于160，频率编码大于256，盂唇损伤有时需要512，以提高空间分辨率。鼓励患者腹式呼吸，可以用沙袋固定肩部和手臂以避免运动伪影。患者及线圈的制动是保证图像质量的重要因素。

7.增强扫描（图1-3-8）

（1）注意事项：除了常规MRI禁忌证以外需注意：①既往对比剂过敏及哮喘病史，都会增加过敏概率，不过出现严重致命情况很少，需要综合评估风险及检查获益。②肾功能不全会增加药物肾源性系统性纤维化（nephrogenic systemic fibrosis，NSF）风险。③对比剂可通过胎盘进入胎儿，具体影响目前还未知，孕妇应避免使用。增强扫描检查后患者应留观20分钟。

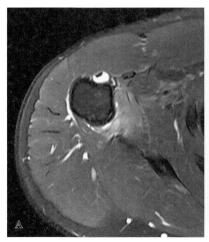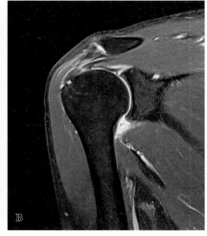

图1-3-8　肩关节MRI增强扫描

A.横断面；B.斜冠状面

（2）检查前准备及扫描线圈、体位、成像方位序列及参数基本同普通常规平扫。肩关节增强主要用于良恶性病变的评估与鉴别，增强前选择病灶显示最好的方位做压脂T_1WI并做增强，用于同方位图像对比评估病变强化情况，增强后至少须扫两个方位压脂T_1WI。

（3）对比剂注射量、速度及注射方法：总量为0.1～0.2mmol/kg，速度2～3ml/s，通过高压注射器推注或肘静脉快速推注。

（4）肩关节MRI造影：作为20世纪90年代CT关节造影的直接延续，肩关节MRI造影可清晰显示关节囊、肩袖撕裂、盂唇撕裂、关节内结构等，尤其是对于关节内外异常沟通的显示（盂唇旁囊肿、囊性肿块及潜在间隙）较其他扫描更有优势，目前主要用于慢性肩痛症状的运动员，MRI平扫难以确诊的关节内结构损伤，以及一些关节术后的评估。肩关节MRI造影可分为直接造影和间接造影。直接造影是经皮穿刺向肩关节内直接注射生理盐水稀释100～500倍钆剂20～30ml，适当活动关节后扫描，用以扩张关节囊以增加关节内结构的对比清晰度，对关节内软骨损伤、肩袖撕裂、盂唇撕裂及关节囊病变的诊断敏感度和特异度较高。属有创检查，有一定的感染概率。间接造影是直接向静脉注射造影剂，短暂延迟后扫描（其间患者需活动患肩20～30分钟）。扫描技术及参数基本同平扫，需三个平面的压脂T_1WI，由于关节造影后压脂T_1WI可能忽略掉不与关节相通的囊性病变，故建议仍需保留冠状位的T_2WI、FSE PD FS，横轴位及矢状位FS PD FSE。必要时行肩关节外展、外旋位压脂T_1WI。

第四节　肩关节影像学读片项目列表

目前有多种影像用于评估肩关节损伤，X线片及CT的重点在于观察关节对位情况、骨质结构形态等，超声在国内骨关节领域尚未普及开来，而MRI则是观察肩袖、软骨、盂唇等精细结构最为优越的检查方法，广泛应用于国内，故以MRI作为重点论述肩关节影像学读片程序。

一、X线读片列表（Checklist）

即便目前影像学技术飞快发展，MRI和CT已经有足够的分辨率识别传统X线未能识别的肩关节软组织精细结构，但作为放射科医师和相关临床医师应当熟记于心的是在面对未知疾病使用更为复杂或昂贵的检查技术之前最好先使用常规X线摄影或X线特殊投照体位，肩关节运动损伤更应如此，除了考虑患者经济效益以外，也能获得对肩关节骨质情况的初步了解，X线比CT、MRI具有更好的空间分辨率。

X线读片重点（图1-4-1～图1-4-3）如下。

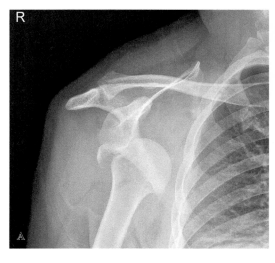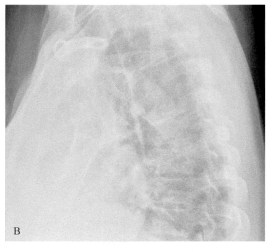

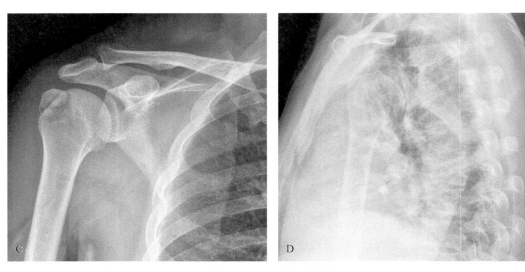

图 1-4-1　肩关节正侧位

A、B.肩关节前脱位伴肱骨骨折正侧位；C、D.同一患者肩关节复位后正侧位

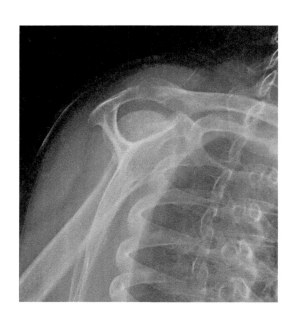

图 1-4-2　冈上肌出口位

肩峰 Ⅱ 型

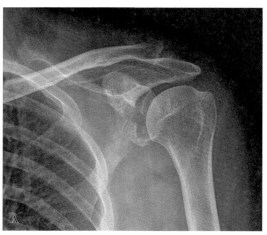

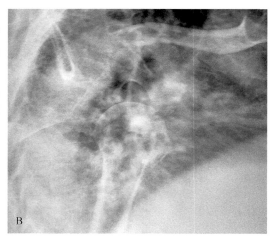

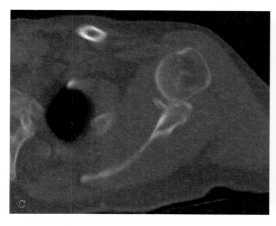
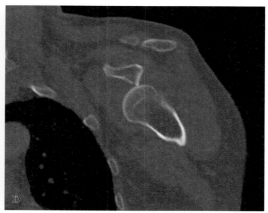

图1-4-3　同一患者Hill-Sachs伴骨性Bankart损伤

A、B.肩关节X线正侧位；C、D.CT平扫横断面及冠状面重建图像

（一）投射范围内解剖结构

肱骨头、肩胛骨、锁骨及所摄视野内骨质情况；注意关节周围是否存在密度增高的骨性游离体；关节囊区域密度是否增高；冈上肌出口位主要用于评估肩峰形态、肩峰下或锁骨下骨赘及肩胛骨骨折。

（二）体位相关

肩关节对位情况须注意评估，前脱位多见，大多仅凭正位片可明确，但因为关节间隙部分重叠，肩关节后脱位时正位片难以诊断，须加摄Grashey后斜位确诊；腋窝位、西点位、Lawrence位能够使得关节盂和肱骨头更好显示，注意评估肱骨与关节盂边缘及其相对关系；怀疑肩锁关节隐性半脱位损伤时应双侧拍摄对比评估；穿胸位主要作为肩关节正位片的补充评估骨折移位及成角程度。

（三）技术相关

所示片内无运动伪影，标记正确，严格按照质控要求控制图像质量，若患者难以配合可更换体位或选择进一步检查。

二、CT Checklist

CT可多平面重建，观察更为细微的病变，当X线见可疑骨折不能确定可通过CT进一步获得确认，在肩关节运动损伤中，CT也是使用较广泛的一种技术工具。

CT读片重点（图1-4-4）：

1.盂肱关节对位情况，前脱位或后脱位都可明确诊断。

2.肩锁关节情况，若怀疑脱位可加扫对侧对比，若发现间隙狭窄须寻找退变征象，注意观察肩峰及锁

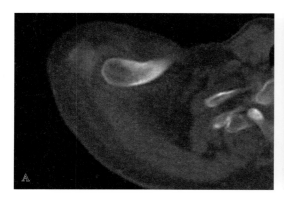
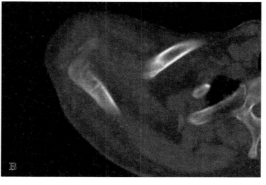

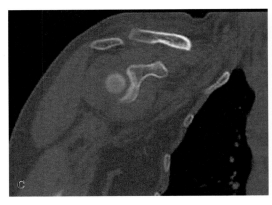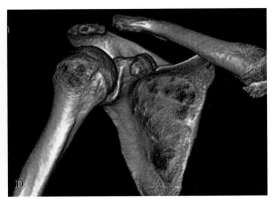

图 1-4-4   肩锁关节半脱位

A.CT 横断面肩锁关节层面间隙增宽；B.CT 横断面肩峰关节端骨折；C.CT 重建示肩锁关节半脱位，关节间隙增宽；D.VR 重建示肩锁关节半脱位

骨下方是否形成骨赘。

3.肱骨、肩胛骨、锁骨等视野内骨质情况，有无骨折，骨折移位情况，若有 CT 与 X 线都不能确定的骨折可进一步做 MRI 确认；除此之外，注意关节面下有无囊变，可测量异常病灶的 CT 值、大小范围。

4. CT 可确诊 Hill-Sachs 损伤，肱骨头的凹陷，关节盂的骨性损伤通过冠状位重建，以及横断面图像识别，对于反复脱位患者须注意前下关节盂是否存在骨性 Bankart 病变。

5.注意关节周围是否存在骨性游离体，关节囊区域是否存在积液密度。

三、超声 Checklist

超声是由检查医师操作完成，详细操作可参见前文检查部分叙述。

超声读片重点及顺序：

1.肱二头肌长头腱、肩胛下肌腱   正常肌腱应为高回声，观察回声是否均匀或发生异常，肌腱形态是否连续。

2.冈上肌腱及肩袖间隙   冈上肌腱近肱骨附着处易发生退变或撕裂，应以冠状切面为主，在多个切面综合评估，肩袖间隙回声异常应结合病史查体怀疑粘连性肩关节囊炎可能。

3.冈下肌腱及小圆肌腱   注意肱骨大结节附着处，冈下肌腱从肱骨后方绕行，而小圆肌腱在肱骨大结节处偏下方附着，注意甄别。

4.肩锁关节，肩峰下/三角肌滑囊   肩锁关节应对比健侧评估，关节滑囊注意是否有异常增厚或积液。

四、MRI Checklist

当 X 线或 CT 有不能确认的病变或 X 线和 CT 检查为阴性而临床仍有怀疑肩关节运动损伤时，可行 MRI 检查。

MRI 读片内容重点主要包括以下结构：肩峰及肩锁关节、肩袖结构、肱二头肌长头腱及吊索结构、盂唇、盂肱关节软骨及骨质结构、关节囊韧带。

这些结构要在三个扫描方位上综合评估，常见的肩关节损伤病变（肩袖撕裂、盂唇撕裂、肱二头肌长头腱脱位、软骨退变、粘连性肩关节囊炎等）在多于 1 个方位上见到异常可增加诊断信心。

（一）冠状面 Checklist

1.肩袖（图 1-4-5 ～图 1-4-7）   从前往后连续观察：沿着冈上肌腱观察至肱骨头前部附着处，可观察到与之成 90° 走行的肱二头肌腱的长头肌腱（肱骨结节间沟走行），冈上肌腱近肱骨附着处是冈上肌腱撕裂最常见的部位，撕裂表现为低信号的肌腱被水样高信号取代，通常从前向后。继续向后翻阅图像应能见到其余正常的冈上肌腱。在肩锁关节水平的后面，冈上肌腱移行为冈上和冈下肌腱纤维共同附着区域，称为联合肌腱。继续向后翻阅图像可见冈下肌腱附着于肱骨头后上方即大结节后方。矢状面辅助观察肩袖三角区域有助于确定肩袖的哪些成分存在撕裂或肌腱病。

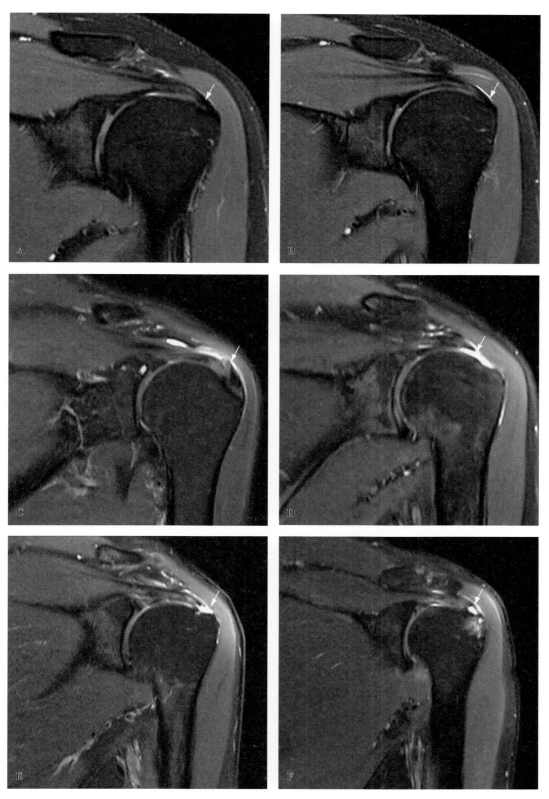

图 1-4-5　冈上肌腱变性与撕裂

A.正常冈上肌腱前部；B.正常冈上肌腱中部层面；C.冈上肌腱变性；D.冈上肌腱中部完全撕裂；E.冈上肌腱滑囊面部分撕裂；F.冈上肌腱关节面部分撕裂

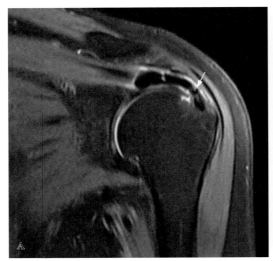
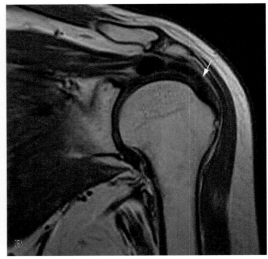

图 1-4-6　冈上肌钙化性肌腱炎
A.PDWI FS；B.T₁WI

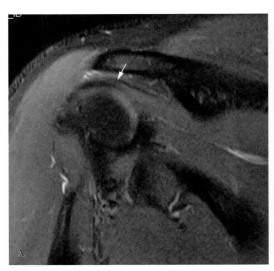
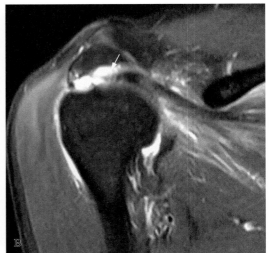

图 1-4-7　冈下肌腱撕裂
A.正常冈下肌腱；B.冈下肌腱完全撕裂

2.肩锁关节（图 1-4-8）　肩锁关节病同其他很多部位退行性关节病一样，也表现为软骨缺失、软骨下骨髓水肿、软骨下骨囊变、骨刺形成等。锁骨及肩峰下的骨刺通常好发于喙肩韧带或其附近区域，进而压迫冈上肌使其出口狭窄，肩峰向下走行或低位也可使得冈上肌出口狭窄，进而发生肩峰下滑囊积液或滑囊炎，冠状位可明确。同时锁骨远端的骨折、肩锁关节囊损伤及撕裂、喙锁韧带撕裂等都可在冠状位观察得以确诊，须重点观察。

3.肱二头肌长头肌腱（图 1-4-9）　在观察冈上肌腱的同时也能观察到肱二头肌长头腱的弯曲部、水平部及垂直部，其中垂直部走行于肱骨结节间沟内，此处容易发生退变，表现为信号增高、形态增粗或劈裂，水平部附着于肱二头肌-盂唇复合体及上盂唇。肱二头肌吊索结构功能障碍时，肱二头肌长头肌腱形态变扁，同时易在肱骨小结节处发生脱位，在冠状面和横断面上都是可确诊的。如果冠状位在肩袖间隙未能观察到肱二头肌长头腱的水平部，肌腱很可能完全撕裂并回缩至结节间沟槽中。

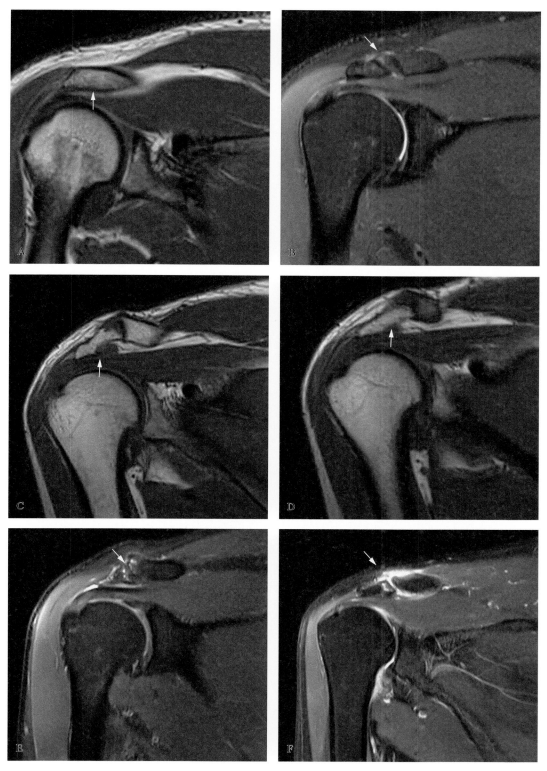

图1-4-8　肩锁关节

A.肩峰；B.肩锁关节面；C.肩峰下骨赘；D.肩峰侧下倾斜；E.肩锁关节退变；F.肩锁韧带损伤

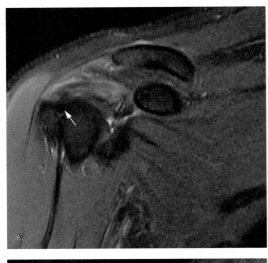
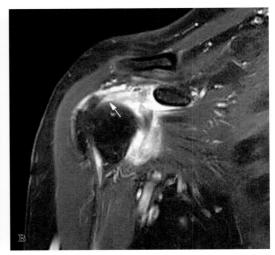
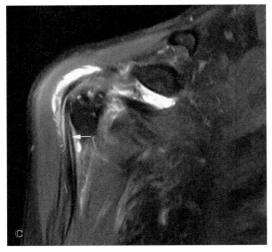

图 1-4-9　肱二头肌长头腱

A.正常肱二头肌长头腱；B.长头腱完全撕裂；C.长头腱部分撕裂

　　4.盂唇（图 1-4-10）　冠状位是评价上下盂唇的最优平面。需要注意的是，由于前上象限的盂唇存在多种正常变异，且上、中盂肱韧带及肱二头肌长头腱盂唇复合体均在此区域，因此仅凭借冠状位鉴别病变与变异较为困难。有个较为简单的经验法则：首先找到下盂唇最尖锐的冠状面，该冠状面上唇对应6点、下唇对应12点位置，该冠状面之前的层面须考虑变异可能，而该冠状面之后的层面，由于仅有盂唇附着于关节盂上，见信号或形态异常可增加盂唇撕裂诊断的信心，尤其是见盂唇旁囊肿的征象，即便未见明确的盂唇信号异常，也要高度怀疑该区域撕裂，或者已经愈合。

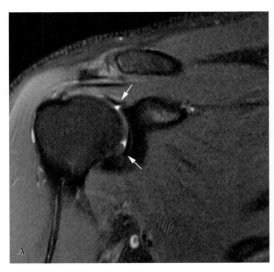
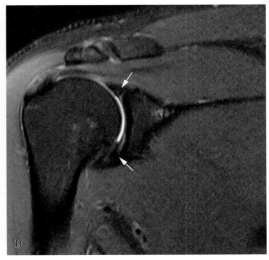

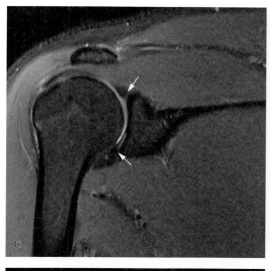
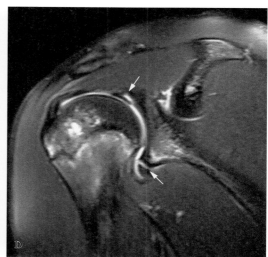
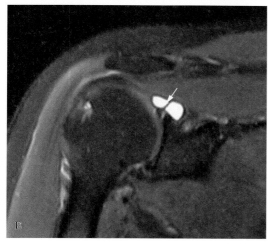

图1-4-10　盂唇

A.正常上下盂唇前部；B.正常上下盂唇正中层面；
C.正常上下盂唇后部；D.Hill-Sachs并SLAP及Bankart
损伤；E.SLAP损伤并唇旁囊肿

5.下盂肱韧带复合体（腋囊）（图1-4-11）　连续冠状位上可见下盂肱韧带分为前后两束，分别从前下和后下盂唇发出，附着于肱骨颈，包围成腋囊结构，当怀疑粘连性关节囊炎时通常可发现下盂肱韧带的增厚、信号增高，但这种影像没有特异性，在关节囊撕裂或瘢痕形成时也可见到。因此粘连性肩关节囊炎的诊断需要结合临床病史，如果下盂肱韧带增厚、信号增高并且怀疑粘连性肩关节囊炎时，需要结合冠状面和矢状面观察肩袖间隙是否受累，再予以诊断。冠状面上也能很好地观察到下盂肱韧带

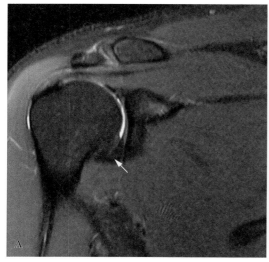
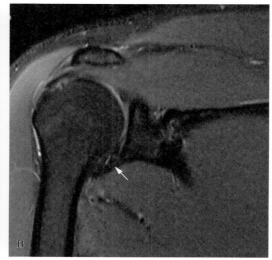

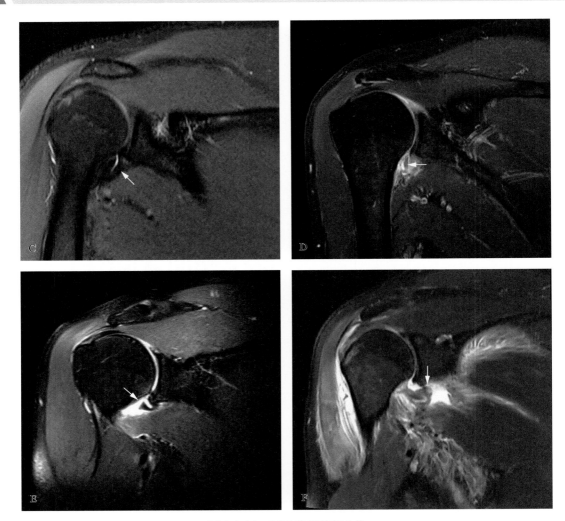

图 1-4-11　下盂肱韧带复合体
A.下盂肱韧带前部；B.下盂肱韧带中部；C.下盂肱韧带后部；D.粘连性关节囊炎；E.HAGL；F.GAGL

撕裂的情况，肱骨附着处撕裂称为HAGL（humerus avulsion of the glenohumeral ligaments），关节盂附着处撕裂称为GAGL（glenoid avulsion of the glenohumeral ligaments），中间部撕裂冠状面上也能清晰显示。

6.盂肱关节软骨　冠状面上可清晰显示盂肱关节软骨退变和缺损的深度、范围和确切位置，软骨下骨髓水肿也容易识别。如果发现明显的软骨异常，应在所有三个平面上检查关节间隙是否存在游离体。软骨或骨软骨游离体常见于腋部、肩胛下隐窝（喙突和肱骨头之间）和肱二头肌腱鞘内，也可迁移至肩关节外。

7.骨结构（肱骨头，关节盂，肩胛骨）（图1-4-12）　骨质结构的水肿、骨折不难判断，可结合X线片及CT检查综合评估，冠状面可用于测量碎裂的骨片移位情况等，当冠状面看到Hill-Sachs损伤时须重点观察关节盂有无骨折或骨性Bankart损伤，此时横断面是最佳显示平面，须结合判断。冠状位可观察到"U"形的肩胛上切迹，走行肩胛上神经，肿块性病变如盂唇旁囊肿或其他肿瘤性病变可压迫肩胛上神经，引起冈上和冈下肌退变。

8.支持肌肉（三角肌）（图1-4-13）　冠状面可较好地显示三角肌的紧张、撕裂或去神经支配的水肿、萎缩、脂肪化。

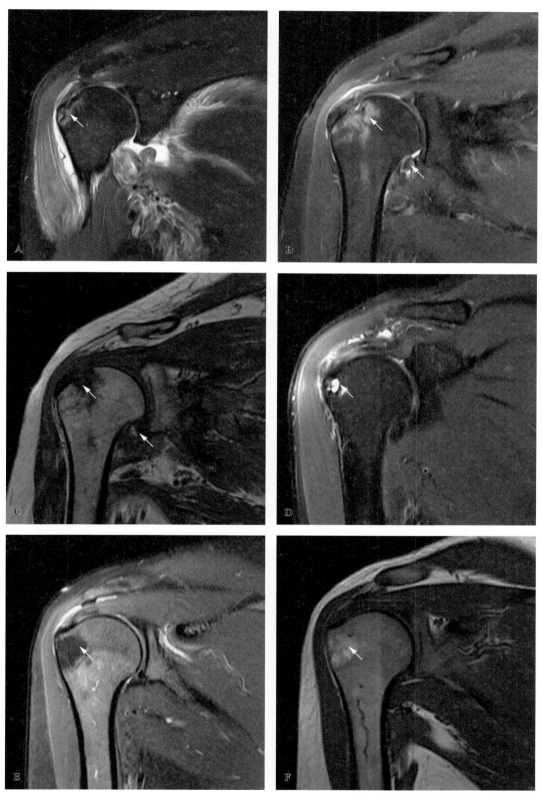

图1-4-12　盂肱关节

A.肱骨大结节骨折；B、C.同一患者，Hill-Sachs并骨性Bankart损伤，D.肱骨头小囊性变；E、F.同一患者，肱骨局灶骨髓转换

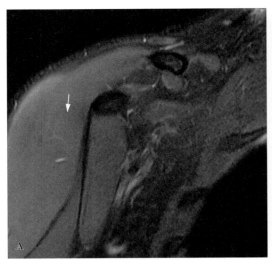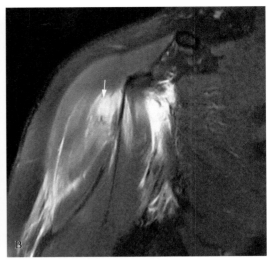

图1-4-13 支持肌肉

A.正常冠状面三角肌前部；B.三角肌前部损伤

（二）横断面Checklist

1.肩锁关节（图1-4-14） 横断面从上至下连续观察，注意肩锁关节面软骨情况及肩峰情况，软骨下骨髓水肿、软骨下骨囊变、肩峰小骨都可清晰显示。严重肩锁关节病也可以像肩袖损伤一样引发疼痛，肩峰下骨刺则建议在冠状面和矢状面上评估。

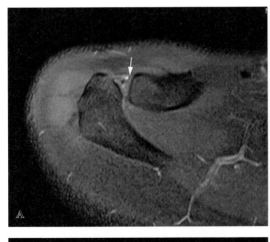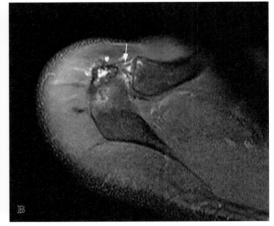

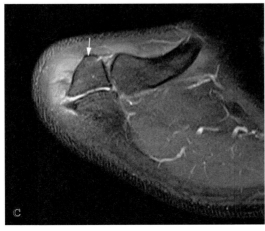

图1-4-14 肩锁关节

A.正常肩锁关节；B.肩锁关节退变；C.肩峰小骨

2.肩胛下肌及肱二头肌长头腱（图1-4-15）　横断面上，可清晰显示肩胛下肌腱及肱二头肌长头腱。另一个有用的标志物是喙突，喙突下间隙是评估粘连性肩关节囊炎的重要参考部位。肩胛下肌腱的上缘深部常发生部分撕裂，远端撕裂也很常见，常伴有肱二头肌长头腱半脱位（疝入撕裂的肩胛下肌腱处），而肱二头肌长头腱脱位则常伴有肩胛下肌腱全层撕裂。须结合冠状面和横断面一起观察。有时肩胛下肌腱部分或完全从肱骨小结节处剥离，然而由于肱骨横韧带纤维横向固定肩胛下肌腱，所以肩胛下肌腱显示不收缩。由于肩胛下肌腱与肱二头肌长头腱紧邻，因此两肌腱的肌腱病和撕裂通常病理上明显相关，横断面上一旦发现肩胛下肌腱或肱二头肌长头腱异常，需要在矢状面和冠状面上确认。

3.盂唇（图1-4-16）　整个关节盂唇需要在横断面连续图像上从上到下进行仔细评估，上盂唇的损伤，特别是SLAP（superior labrum anterior and posterior）损伤在横断面显示最清晰。在肩关节脱位的患者中，横断面是显示Bankart病变的最好的平面，同时还需注意有无后盂唇撕裂、软骨缺失及骨膜撕脱。

4.关节囊结构（图1-4-17）　结合冠状位观察腋囊结构及中、下盂肱韧带，在粘连性肩关节囊炎（腋囊增厚）患者及关节囊撕裂患者中，横断面及冠状面均能显示异常。

5.盂肱关节软骨　结合冠状面观察关节软骨情况。

6.骨结构（图1-4-18）　横断面是观察Hill-Sachs损伤最好的平面，可结合冠状面观察到撞击引起的肱骨头凹陷和骨髓水肿，提示近期的肩关节脱位史，重点观察关节盂有无骨折或骨性Bankart损伤。肱骨头后外侧缘常能发现囊变，提示可能与内部撞击相关。另外需要注意的是喙突是否存在骨折，以及喙突－肱骨间隙需要重点观察，若狭窄提示喙突下撞击综合征。评估冈盂切迹是否有肿块性病变影响肩胛上神经。

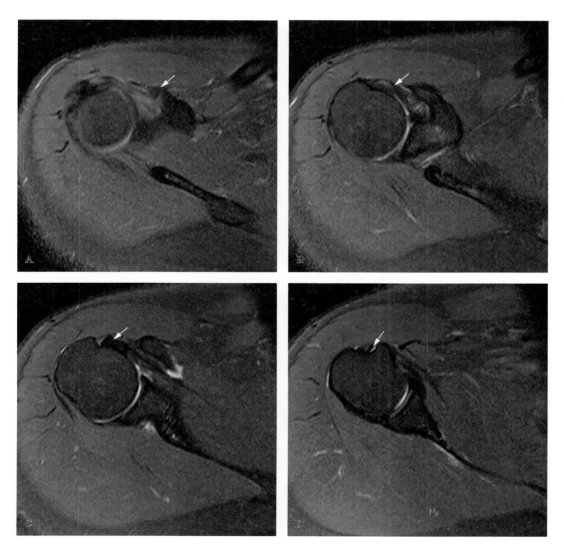

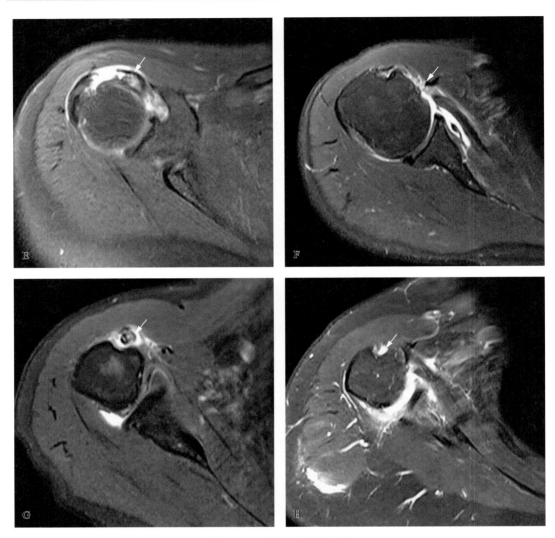

图1-4-15　肱二头肌长头腱

A.肩袖间隙部；B.肩胛下肌腱上缘层面；C.肩胛下肌腱层面；D.肱二头肌腱结节间沟段；E.肱二头肌长头腱变性及半脱位；F.肩胛下肌腱撕裂；G.肱二头肌长头腱部分撕裂伴积液；H.肱二头肌长头腱完全撕裂

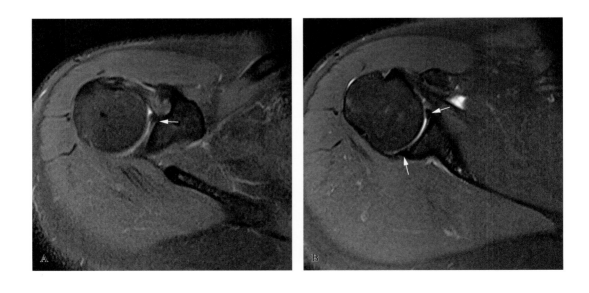

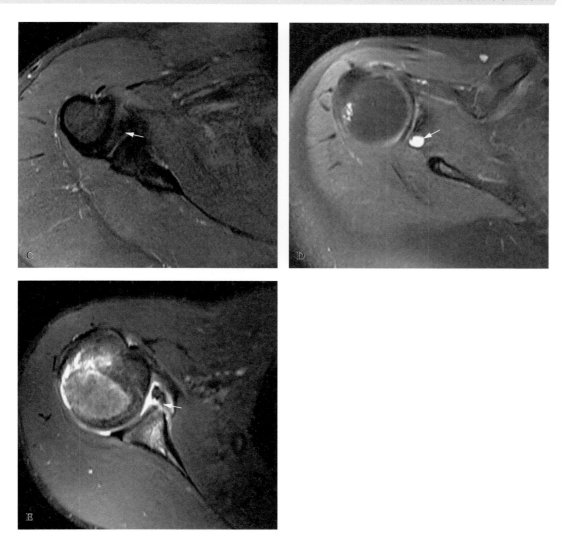

图1-4-16　盂唇

A.正常上盂唇；B.正常前后盂唇中部；C.正常下盂唇；D.SLAP损伤伴唇旁囊肿；E.Hill-Sachs并Bankart损伤

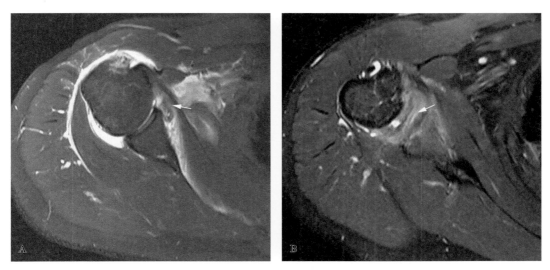

图1-4-17　关节囊

A.GAGL下盂肱韧带前束撕裂；B.粘连性关节囊炎腋囊增厚

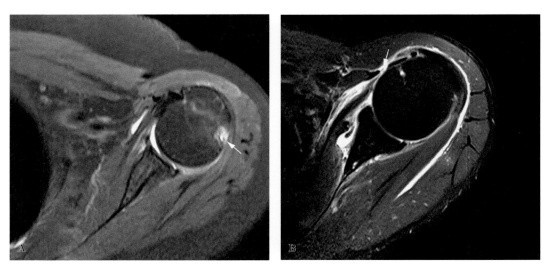

图 1-4-18　骨结构

A.Hill-Sachs肱骨凹陷畸形；B.喙突下撞击综合征

　　7. 冈上和冈下肌腱（图 1-4-19）　横断面可观察到冈上肌腱和冈下肌腱都附着于肱骨大结节处，冈上肌腱在肩峰下走行、位于肱骨头前上方，而冈下肌腱呈扇形从肱骨头后方绕行附着于肱骨大结节处。其他平面若观察到异常，横断面可提供辅助参考。

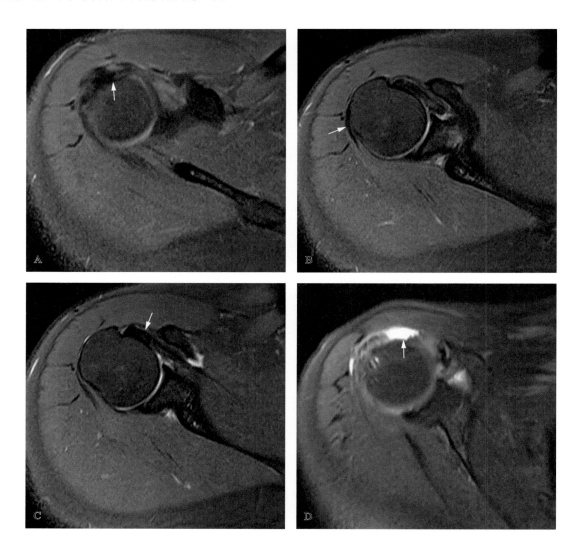

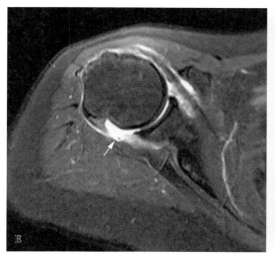
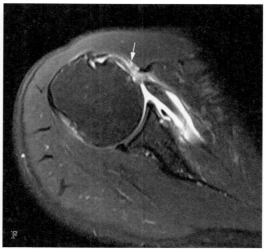

图 1-4-19　肩袖

A.正常冈上肌腱附着处；B.正常冈下肌腱附着处；C.肩胛下肌腱附着处；D.冈上肌腱附着处完全撕裂；E.冈下肌腱完全撕裂；F.肩胛下肌腱撕裂

8.支持肌肉（图 1-4-20）　胸大肌附着于肱骨处，若有撕裂则在横断面观察最清晰，通常还能观察到肱二头肌腱周围肱骨颈的骨髓水肿和血肿形成。三角肌的前、外、后缘也可在横断面上清晰显示。

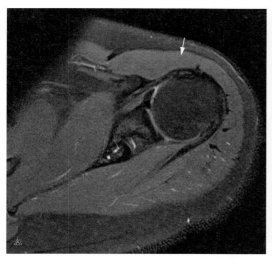
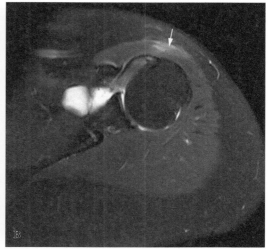

图 1-4-20　支持肌肉

A.正常三角肌前部；B.三角肌前部损伤

（三）矢状面 Checklist

1.肩袖（图 1-4-21）　矢状面重点观察由肩胛下肌、冈上肌、冈下肌、小圆肌组成的肩袖结构，不管是肌肉的萎缩还是肌腱的退变、撕裂，都可在矢状面上确诊。小圆肌的非肌腱撕裂性的萎缩并不少见，而冈上肌、冈下肌、肩胛下肌的肌腱撕裂引起的挛缩通常在矢状面上呈现相应肌肉假性萎缩的形态，因此一旦在矢状面上发现肌肉萎缩都需要结合其他两个平面注意甄别。此外，矢状面还用于肌肉内囊性病变的评估，如囊肿，与肌腱撕裂高度相关。矢状面从内向外连续观察，尤其在肌腱附着处应仔细，此处易发生撕裂，表现为水样信号替代原本肌腱的低信号，如肱骨大结节处（冈上肌腱附着偏前，冈下肌腱附着偏后），肱骨小结节处（肩胛下肌腱附着），如有撕裂，须在冠状面上测量裂口，综合三个平面评估。

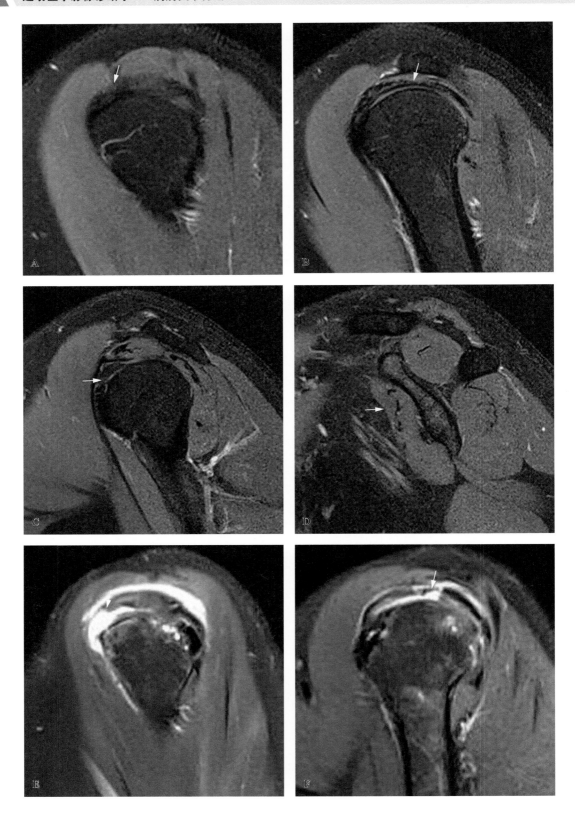

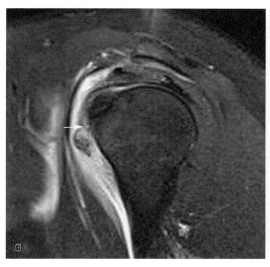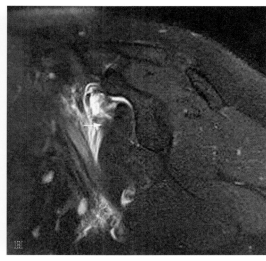

图 1-4-21 肩袖

A.远端冈上肌腱；B.肩袖肌腱；C.肩胛下肌腱层面；D.肩胛下肌层面；E.冈上肌远端撕裂；F.冈上肌腱部分撕裂；G肩胛下肌腱撕裂；H.肩胛下肌撕裂后挛缩

2.肩峰及肩锁关节（图 1-4-22，图 1-4-23） 肩峰下和锁骨远端的骨刺（肩锁关节退变时常见）在矢状面和冠状面均可评估，尤其是肩峰下骨刺大多源于喙肩韧带区域，冈上肌出口由肩峰/锁骨与肱骨包围形成，通常可因这些骨刺而导致狭窄，压迫冈上肌，引起肩袖撞击综合征及疼痛，矢状面和冠状面上也都能观察到肩峰下/三角肌下滑囊炎或积液改变。

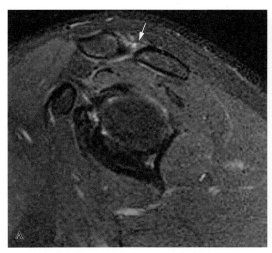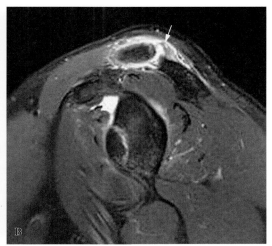

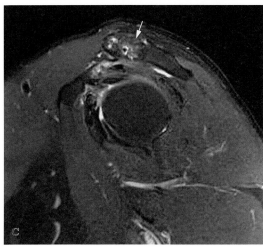

图 1-4-22 肩锁关节

A.正常肩锁关节面；B.肩锁韧带损伤；C.肩锁关节退变

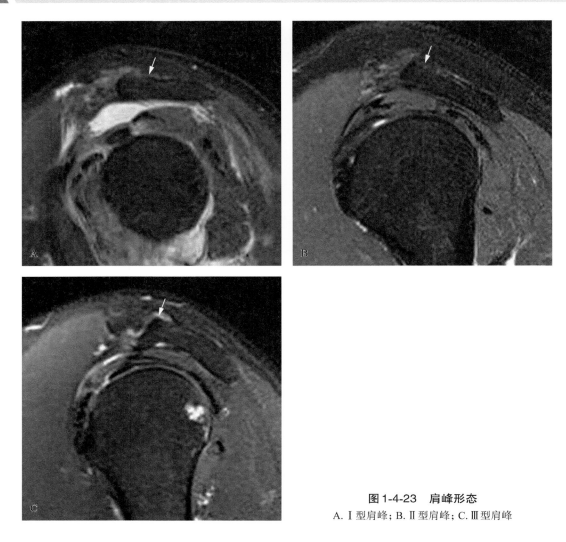

图 1-4-23　肩峰形态
A. Ⅰ型肩峰；B. Ⅱ型肩峰；C. Ⅲ型肩峰

　　肩峰形态按照惯例可分为三型（Bigliani types Ⅰ～Ⅲ），X线片及CT也可评估。MRI则使用矢状位（常规上以显示喙肩韧带附着于肩峰前下缘的层面）来评估。

　　3.肩袖间隙和肱二头肌腱（喙肱韧带，上盂肱韧带）（图1-4-24，图1-4-25）　矢状面上可观察到关节盂层面中，肱二头肌长头腱源于约关节盂12点区域，通过矢状面连续图像追溯观察，可见其穿行于肩袖间隙，位于冈上肌偏前下方，在肱骨头外侧旋转90°进入肱骨结节间沟，矢状面是评估这些区域肱二头肌长头腱肌腱病的最好方位，若在肩袖间隙未见到肱二头肌长头腱，要考虑其完全撕裂挛缩可能。

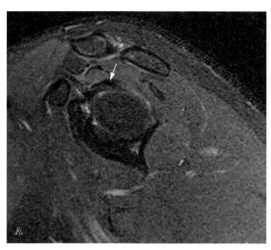
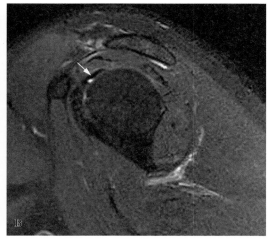

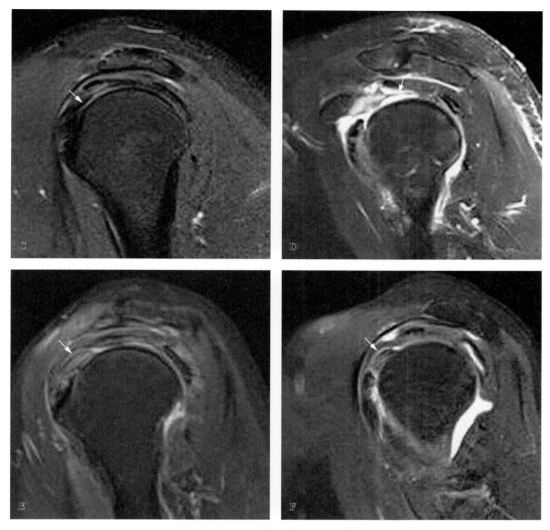

图 1-4-24　肱二头肌长头腱

A.肱二头肌盂唇复合体；B.肩袖近端层面长头腱；C.肩袖远端层面长头腱；D.长头腱完全撕裂挛缩；E.肱二头肌长头肌腱病；F.肱二头肌长头腱部分撕裂

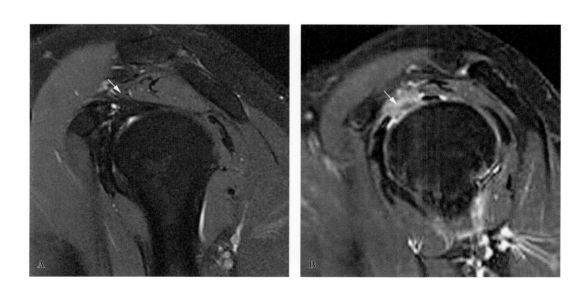

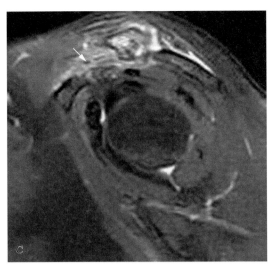

图 1-4-25　喙肱韧带与肩袖间隙

A.正常喙肱韧带及肩袖间隙；B.粘连性关节囊炎；
C.喙锁韧带损伤

　　另须在矢状面上评估的结构为喙肱韧带和上盂肱韧带，喙肱韧带源于喙突外缘，走行于肱二头肌腱上方进入肩袖间隙，上盂肱韧带则源于关节盂前上缘，走行于肱二头肌腱下方。急性损伤时可引起撕裂导致这些结构增厚、信号增高（喙锁韧带损伤时也可在矢状面显示），而慢性疼痛伴活动受限时，喙肱韧带和上盂肱韧带的增厚则要考虑粘连性肩关节囊炎（因为喙肱韧带和上盂肱韧带形成了关节囊的前上部，故易受累），通常合并腋囊的增厚，可结合其他方位评估。

　　4.关节窝（图 1-4-26）　通过关节盂最外侧的矢状面图可观察到关节盂呈泪滴状的边缘，当横断面或冠

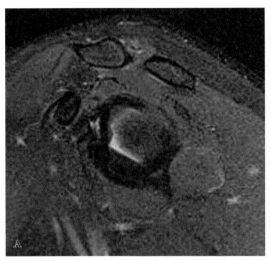

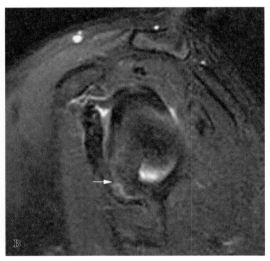

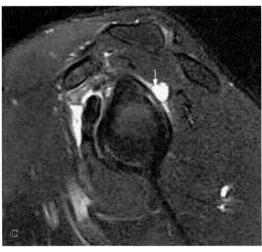

图 1-4-26　关节窝

A.正常关节盂唇层面；B.前下盂唇Bankart损伤；
C.SLAP损伤伴盂唇旁囊肿

状面怀疑盂唇撕裂时可在矢状面上寻找相应部位的异常信号证据增加诊断信心，矢状面若观察到盂唇旁囊肿边缘颈状水样信号朝向盂唇撕裂处，可确诊盂唇撕裂。当患者有肩关节复发性脱位病史时，矢状面也需注意关节前下盂唇可有骨性Bankart损伤或因反复磨损重塑形成倒梨样改变。另矢状面也可观察到关节盂软骨软化而形成的软骨下囊变等异常。

　　5.关节囊（中盂肱韧带和下盂肱韧带）（图1-4-27）　矢状面可观察到中下盂肱韧带走行于关节盂和肱骨头之间，中盂肱韧带呈线状平行于前盂唇位于肱二头肌长头腱下方，有时候中盂肱韧带可增厚或呈条索状改变成为Buford复合体的一部分。有时候上盂唇撕裂可延伸至中盂肱韧带，也就是第7型的SLAP损伤。矢状面可观察下盂肱韧带分前束和后束分别包裹盂肱关节下方形成关节囊，当看到此处信号增高或形态增厚应考虑损伤或粘连性肩关节囊炎可能。

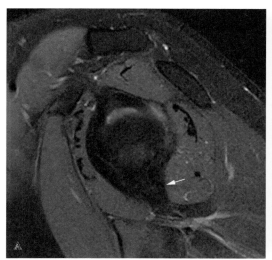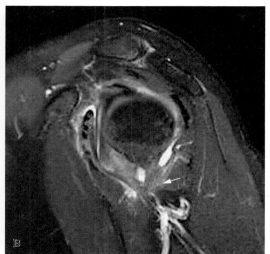

图1-4-27　关节囊韧带

A.正常关节囊盂肱韧带；B.粘连性关节囊炎

（吕良靓　姚伟武）

参 考 文 献

［1］李真林，倪红艳，2017. 中华医学影像技术学MR成像技术卷. 北京：人民卫生出版社.

［2］Adam greenspan 等著，2012. 实用骨科影像学. 屈辉等译. 北京：科学出版社.

［3］Amoo-Achampong K，Nwachukwu BU，McCormick F，2016. An orthopedist's guide to shoulder ultrasound：a systematic review of examination protocols. Phys Sportsmed，44（4）：407-416.

［4］Bakhsh W，Nicandri G. Anatomy and physical examination of the shoulder. Sports medicine and arthroscopy review，2018；26（3）：e10-e22.

［5］Beggs I，2011. Shoulder ultrasound. Semin Ultrasound CT MR，32（2）：101-113.

［6］Christine B. Chung，Lynne S. Steinbach. MRI of the upper extremity shoulder，Elbow，Wrist and Hand. Philadelphia：Lippincott Williams & Wilkins，2010.

［7］David W. Stoller. Magnetic resonance imaging in orthopaedics and sports medicine. 3rd ed. Philadelphia：Lippincott Williams & Wilkins，2007.

［8］Kadi R，Milants A，Shahabpour M，2017. Shoulder anatomy and normal variants. J Belg Soc Radiol，101（Suppl 2）：3. Published online 2017 Dec 16.

第二章

肩袖病变

第一节 肩峰下撞击综合征

肩峰下撞击综合征（subacromial impingement syndrome，SAIS/SIS）由 Neer 于 1972 年首先提出，指的是多种原因导致肩峰下间隙绝对或相对狭窄，当肩部上举、外展时，喙肩弓与肱骨头之间的肩袖、滑囊等软组织结构受到摩擦、挤压、撞击引起的炎症和损伤，其以慢性肩关节疼痛和活动障碍为主要临床表现，是最常见的肩部撞击综合征。

广义的肩部撞击综合征还包括喙突下撞击综合征（subcoracoid impingement syndrome）和内撞击综合征（internal impingement syndrome）。喙突下撞击综合征少见，发生于喙突下间隙（位于喙突和肱骨小结节之间），可损伤肩胛下肌腱、喙肱韧带和肱二头肌长头腱等结构（详见本章第六节肩胛下肌腱撕裂）。内撞击综合征多发生在手臂过顶投掷运动或上臂外展外旋运动时，肩袖后上部、盂唇和肱骨头之间发生摩擦、碰撞，可造成冈上肌腱后部和冈下肌腱前部关节面、盂唇后上部和肱骨头后上部损伤（详见第三章第四节肩关节内撞击综合征）。

肩峰下撞击综合征为临床诊断，影像学检查的目的在于发现撞击可能的病因和评估撞击造成的肩袖等结构的损伤情况，临床与影像学相结合才能对本病的诊断、鉴别诊断、治疗方案的制订及预后等做出准确判断。

【病因】

肩峰下撞击综合征发生于肩峰下间隙，此处又被称为"第二肩关节"，它的上界是由肩峰、喙突、喙肩韧带及肩锁关节共同构成的喙肩弓，下界是肱骨头和肱骨大结节，间隙内包含冈上肌腱、冈下肌腱、肱二头肌长头腱、喙肱韧带及肩峰下滑囊等结构。

肩峰下撞击综合征可由多种病因引起，发生机制尚存在争议。按病因可将本病分为原发性和继发性撞击，很多情况下两者可同时存在。原发性撞击综合征主要由肩部骨性结构及软组织结构异常引起，常又称为结构性撞击。骨性结构异常主要为喙肩弓骨结构的改变，如钩形肩峰、肩峰前倾、外倾或低平、肩峰及肩锁关节下缘骨刺等，直接引起肩峰下间隙狭窄。软组织结构异常包括肩袖病变、喙肩韧带增厚钙化等，如钙化性肩袖肌腱病时肩袖肌腱增厚伴钙盐沉积，内容物增大导致肩峰下间隙的相对狭窄。继发性撞击综合征由肩关节不稳引起，又称为功能性撞击，如长期进行过顶运动的人群，由于关节反复处于活动度的极限状态，引起关节囊及支持韧带的松弛，可导致关节不稳，肱骨头上移并与喙肩弓发生撞击，引起冈上肌腱及周围结构的损伤。

也有学者将本病分为内源性和外源性撞击。内源性撞击由肩关节不稳或非出口性因素导致，包括关节软骨损伤、韧带松弛等导致的盂肱关节支点作用丧失，关节微不稳，肱骨头下降力减弱（如肩袖撕裂或肱二头肌长头腱撕裂），肩胛骨运动障碍，肱骨大结节突出（如骨折后畸形愈合）等。外源性撞击由喙肩弓因素导致，直接引起冈上肌出口狭窄，是肩峰下撞击最常见的病因。喙肩弓的异常主要包括下述几种。

1. 肩峰 ①肩峰形态：一般在冈上肌出口位 X 线片或 CT/MR 的斜矢状位上采用 Bigliani 分型对肩峰形态进行分类。Ⅰ型为平直型，即肩峰下表面平直；Ⅱ型为弓形，即肩峰下表面呈凸面向上的弧形，与肱骨头上表面大致平行；Ⅲ型为钩形，肩峰前部有突出的钩状结构。Ⅰ型和Ⅱ型肩峰较Ⅲ型肩峰更为常见。Ⅲ型肩峰由于钩状结构的存在，最易引起肩峰下间隙狭窄和对冈上肌腱的撞击，导致肩袖损伤的发生。Ⅳ型肩峰由 Vanarthos 和 Mono 提出，指肩峰下表面呈凸面向下的弧形，多认为其与撞击综合征无关。②肩峰前倾、外倾或低平：正常的肩峰斜面约呈水平或稍向前上倾斜。肩峰前部向前下倾斜、肩峰外侧向下倾斜均可导致冈上肌腱出口的狭窄，引起撞击的发生。③肩峰低平即肩峰相对于锁骨远端位置低下，也容易导致撞击的发生和肩峰的退变。③肩峰下骨刺：骨刺的发生率随年龄增长而增高，多位于肩峰前下缘，尖端指向喙突，其实际上是喙肩韧带肩峰端骨化形成。在肩峰下撞击和肩袖损伤时，施加在喙肩弓上的负荷会增加，导致喙肩韧带的牵引负荷增加，其肩峰附着处骨刺形成，而骨刺的出现又会引起肩峰下撞击和肩袖损伤，两者互为因果。有研究认为，较大的肩峰下骨刺（长度＞5mm）是确诊肩峰下撞击的可靠依据。

2.肩锁关节 肩锁关节退行性变，骨质增生肥大伴下缘骨刺形成时，也可发生与肩袖的撞击。但研究发现，与肩峰病变相比，肩锁关节骨刺对肩袖的影响轻，其导致的撞击并不常见，这是因为肩锁关节的骨刺位置常靠内，一般不会导致肩袖出口的狭窄。肩锁关节退变和骨刺形成在无症状人群中很常见，其对撞击综合征的诊断并不特异。

3.喙肩韧带 喙肩韧带构成肩峰下间隙的上缘，韧带的增厚和钙化可能导致肩峰下间隙变窄和引起撞击。Neer根据尸检和手术观察发现肩袖撕裂者多有肩峰骨刺形成及喙肩韧带缩短、横截面积增大等肩峰下间隙减小的表现。但也有部分学者认为是撞击导致了韧带的增厚和磨损。

4.肩峰小骨 肩峰次骨化中心通常在22～25岁骨化完成，如果骨化中心未能如期愈合，未愈合的部分称为肩峰小骨。肩峰小骨可以不稳定，当附着的三角肌收缩时可牵拉肩峰小骨向下方移位，其软骨结合处或假关节下缘还可有骨刺形成，都可能与下方的肩袖发生撞击。不稳定的肩峰小骨还可引起肩锁关节的退变。

【临床表现】

肩峰下撞击综合征的主要临床表现为肩部疼痛和无力。据统计，肩痛患者中44%～65%是由本病引起。多数患者起病隐匿，部分可有肩部过度活动或外伤病史。疼痛多位于肩峰下间隙及肩部前外侧，可放射至三角肌止点区，常在肩关节屈曲、外展时出现或加重，在肩关节主动外展60°～120°时可有疼痛弧存在。随着病情的进展，可逐渐出现静息痛和夜间痛。多数患者肩部的活动范围是正常的，一些患者可由于疼痛导致主动活动受限和力弱，但被动活动通常正常。部分患者在肩部活动时可有响声或有绞锁感。体格检查时，Neer撞击征、Hawkins撞击征、疼痛弧征、撞击注射试验等检查可出现阳性表现。

【分类和分级】

Neer将肩峰下撞击的病理改变分成三期：

Ⅰ期：肩袖肌腱水肿和出血，多见于25岁以下，此期改变是可逆的。

Ⅱ期：纤维化和肌腱炎，多见于25～40岁。

Ⅲ期：肩袖部分或完全撕裂，多见于40岁以上，为不可逆性损伤。

【影像学表现】

肩峰下撞击综合征为临床诊断，影像学检查有助于发现撞击可能的病因和评估撞击造成的损伤情况。X线检查是简单而必要的方法，对于怀疑本病的患者，应拍摄肩关节正位片、冈上肌出口位（Y位）片和腋轴位片，可以显示骨性结构的异常、盂肱关节和肩锁关节对位、肩峰下间隙宽度、肩袖肌腱和喙肩韧带钙化等并有助于鉴别诊断。CT检查可以更直观、立体地显示骨结构的改变。MRI不仅能显示骨结构形态异常和骨髓水肿等，更有助于发现撞击造成的肩袖、滑囊等软组织结构的损伤。

病因征象：①肩峰。肩峰形态一般在冈上肌出口位X线片上评估（图2-1-1）。也可在CT/MR的斜矢状位上评估，观察层面一般为紧邻肩锁关节的外侧层面（图2-1-2）。Ⅲ型肩峰最易引起肩峰下撞击（图2-1-3）。肩峰前倾时在冈上肌出口位或CT/MR的斜矢状位上可见肩峰前部向前下倾斜。肩峰外倾时在肩关节正位或CT/MR的斜冠状位上可见肩峰外侧向下倾斜（图2-1-4）。有研究利用肩峰倾斜角评估肩峰倾斜程度对本病的诊断价值，但测量方法相对烦琐，临床未得到普及。肩峰低平在肩关节正位或CT/MR的斜冠状位上表现为肩峰相对于锁骨远端位置下移（图2-1-5）。肩峰下骨刺呈内部有骨髓信号的骨性突起，常提示存在长期的慢性撞击（图2-1-6）。②肩锁关节。肩锁关节退变时可出现骨质增生硬化，骨刺形成，关节面下囊变及骨髓水肿，关节间隙变窄，关节积液，关节囊增厚。③喙肩韧带。喙肩韧带增厚、钙化在斜矢状位上显示最佳，其肩峰附着处可有骨刺形成（图2-1-7）。④肩峰小骨。在25岁以上人群中，如果肩峰出现线状透亮带伴硬化缘，且透亮带通常垂直于肩锁关节时，则考虑为肩峰小骨，在腋轴位或CT/MR轴位片上观察最佳，在冈上肌出口位或CT/MR的斜矢状位上有时可见"双肩锁关节征"（图2-1-8）。X线常难以识别肩峰小骨的稳定性。在MRI上当软骨结合处出现液性高信号时提示肩峰小骨不稳（图2-1-9）。软骨结合处还可出现硬化、骨刺、软骨下囊变及骨髓水肿。⑤肩峰下间隙（acromio humeral intervals，AHI）。AHI的宽度因人而异，目前多认为AHI的大小与肩峰下撞击的发生密切相关，AHI越小，撞击发生的概率越高。多项研究发现，当AHI＜7mm时诊断肩峰下撞击综合征及肩袖损伤的准确性较高。但有文献报道，AHI与体位相关，最小AHI随肩关节外展角度的增大而减小。利用开放式MRI对功能状态下的AHI进行测量发现，在不同外展角度时施加负荷，外展肌收缩时的AHI值均小于内收肌收缩时的AHI。功能位MRI可能更有助于寻找肩部撞击的病因。

撞击相关损伤：①肩峰下撞击综合征引起的最常见损伤为肩袖肌腱尤其是冈上肌腱的损伤，以斜冠状位和斜矢状位FS T_2WI的观察最佳。肩袖肌腱水肿、炎症表现为肌腱信号不同程度增高，肌腱增粗，边缘毛糙。肩袖部分或全层撕裂表现为肌腱连续性部分或完全中断，在液体敏感序列上肌腱内出现液性高信号，累及部分肌腱或贯穿肌腱全层，伴或不伴断端回缩。慢性全层撕裂时还可出现肌肉萎缩和脂肪浸润；②本病还常伴有肩峰下–三角肌下滑囊炎，可见滑囊积液、滑膜增厚。③可伴有盂唇、肱二头肌长头腱等结构的损伤，但相对少见。

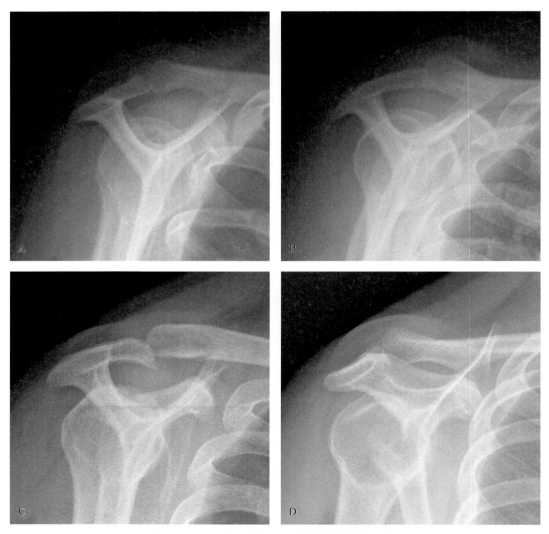

图2-1-1　冈上肌出口位X线片评估肩峰形态

肩峰形态分为4型：A.Ⅰ型为平直型，肩峰下表面平直；B.Ⅱ型为弓形，肩峰下表面呈凸面向上的弧形；C.Ⅲ型为钩形，肩峰前部有突出的钩状结构；D.Ⅳ型肩峰下表面呈凸面向下的弧形

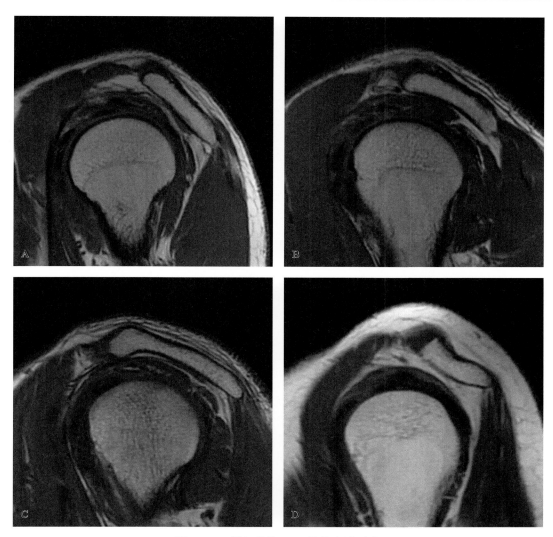

图 2-1-2　斜矢状位 T₁WI 评估肩峰形态

肩峰形态分为 4 型：A. Ⅰ型为平直型；B. Ⅱ型为弓形；C. Ⅲ型为钩形；D. Ⅳ型肩峰下表面呈凸面向下的弧形

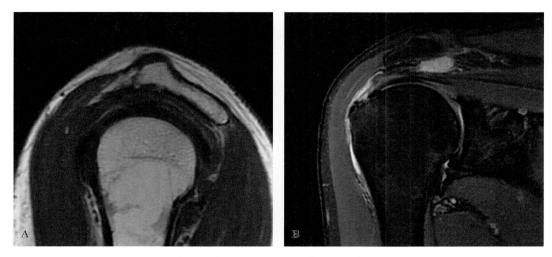

图 2-1-3　Ⅲ型肩峰导致的撞击综合征

A. 斜矢状位 T₁WI 示Ⅲ型肩峰；B. 斜冠状位 FS T₂WI 示冈上肌腱信号增高，滑囊面部分撕裂，肩峰下 - 三角肌下滑囊积液、滑膜增生（滑囊炎）

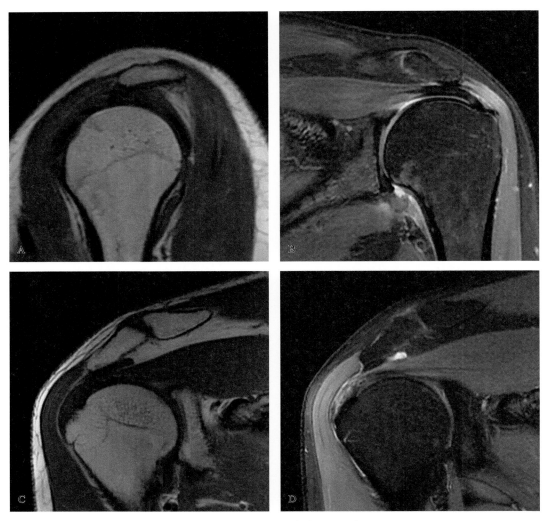

图2-1-4　肩峰倾斜导致的撞击综合征

A.斜矢状位T₁WI示肩峰前部向前下倾斜；B.同一患者的斜冠状位FS T₂WI示肩峰下间隙狭窄，冈上肌腱滑囊面磨损；C、D.另一患者的斜冠状位T₁WI和FS T₂WI示肩峰向外下倾斜，肩峰下间隙狭窄，冈上肌腱损伤、信号增高，肩峰下滑囊少量积液

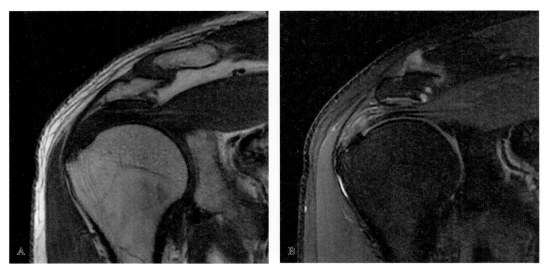

图2-1-5　肩峰低平伴骨刺导致的撞击综合征

A、B.斜冠状位T₁WI和FS T₂WI示肩峰相对于锁骨远端位置下移，肩峰下缘可见骨刺，冈上肌腱损伤、信号增高

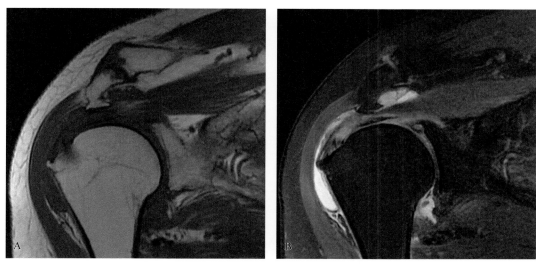

图 2-1-6 肩峰下骨刺导致的撞击综合征

A、B.斜冠状位 T_1WI 和 FS T_2WI 示肩峰下缘见增生骨赘，肩峰下间隙狭窄，冈上肌腱增粗、信号增高，肩峰下-三角肌下滑囊积液

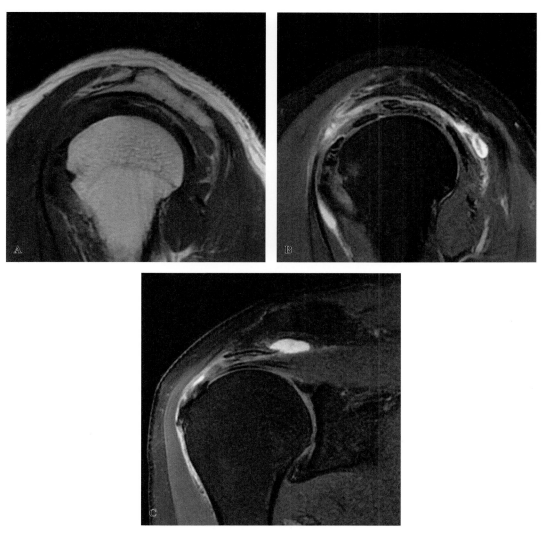

图 2-1-7 喙肩韧带骨化导致的撞击综合征

A～C.斜矢状位 T_1WI、斜矢状位 FS T_2WI、斜冠状位 FS T_2WI 示喙肩韧带骨化伴肩峰前下缘骨刺形成，肩峰下间隙狭窄，冈上肌腱信号增高、滑囊面纤维不连续，肩峰下-三角肌下滑囊积液

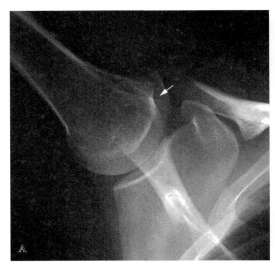
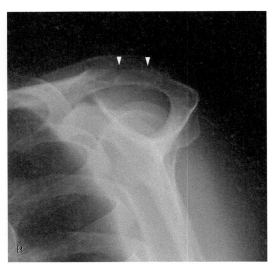

图2-1-8　肩峰小骨

　　A.腋轴位X线片示肩峰见透亮线影（箭），边缘少许硬化，其走行与肩锁关节大致垂直，考虑为肩峰小骨；B.冈上肌出口位片可见"双肩锁关节征"（无尾箭）

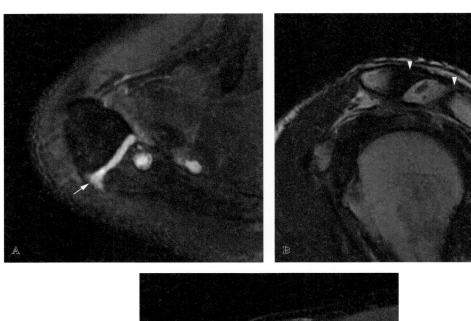

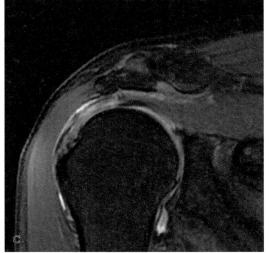

图2-1-9　肩峰小骨导致的撞击综合征

　　A.轴位FS T₂WI示肩峰小骨，其软骨结合处呈液性高信号（箭），提示肩峰小骨不稳，软骨下骨内还可见囊变影；B.斜矢状位T₁WI示"双肩锁关节征"（无尾箭）；C.斜冠状位FS T₂WI示冈上肌腱损伤、信号增高，肩峰下－三角肌下滑囊少量积液

【治疗】

1.保守治疗　对于上述所有类型的肩关节撞击综合征，都需要进行严格的保守治疗，包括肩胛骨周围肌肉和肩袖的牵拉、训练，肩关节全方位角度训练，应用非甾体抗炎药物，运动方式调整等。整个过程需要3～6个月，应尽量避免手术干预。

2.手术治疗　对于保守治疗无效的患者，尤其是影像学上有明显的肩关节撞击表现或者合并肩袖撕裂者，可以考虑进行关节镜下肩峰成形术、肩峰减压术或者喙突减压术。

第二节　肩袖肌腱病

肩袖肌腱病（rotator cuff tendinopathy）是以肌腱胶原变性为特征的常见肩袖疾病，是引起肩部疼痛和功能障碍的常见原因之一，也称为肌腱炎（tendinitis）、肌腱变性（tendinosis）。肩袖肌腱病更偏于临床诊断，而肌腱炎和肌腱变性则更强调肌腱的炎症和退行性变的病理改变。由于迄今已有多项组织病理学研究发现，本病的肌腱标本内鲜有炎性细胞浸润，因此有学者提出用肌腱炎定义本病已不甚准确，而建议采用肌腱病这一术语。

【病因】

本病的病因至今仍存在争议，目前多认为是多种内因和外因共同作用的结果。常见的内因包括年龄相关的肌腱老化和退行性变，肌腱的长期过度劳损，反复微创伤伴不充分的修复，肌腱的乏血管区及随年龄增长的肌腱局部血供下降等。外因主要为多种因素导致的撞击，肩袖肌腱与肩峰下缘等结构发生反复碰撞而引起损伤，常见病因：①结构异常，如Ⅲ型肩峰、肩峰下缘骨赘形成、肩锁关节骨关节病、肩峰倾斜、肩峰小骨、喙肩韧带增厚或骨化等可导致肩峰下间隙狭窄；②肱骨头降肌（胸大肌、小圆肌、大圆肌、背阔肌）力量减弱导致肱骨头上移；③肩胛骨和肱骨运动异常引起肩峰下间隙动态狭窄。

【临床表现】

肩袖肌腱病多见于40岁以上的中老年人，平均年龄为55岁，且随着年龄增长，发病率逐渐增高，亦可见于年轻人，以运动员（如游泳、投掷等）和重体力劳动工人多见，男女发病率相似。本病多见于冈上肌腱，可以无明显临床症状，也可表现为肩部疼痛和活动障碍。疼痛多位于肩部的前外侧，在肩外展或上举活动时及夜间卧位时加重。活动障碍以外展、外旋及上举受限为著，主动活动受限，但被动活动受限不明显，依此与冻结肩相区别。体格检查时可在肩峰与肱骨大结节间出现压痛，疼痛弧征、Neer撞击试验、Hawkins撞击试验等可出现阳性表现。

【影像学表现】

肩袖肌腱病的影像学诊断主要依靠MRI检查。

本病好发于冈上肌腱，在T_1WI上肌腱局部信号稍增高，在T_2/PDWI上肌腱内可见高信号影，但未达液性高信号。肌腱外形可以正常，也可表现为局灶或弥漫性增粗，肌腱表面可有磨损，但无撕裂征象。可伴有肩峰下-三角肌下滑囊积液（图2-2-1～图2-2-3）。MRI还可显示与肌腱病相关的骨结构改变，如Ⅲ型肩峰、肩锁关节下缘骨赘和（或）关节囊肥厚、肩峰下间隙狭窄等。MR关节造影可进一步证实肌腱关节面无撕裂。

在MRI上诊断肩袖肌腱病时需要与以下现象或疾病相鉴别。①魔角效应：当肩袖肌腱走行方向与主磁场方向的夹角呈55°时，局部肌腱可出现魔角效应而表现为信号增高，常见于冈上肌腱远端，多在短TE序列（T_1WI、PDWI、GRE）中出现，由于TE延长，T_2WI中该伪影少见，有助于鉴别。②肩袖部分或全层撕裂：肩袖撕裂常在肌腱病的基础上发生，在液体敏感序列上肌腱内出现液性高信号，信号强度高于肌腱病，高信号可延伸至肌腱表面或贯穿肌腱全层（图2-2-4）。③钙化性肩袖肌腱病：肌腱内局部钙质沉积在所有序列上均呈低信号，周围可伴有高信号水肿，钙化的存在有助于与肩袖肌腱病相鉴别（图2-2-5）。

X线和CT检查不能直接显示本病，但可显示与其有关的骨改变，如Ⅲ型肩峰、肩峰下缘骨赘、肩锁关节骨关节病、肩峰小骨、肩峰下间隙狭窄、肱骨大结节囊肿或硬化等。

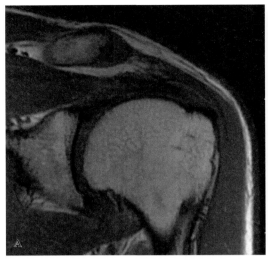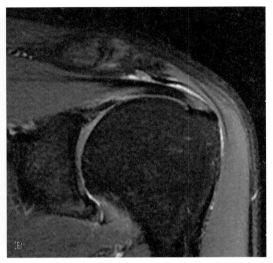

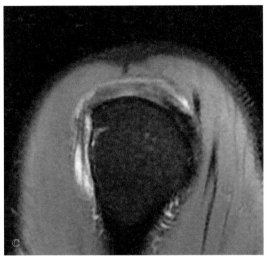

图2-2-1　冈上肌腱病

A.斜冠状位T₁WI示冈上肌腱信号稍增高；B、C.斜冠状位和斜矢状位FS T₂WI示冈上肌腱信号增高，但未达液性高信号，肌腱未见增粗及撕裂，伴肩峰下−三角肌下滑囊炎

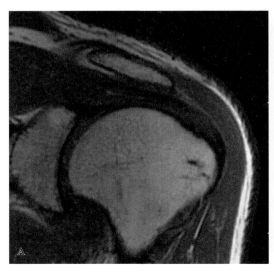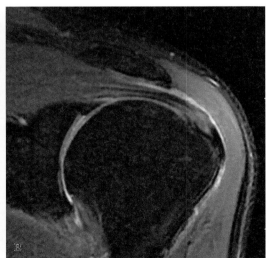

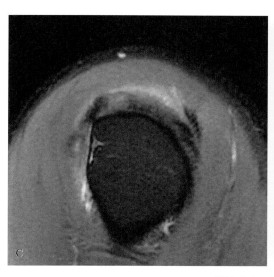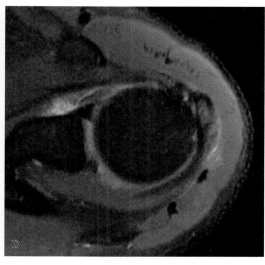

图 2-2-2 冈上肌腱病

A.斜冠状位 T_1WI 示冈上肌腱增粗、信号稍增高；B～D.斜冠状位、斜矢状位和轴位 FS T_2WI 示冈上肌腱增粗、信号增高，但未达液性高信号，肌腱表面完整，伴肩峰下-三角肌下滑囊炎

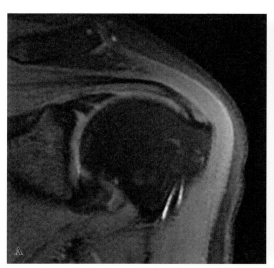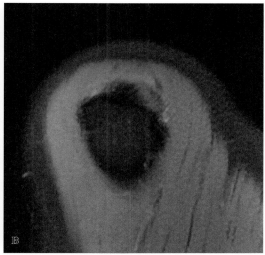

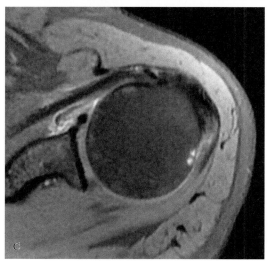

图 2-2-3 肩袖肌腱病

A～C.斜冠状位、斜矢状位和轴位 FS T_2WI 示冈上肌腱及冈下肌腱部分信号增高，但未达液性高信号，肩袖肌腱病可同时累及多条肌腱

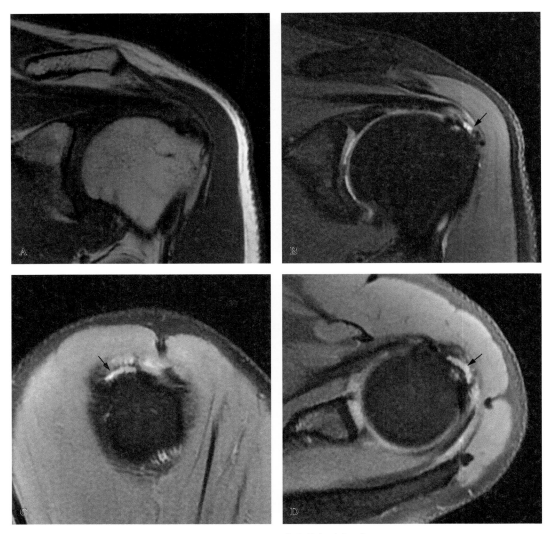

图2-2-4　冈上肌腱病伴部分撕裂

A.斜冠状位 T_1WI 示冈上肌腱远端增粗、信号稍增高；B～D.斜冠状位、斜矢状位和轴位 FS T_2WI 示冈上肌腱增粗、信号增高，止点处局部见条带状液性高信号（箭），提示在冈上肌腱病的基础上发生了肌腱部分撕裂，肌腱止点处肱骨大结节内可见小囊变

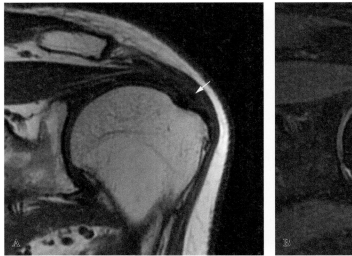
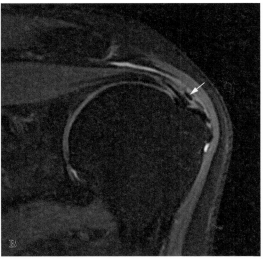

图2-2-5　冈上肌腱钙化性肩袖肌腱病

A.斜冠状位 T_1WI 示冈上肌腱信号不均匀，局部信号稍增高；B.斜冠状位 FS T_2WI 示冈上肌腱信号增高，但未达液性高信号，此时容易与肩袖肌腱病混淆，但注意在 T_1WI 和 T_2WI 上肌腱内均有斑片状低信号（箭），此为肌腱内钙质沉积伴周围肌腱水肿，应诊断为钙化性肩袖肌腱病

【治疗】

本病主要采用保守治疗。对于肩部疼痛、功能受限的患者，可以口服非甾体抗炎药（NSAID）、肩峰下甾体类药物注射和进行肩胛带肌群肌力训练等，以缓解疼痛、提高肩关节的稳定性和功能。对于合并肩峰下撞击或肩袖部分撕裂的患者，如果保守治疗效果不佳，可以考虑进行关节镜下肩峰成形术、肩峰下减压术、肩袖清理或修复术等。

第三节　钙化性肩袖肌腱病

钙化性肩袖肌腱病（rotator cuff calcific tendinopathy，RCCT）是一种以羟基磷灰石晶体在肩袖肌腱内异常沉积为特征的肩部疾病，是引起肩部疼痛和活动障碍的常见原因之一。钙化可发生在肩袖肌腱的任何部位，亦可累及周围滑囊，尤以冈上肌腱最为常见，所以也常称为钙化性冈上肌腱炎。本病属于自限性疾病，多数患者经过保守治疗可取得满意疗效，因此正确的诊断对临床治疗方案的制订有重要意义。

【病因】

本病的病因目前尚不十分明确。多数学者认为可能与冈上肌腱本身的解剖特点和功能、各种原因造成的肌腱磨损、退变和钙盐代谢失常有关。Codman在1934年提出冈上肌腱在肱骨大结节止点近侧1cm内存在乏血管区，在应力作用下易发生退变。静止时冈上肌腱要承受上肢重力的牵引，当上臂上举外展时，其不仅要克服上肢重力的作用，还易受到肩峰、喙肩韧带、肱骨头等的摩擦、挤压或撞击，导致其所受的应力负荷要显著大于组成肩袖的其他肌腱。因此，冈上肌腱乏血管区在应力负荷、长期反复劳损或轻微外伤的作用下最易发生退行性变性，继而出现局部钙代谢异常而导致钙盐沉积，形成钙化性肌腱炎。Uhthoff等认为在钙质沉积的过程中，细胞介入调解是主要原因。也有学者注意到内分泌疾病可能与本病有关，如本病患者中甲状腺激素及雌激素代谢异常的发生率明显升高，糖尿病患者中本病的发病率高于对照组，但是尚不清楚两者之间的具体联系。

【分期】

本病有多种分期方法。Uhthoff等将本病分为三期。

1.钙化前期　肌腱组织发生纤维软骨化生，钙质主要沉积于软骨细胞的基质囊泡，通常无临床症状。

2.钙化期　又分为形成期、静止期和吸收期。

（1）形成期：钙质从细胞内排出并在肌腱内沉积，沉积物常呈粉笔末样，可以无临床症状，也可能出现一定程度的肩峰下撞击征。

（2）静止期：时间长短不一，通常无临床症状。

（3）吸收期：钙化周围出现新生血管，巨噬细胞及单核巨细胞等炎性细胞参与吸收过程，钙化物常呈牙膏状，患肩出现明显疼痛症状。

3.钙化后期　钙质吸收后肌腱修复并恢复正常，疼痛明显减轻或消失。

【临床表现】

本病的发病率为2.7%～20%，在肩关节疼痛患者中的发生率约为7%，多见于30～50岁，女性多于男性，右肩发病多于左肩，10%～20%的患者可双肩同时受累。最常见于冈上肌腱（占80%～90%），其次为冈下肌腱，肩胛下肌腱和小圆肌腱相对少见。部分患者可以无临床症状，仅在体检时偶然发现，1/3～1/2的患者可出现急性发作的剧烈疼痛或慢性疼痛伴活动受限。急性发作者多处于钙质吸收期，肩部出现剧烈疼痛，可放射至三角肌止点、前臂甚至手指，活动时及夜间加重，可伴局部红肿、皮温升高，压痛主要位于大结节处，肌肉明显痉挛，肩关节活动明显受限。症状的严重程度取决于钙化物内在压力及周围的炎症反应，若钙化破入邻近滑囊，其压力下降，则疼痛症状减轻。急性期症状一般持续1～2周，然后逐渐减轻消退。慢性者症状多较轻，仅在上臂抬起和内旋时有轻度疼痛，无肌痉挛，冈上肌、冈下肌和三角肌可有不同程度萎缩，当肩关节过多活动或受到创伤时可引起亚急性或急性发作。

【影像学表现】

钙化性肩袖肌腱病的诊断主要依靠X线检查。通常选用肩关节正位、冈上肌出口位和腋轴位摄片以便于钙化灶的检出和定位，拍摄肱骨内旋位和外旋位片可更好地显示肩袖不同部位的钙化灶。本病最常见于冈上肌腱，典型表现为肱骨大结节附近出现大小不等的高密度钙化影，边缘清晰或边界不清，密度深浅不一，钙化影形态多样，可呈点状、片状或结节状，当钙化呈绒毛状或长条状时，常沿肌腱长轴分布，而呈圆形或椭圆形时，则多分布在肌腱附着部（图2-3-1～图2-3-3）。有研究显示，边界清晰、致密的钙化多见于钙质形成期，而边界不清、半透明的钙化则多见于钙质吸收期。小的钙化灶、与肱骨头重叠的非致密的钙化影在X线上容易漏诊。当钙化累及滑囊时，可在肩峰下-三角肌下滑囊区见到高密度钙化影（图2-3-4）。X线片还可用于本病的动态监测，随着钙质的吸收，高密度钙化影逐渐缩小、密度减低，最终消失（图2-3-5）。

本病的CT表现与X线类似（图2-3-6），但与X线片相比，CT检查能更清晰地显示钙化灶的位置、形态、大小和密度，且不会遗漏小的钙化，是显示钙化的最佳检查方法，但CT检查射线剂量高，故应用不及X线普遍。

在MRI上，肩袖肌腱内可见钙质沉积，钙化在所有序列中均表现为低信号，受累肌腱局部可以增粗，发生炎症反应时，钙化周围的肌腱在T_2/PDWI上可出现高信号水肿，可伴有肩峰下-三角肌下滑囊积液、滑囊周围炎症及软组织水肿，若钙化破入滑囊，则滑囊内亦可见低信号钙化影（图2-3-6，图2-3-7）。由于

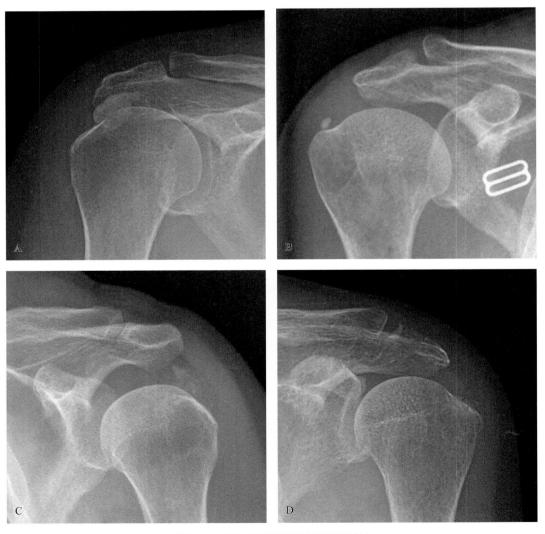

图2-3-1 冈上肌腱钙化性肩袖肌腱病

肩关节正位X线片示冈上肌腱走行区见大小、形态不一的高密度钙化影：A.钙化呈长条状，沿肌腱长轴分布，边界清晰；B.钙化呈结节状，靠近肌腱附着处，边界清晰；C.钙化呈多发斑片状，部分边界欠清；D.钙化呈斑片状，密度浅淡，边界不清

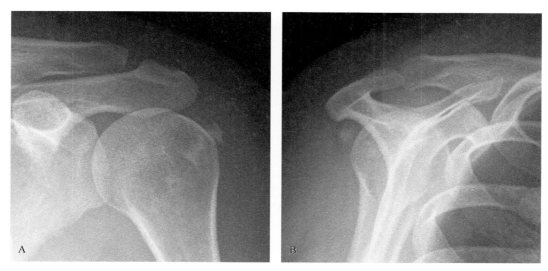

图2-3-2　冈下肌腱钙化性肩袖肌腱病

A.内旋位的肩关节正位X线片示肱骨大结节重叠区及周围见斑片状高密度钙化影；B.冈上肌出口位X线片示钙化位于肱骨头后方，故可将钙化定位于冈下肌腱

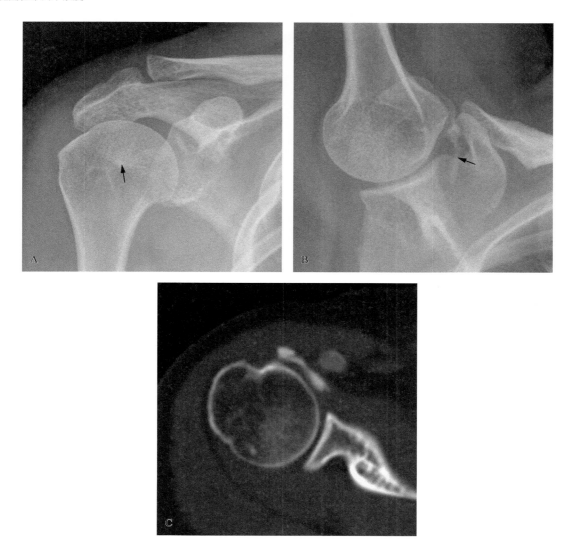

图2-3-3　肩胛下肌腱钙化性肩袖肌腱病

A.肩关节正位X线片示肱骨头重叠区见小片状高密度影（箭）；B.腋轴位X线片示肩关节前方见条片状高密度钙化（箭）；C.CT轴位片进一步证实钙化位于肩胛下肌腱

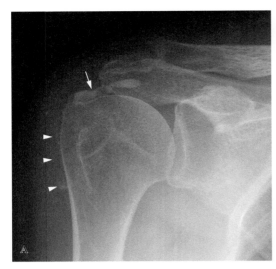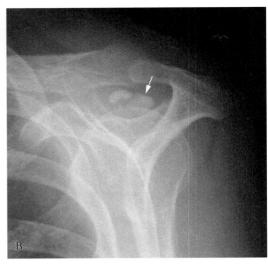

图2-3-4　冈上肌腱钙化性肩袖肌腱病伴钙化性滑囊炎

A、B.肩关节正位和冈上肌出口位X线片示肱骨头上方冈上肌腱走行区见条片状高密度钙化影（箭），肱骨头外侧亦可见条带状稍高密度影（无尾箭），提示三角肌下滑囊内也有钙质沉积

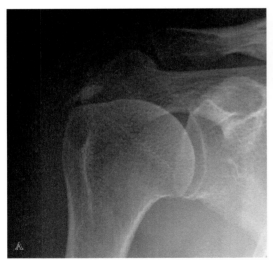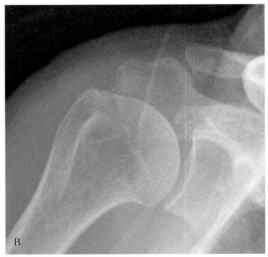

图2-3-5　冈上肌腱钙化性肩袖肌腱病保守治疗的前后对比

A.肩关节正位X线片示肱骨大结节上方见条片状高密度钙化影；B.经保守治疗2个半月后复查，钙化影较前明显缩小

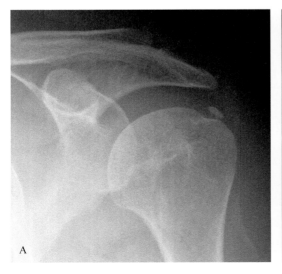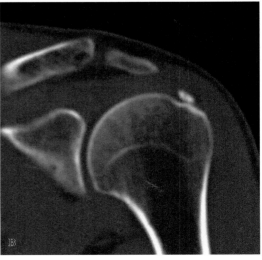

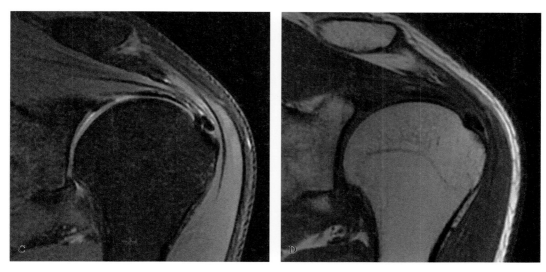

图 2-3-6 冈上肌腱钙化性肩袖肌腱病

A、B. 肩关节正位 X 线片和斜冠状位 CT 重建图示肱骨大结节上方见条片状高密度钙化影；C、D. 斜冠状位 FS T_2WI 和 T_1WI 示冈上肌腱止点处见条片状低信号钙化影，周围肌腱 T_2 信号增高

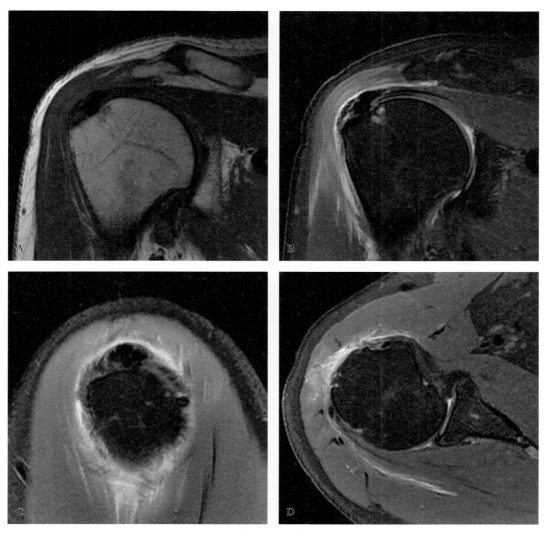

图 2-3-7 冈上肌腱、冈下肌腱钙化性肩袖肌腱病

A～D. 斜冠状位 T_1WI、斜冠状位 FS T_2WI、斜矢状位 FS T_2WI 和轴位 FS T_2WI 示冈上肌腱、冈下肌腱见条片状、结节状低信号钙化影，周围肌腱在 T_2WI 上信号增高，肩峰下-三角肌下滑囊少量积液，周围肌肉软组织水肿

钙化可以表现为与正常肌腱相似的低信号，当钙化灶较小、周围没有炎性水肿衬托或有其他病变干扰时，常规MRI可能会漏诊（图2-3-8）。而在梯度回波序列中，由于局部磁场不均匀，钙化常显示的较实际体积大，且周围有高信号晕环衬托，故更有助于本病的检出。研究显示，钙化灶在常规T_1WI上体积偏小，而在T_2*WI上体积超过CT因而更易发现。Nörenberg等研究发现，与X线相比，SWI识别肩袖肌腱钙化的敏感度和特异度分别为98%和96%，而常规MR序列的诊断敏感度和特异度仅为59%和67%。虽然梯度回波序列更有助于钙化的显示，但其并不是肩关节MR检查的常规序列。因此，对于疑诊钙化性肩袖肌腱病的患者，X线和CT检查更有助于明确有无钙质沉积，而MRI检查的主要作用在于清晰显示肌腱及周围结构的改变，如钙化是否累及肌腱全层、肌腱是否撕裂、周围滑囊有无积液等，MRI还有助于排除其他能引起肩部疼痛的疾病（图2-3-9）。

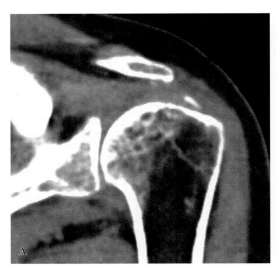
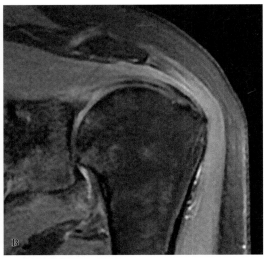
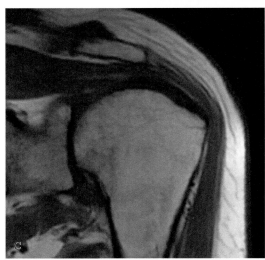

图2-3-8　冈上肌腱钙化性肩袖肌腱病

A.斜冠状位CT重建图示冈上肌腱见条片状高密度钙化影；B、C.同一位置的斜冠状位FS T_2WI和T_1WI示冈上肌腱未见典型低信号钙化影，此例在MRI检查时漏诊本病

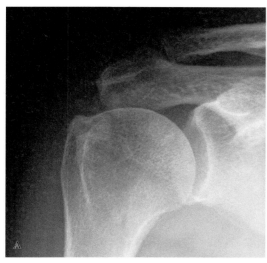
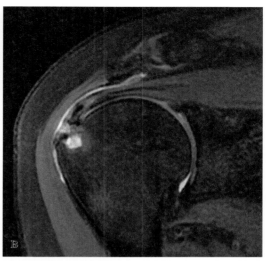
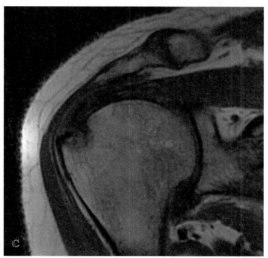

图 2-3-9 冈上肌腱钙化性肩袖肌腱病伴肌腱撕裂

A.肩关节正位片示肱骨大结节旁见斑片状稍高密度钙化影；B、C.斜冠状位 FS T₂WI 和 T₁WI 示冈上肌腱内见斑片状低信号钙化，周围肌腱 T_2 信号增高，肌腱止点处部分纤维不连续，肱骨大结节内见囊变影，肩峰下－三角肌下滑囊少量积液

【治疗】

钙化性肩袖肌腱病被认为是自限性疾病，文献报道3年的吸收率为9.3%，10年的吸收率为27.1%。本病的治疗主要采用保守治疗，多数患者可取得满意疗效。

1.保守治疗 治疗目的主要是控制疼痛和维持肩关节功能。对于急性期的患者，或者慢性疼痛期的患者，需要采用吊带保护固定，同时可以口服非甾体抗炎药，或者肩峰下注射甾体类药物。一旦疼痛得到控制，需要进行功能锻炼，如肩袖力量训练和肩关节角度训练。治疗还可以采用体外冲击波治疗（ESWT）或者超声引导下的沉积物抽吸术。

2.手术治疗 如果保守治疗无法恢复肩关节功能和减轻疼痛，可以考虑手术治疗。一般采用关节镜下病灶切除术，如果钙化灶清理后肌腱止点处撕裂较大，可以用带线锚钉修复破损的肩袖组织。

第四节　肩袖部分撕裂

当撕裂仅累及肩袖肌腱的一部分，未累及肌腱全层时称为肩袖部分撕裂（partial-thickness rotator cuff tears），是引起肩部疼痛和功能障碍的常见原因之一。与全层撕裂相比，肩袖部分撕裂更多见，又以冈上肌腱部分撕裂最为常见。

【病因】

本病的病因尚不完全清楚，至今仍存在争议，有退变和外伤学说、撞击学说、乏血管区学说等多种学说。目前多认为肩袖部分撕裂是多种因素共同作用的结果。常见病因：①肌腱内因素。肌腱的过度劳损和年龄相关的退行性变性，随年龄增长的肌腱局部血供下降。②肌腱外因素。存在碰撞结构（如Ⅲ型肩峰、肩锁关节下方骨赘、喙肩韧带增厚等），限制肱骨头上移的降肌（胸大肌、大小圆肌、背阔肌）力量减弱，导致肱骨头与肩峰发生反复撞击。③严重外伤。

【临床表现】

肩袖部分撕裂多见于中老年人，男性稍多于女性，据统计，在40岁以上人群中，肩袖部分撕裂的发生率约为35%，本病亦可见于年轻人，以运动员、重体力劳动者和严重外伤患者居多。有研究指出，无症状的肩袖撕裂患者约为有症状患者的2倍，且年轻人较年长者更易产生临床症状。约95%的肩袖部分撕裂发生在冈上肌腱，且大多数发生在优势肩。常见的临床症状为肩部疼痛和活动障碍。疼痛常呈间歇性，在活动后和夜间卧位时加重，休息后减轻。肩部活动障碍常表现为外展和外旋活动障碍，抬臂力量减弱。体格检查时，肩峰前下方与肱骨大结节之间的间隙可有压痛，疼痛弧征阳性，根据损伤机制和部位的不同，Neer撞击试验、Hawkins撞击试验、Jobe试验、垂臂试验、Lift-off试验等检查可出现阳性表现。

【分类和分级】

肩袖部分撕裂根据撕裂部位可分为关节面撕裂（articular surface tears）、滑囊面撕裂（bursal surface tears）和肌腱内撕裂（intrasubstance tears），以关节面撕裂最为常见，文献报道其发生率约为滑囊面撕裂的3倍。滑囊面部分撕裂常与撞击综合征相关，而关节面部分撕裂则可能与肩关节不稳相关。肩关节后上部的肩袖关节面部分撕裂一般见于患有内撞击综合征的投掷运动员。肌腱内部分撕裂不累及关节面和滑囊面，在关节镜下容易漏诊。

在肩袖关节面部分撕裂中，位于肩袖肱骨大结节止点处的关节面部分撕裂又称为"PASTA损伤"（partial articular supraspinatus tendon avulsions），其发病人群和损伤机制与一般的肩袖关节面部分撕裂有所不同。PASTA损伤多见于运动员和喜好运动的人群，发病年龄相对年轻（多小于45岁），损伤机制主要为上臂的突然性强力扭转拖拽或关节内撞击，前者主要发生于存在身体接触的各种运动中（如柔道、摔跤、拳击等），多直接造成冈上肌腱止点处关节面的部分撕裂，后者多发生于过肩举手运动中（如投掷、举重、羽毛球等），肩关节盂后上部与肱骨大结节间发生碰撞，卡压其间皱襞的肩袖结构，一般导致冈上肌腱与冈下肌腱交界区止点处或单纯冈下肌腱止点处的撕裂。

为了准确地描述肩袖损伤，为治疗提供依据，可以对其进行分类和分级，用字母表示撕裂的部位，数字表示撕裂的程度。

肩袖撕裂按部位可分为：

A：关节面撕裂。

B：滑囊面撕裂。

C：全层撕裂。

Snyder根据撕裂的严重程度将肩袖部分撕裂分为：

0：肌腱正常，表面覆盖有光滑的滑膜和滑囊。

Ⅰ：微小的、浅表的滑囊或滑膜炎症，或轻微的关节囊磨损，范围比较局限，通常＜1cm。

Ⅱ：除了滑膜、滑囊或关节囊损伤外，部分肩袖肌腱纤维出现磨损和撕裂，通常＜2cm。

Ⅲ：更严重的肩袖损伤，肌腱纤维出现磨损和撕裂，常累及整个肌腱的表面，以冈上肌腱最为常见，通常＜3cm。

Ⅳ：非常严重的部分撕裂，肌腱纤维磨损和断裂，常形成较大的瓣状撕裂，通常累及一个以上的肌腱。

Ellman等根据撕裂深度将肩袖部分撕裂分为3级，临床更为常用。

Ⅰ级：撕裂深度＜3mm。

Ⅱ级：撕裂深度为3～6mm，但不超过肌腱厚度的50%。

Ⅲ级：撕裂深度＞6mm或超过肌腱厚度的50%。

【影像学表现】

MRI是显示肩袖部分撕裂的最佳影像学检查方法。

1.冈上肌腱部分撕裂 绝大多数肩袖部分撕裂发生于冈上肌腱，通常位于其外缘距止点1.5cm范围内，主要表现为肌腱变薄或增厚，表面磨损或不规则，在液体敏感序列上肌腱内出现液性高信号，但未贯穿肌腱全层。当撕裂处形成肉芽组织或瘢痕组织时则表现为中高信号而非液性高信号，此时容易与肌腱病混淆。

（1）关节面部分撕裂表现为肌腱内液性高信号延伸至肌腱下表面（关节面），而肌腱上表面（滑囊面）未受累，当存在关节积液时，常规MRI容易诊断此类撕裂（图2-4-1）。

（2）滑囊面部分撕裂表现为肌腱内液性高信号延伸至滑囊面，可伴有关节外间隙积液，肌腱关节面未受损，肩峰下－三角肌下滑囊出现积液时可提高此类撕裂的检出（图2-4-2，图2-4-3）。

（3）肌腱内撕裂表现为肌腱内出现液性高信号，未延伸至关节面和滑囊面，好发于肌腱附着处（图2-4-4）。

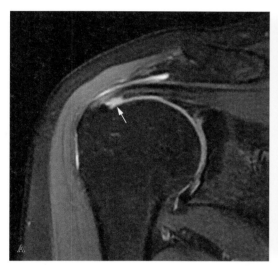
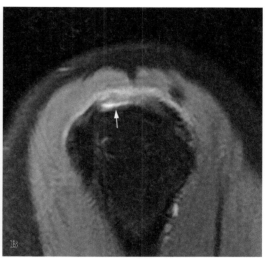

图2-4-1 冈上肌腱关节面部分撕裂

A、B.斜冠状位、斜矢状位FS T₂WI示冈上肌腱关节面局部见液性高信号（箭），肌腱滑囊面未受累

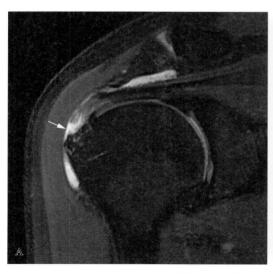
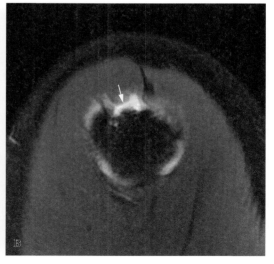

图2-4-2 冈上肌腱滑囊面部分撕裂

A、B.斜冠状位、斜矢状位FS T₂WI示冈上肌腱滑囊面纤维不连续，断端回缩，局部见液性高信号（箭），肌腱滑囊面未受累，伴肩峰下－三角肌下滑囊积液

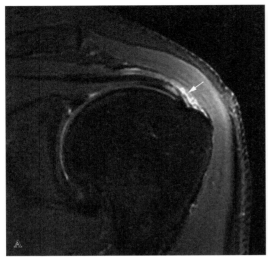
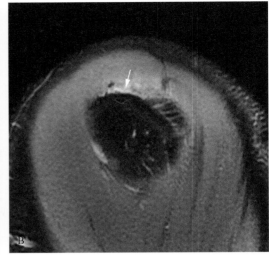

图2-4-3 冈上肌腱滑囊面部分撕裂

A、B.斜冠状位、斜矢状位FS T₂WI示冈上肌腱滑囊面纤维不连续（箭），伴肩峰下-三角肌下滑囊少量积液

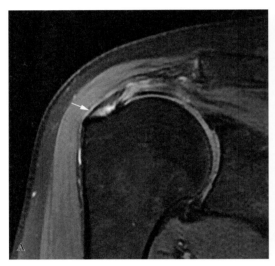
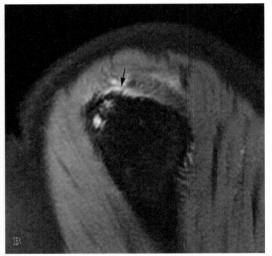

图2-4-4 冈上肌腱腱内撕裂

A、B.斜冠状位、斜矢状位FS T₂WI示冈上肌腱内见异常高信号（箭），未累及关节面和滑囊面

　　伴发征象：①肩袖部分撕裂多在肩袖肌腱病的基础上发生，肌腱病在T₂/PDWI上表现为肌腱信号增高但未达液性高信号；②本病常伴有肩峰下-三角肌下滑囊积液和滑囊炎，尤其是滑囊面部分撕裂时；③当肱骨大结节前部肌腱附着点出现囊肿时，对肩袖撕裂有提示作用（图2-4-5），而常见的肱骨头后部小囊肿则与肩袖撕裂无关；④肩袖肌内囊肿少见，多数是继发于肩袖撕裂（多为部分层状撕裂），液体经撕裂口流入肌腱纤维的层状间隙，并在局部肌肉内积聚，因此出现肌内囊肿时应仔细阅片寻找相关的肩袖撕裂（图2-4-6）；⑤急性外伤所致者可伴有骨折、骨挫伤、肌肉拉伤、肌筋膜水肿、软组织损伤水肿等。

　　常规MRI诊断肩袖部分撕裂的敏感度为50%～82%，特异度为88%～99%，MR关节造影有助于提高肩袖关节面部分撕裂的检出率，其敏感度为74%～91%，特异度为88%～98%，准确度可达95%。肩袖关节面部分撕裂时，在FS T₁WI上可见高信号造影剂从关节腔延伸至肌腱内，但未贯穿肌腱全层，肩峰下-三角肌下滑囊内无造影剂渗入（图2-4-7）。有研究显示，由于定位线平行于后上部肩袖肌腱并且垂直于肌腱下表面，没有容积效应的干扰，ABER位扫描能更好地显示后上部肩袖关节面部分撕裂。ABER位时后上部肩袖的张力及关节囊的压力较中立位明显减低，后上部关节囊内对比剂易于充盈，肌腱下表面不

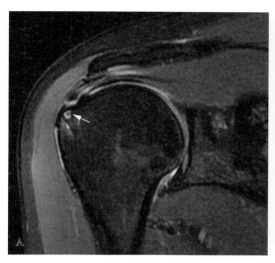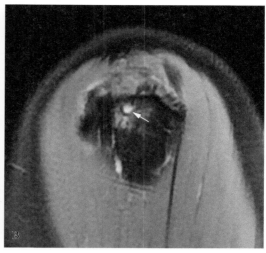

图 2-4-5 冈上肌腱部分撕裂伴肱骨大结节肌腱附着点囊肿

A、B.斜冠状位、斜矢状位 FS T₂WI 示冈上肌腱信号增高，止点处部分纤维不连续，肱骨大结节肌腱附着处见高信号囊肿（箭）及骨髓水肿

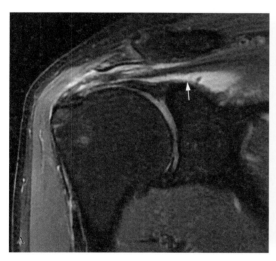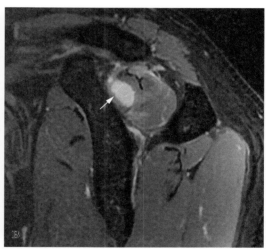

图 2-4-6 冈上肌腱部分撕裂伴肌内囊肿

A、B.斜冠状位、斜矢状位 FS T₂WI 示冈上肌腱信号增高，肌腱内见线状液性高信号影向肌腹内延伸，肌腹内见条形高信号囊肿（箭）

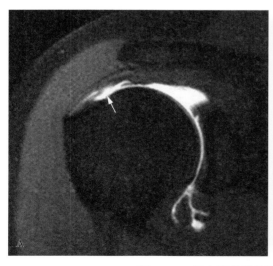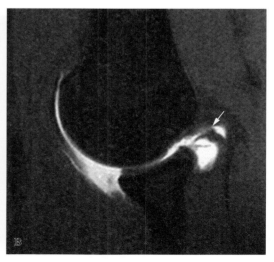

图 2-4-7 冈上肌腱关节面部分撕裂的 MR 关节造影

A、B.斜冠状位、ABER 位 FS T₁WI 示冈上肌腱关节面纤维不连续伴肌腱内层裂，可见高信号造影剂进入（箭），肌腱滑囊面未受累，肩峰下-三角肌下滑囊未见造影剂进入

再紧贴肱骨头，使得对比剂更容易进入肌腱关节面的撕裂口，其显示肌腱内层裂的程度和范围也通常比中立位更明显。肩袖滑囊面部分撕裂和肌腱内部分撕裂由于不与关节腔相通，造影剂不能进入撕裂口，无法经关节造影检出，其诊断主要依靠FS T₂/PDWI（图2-4-8）。

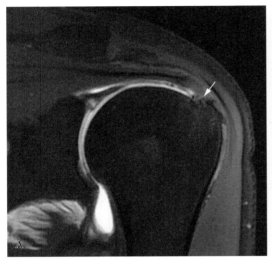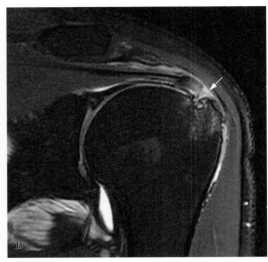

图2-4-8　冈上肌腱滑囊面部分撕裂的MR关节造影

A.斜冠状位FS T₁WI示冈上肌腱关节面连续，肌腱内及肩峰下-三角肌下滑囊内未见造影剂进入（箭）；B.斜冠状位FS T₂WI示冈上肌腱止点处滑囊面局部纤维不连续，可见异常高信号（箭），肩峰下-三角肌下滑囊少量积液

2.肩胛下肌腱部分撕裂　详见本章第六节肩胛下肌腱撕裂。

3.冈下肌腱、小圆肌腱部分撕裂　单独的冈下肌腱部分撕裂不常见，多为冈上肌腱撕裂延伸至冈下肌腱，患有内撞击综合征的投掷运动员也可出现冈上肌腱与冈下肌腱交界区或冈下肌腱前部关节面部分撕裂。小圆肌腱部分撕裂非常少见，多为严重的肩袖撕裂同时累及冈上肌腱、冈下肌腱和小圆肌腱。部分撕裂的肌腱内可见液性T₂高信号，但未贯穿肌腱全层（图2-4-9）。

X线不能直接显示肩袖，但可显示与肩袖部分撕裂有关的骨骼改变，如Ⅲ型肩峰、肩峰下缘增生骨赘、肩峰小骨、肩峰下间隙狭窄、肩锁关节骨赘等（图2-4-10）。

CT对肩袖部分撕裂的检出率远不及MRI，除了可显示相关的骨骼改变外，部分患者可见肩袖变薄、表面不规则。CT关节造影可用于有MRI禁忌证的患者，关节面部分撕裂表现为高密度造影剂从关节囊延伸至肩袖肌腱内，但未贯穿肌腱全层，肩峰下-三角肌下滑囊内未见造影剂进入（图2-4-11）。

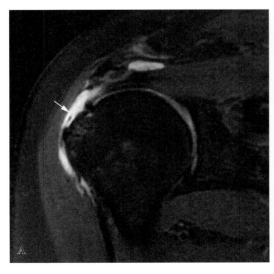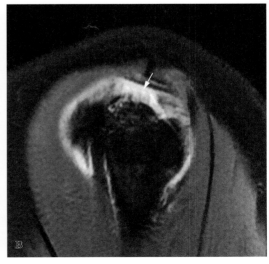

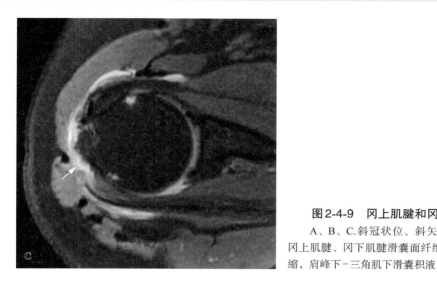

图2-4-9 冈上肌腱和冈下肌腱部分撕裂

A、B、C.斜冠状位、斜矢状位、轴位FS T₂WI示冈上肌腱、冈下肌腱滑囊面纤维不连续（箭），断端回缩，肩峰下-三角肌下滑囊积液

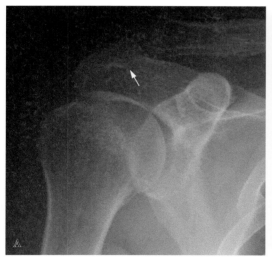
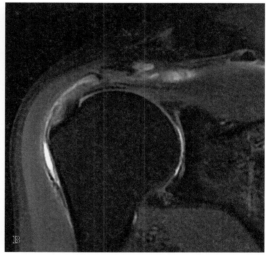

图2-4-10 肩袖部分撕裂相关骨改变

A.肩关节正位X线片示肩峰下缘增生骨赘（箭）；B.同一患者的斜冠状位FS T₂WI示冈上肌腱滑囊面部分撕裂

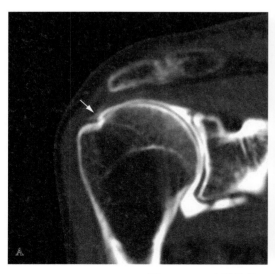
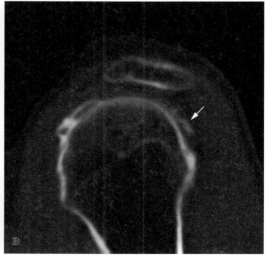

图2-4-11 肩袖关节面部分撕裂的CT关节造影

A.斜冠状位CT重建图示冈上肌腱关节面纤维不连续，肌腱内见线状高密度造影剂进入（箭），肩峰下-三角肌下滑囊内未见造影剂进入；B.斜矢状位CT重建图示冈下肌腱关节面纤维不连续，肌腱内见线状高密度造影剂进入（箭）

【治疗】

1.保守治疗 包括冰敷、口服非甾体抗炎药物（NSAID）、运动方式改变（避免过头动作或者反复劳损）。肩袖和肩胛骨周围肌肉力量训练有助于提高肩胛骨、躯干和下腰部的核心稳定性，以满足更复杂的运动方式。肩峰下甾体类药物注射可以有效缓解疼痛，但最好不要超过2次。

2.手术治疗 手术时机没有定论。保守治疗无效者，需考虑手术干预。目前主要采用肩关节镜下肩袖修复术。手术采用全身麻醉，术中完整探查关节腔后，先处理其他并发损伤，再进行肩袖修复。处理肩袖损伤时，在清理变性的肩袖组织，显露健康的组织边界后，需要对损伤进行测量，根据Ellman分级、患者的年龄和需求等采用不同的手术处理方案（表2-4-1）。

表2-4-1 肩袖部分撕裂的手术处理方案

	撕裂深度		处理方案
关节面撕裂	Ⅰ级		清理
	Ⅱ级，运动少		清理
	Ⅱ级，爱好运动		穿肌腱修复
	Ⅲ级		转成全层撕裂，修复
滑囊面撕裂	Ⅰ级		清理＋肩峰成形术
	Ⅱ级		修复＋肩峰成形术
	Ⅲ级		转成全层撕裂，修复，肩峰成形

第五节 肩袖全层撕裂

肩袖全层撕裂（full-thickness rotator cuff tears）是指肩袖肌腱的连续性中断，撕裂从关节面延伸至滑囊面累及肌腱全层，伴或不伴肌腱回缩，最常见于冈上肌腱，可引起肩部疼痛、无力、活动障碍。MRI在本病的诊断中具有十分重要的价值，已被广泛应用于临床。

【病因】

肩袖全层撕裂的病因至今仍存在争议，目前多认为是多种因素共同作用的结果。常见致病因素：①内源性肩袖病变。肩袖肌腱的过度劳损，机械损伤、炎性介质、降解酶表达改变所致的年龄相关的肌腱退行性变性，肌腱血供随年龄增长而减少。②撞击。包括原发性撞击和继发性撞击，前者由骨结构异常（如Ⅲ型肩峰、肩锁关节下方骨赘、肩峰小骨等）或软组织结构异常（如喙肩韧带增厚等）引起，后者主要是由于肱骨头降肌力量薄弱导致肱骨头抬高，与肩峰发生反复撞击，引起两者之间走行的肩袖肌腱损伤。③肩关节多向不稳或微不稳。④急性外伤。大部分肩袖全层撕裂在肩袖肌腱病或部分撕裂的基础上发生，少数也可为正常肩袖肌腱在外伤等外部因素作用下引起。

【临床表现】

肩袖全层撕裂多见于中老年人，男性稍多于女性，且随着年龄增长，发病率逐渐增高。有文献统计，在60岁以上人群中的发病率约为25%，而在80岁以上人群中的发病率可达37%。本病也可见于年轻人，如从事过顶运动及身体对抗为主的运动员。年轻人的肩袖全层撕裂多由外伤引起，而老年患者多在肩袖肌腱退变的基础上发生，常无急性外伤病史，文献报道，小于10%的全层撕裂为急性外伤所致。患者可以无明显临床症状，Minagawa H等对某村庄居民的研究统计发现，在患有肩袖全层撕裂的居民中，50～60岁者约50%无明显临床症状，而在60岁以上时无症状者是有症状者的2倍。常见的临床症状主要为肩部疼痛和活动障碍。疼痛可位于肩前方及三角肌区，多在肩部上举时及夜间卧位时加重，休息后减轻。活动障碍以外展和外旋活动障碍为著，伴疼痛和无力。严重的肩袖全层撕裂多伴有肩关节不稳，病史长者可出现肩袖肌肉和三角肌萎缩。体格检查时疼痛弧征、撞击试验、Jobe试验、垂臂试验、Lift-off试验等检查可出现阳性表现。

【分类和分级】

根据撕裂口的大小，肩袖全层撕裂可分为小撕裂（＜1cm）、中撕裂（1～3cm）、大撕裂（3～5cm）、巨大撕裂（＞5cm）。

对于巨大肩袖撕裂的准确定义，目前多数学者接受的共识是肩袖撕裂大于5cm或者撕裂的范围波及两根及以上的肩袖肌腱时称为巨大肩袖撕裂。当肩袖全层撕裂累及整个肌腱宽度时，则称为完全性肩袖撕裂。

根据撕裂的大小和复杂程度，Snyder将肩袖全层撕裂分为：

0级：撕裂未连通肌腱的滑囊面和关节面。

Ⅰ级：小的完全撕裂（小孔样撕裂）。

Ⅱ级：中等撕裂（＜2cm），累及单一肌腱，肌腱无回缩。

Ⅲ级：大的完全撕裂（3～4cm），累及整条肌腱，肌腱断端轻度回缩。

Ⅳ级：巨大肩袖撕裂，累及两根及以上肌腱，通常伴有肌腱断端回缩和瘢痕形成，该级别的撕裂可能无法修复。

根据撕裂的大小、形态和手术难易程度，又可将巨大肩袖撕裂分为4类：新月形撕裂、U形撕裂、L形撕裂、固定回缩的巨大撕裂。

【影像学表现】

MRI是显示肩袖全层撕裂的最佳影像学检查方法。约95%的肩袖全层撕裂发生在冈上肌腱，通常位于冈上肌腱外缘距止点1.5cm范围内。主要表现为肩袖肌腱不连续，在液体敏感序列上肌腱内出现液性高信号，贯穿肌腱全层，可仅累及单一肌腱的一部分或同时累及多条肌腱，肌腱形态保留、增粗或变薄，伴或不伴肌腱断端回缩、肌肉萎缩和脂肪浸润（图2-5-1，图2-5-2）。部分患者的斜矢状位图像上可见"斑秃征（bald spot sign）"，即在肱骨头上方新月形低信号的肩袖内出现高信号缺损（图2-5-3）。肩胛下肌腱、冈下肌腱、小圆肌腱的全层撕裂少见，多并发于冈上肌腱全层撕裂，但也可单独存在，肩胛下肌腱撕裂时可伴有肱二头肌长头腱脱位或半脱位（图2-5-4）。

肩袖全层撕裂时，撕裂的部位、大小和形态、肌腱回缩的程度、剩余肌腱的质量、肌肉萎缩和脂肪浸润的程度等对治疗方案的选择有指导意义，需要准确评估和分级。

判断有无肩袖全层撕裂时，应至少在两个平面进行评估。评估冈上肌腱主要采用斜冠状位和斜矢状位，评估冈下肌腱、肩胛下肌腱和小圆肌腱时则主要采用轴位和斜矢状位。同时应测量撕裂口在两个维度上的范围，如冈上肌腱撕裂时要在斜冠状位上测量内侧到外侧的回缩范围，在斜矢状位上测量前后方向上

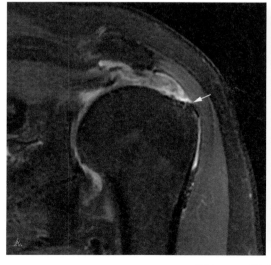
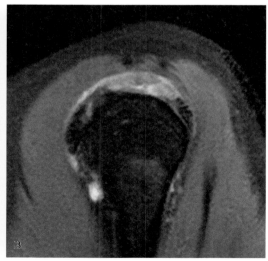

图2-5-1 冈上肌腱全层撕裂

A、B.斜冠状位和斜矢状位FS T₂WI示冈上肌腱信号增高，止点处不连续，可见液性高信号累及肌腱全层（箭），肩胛下肌腱和冈下肌腱未受累，肩峰下－三角肌下滑囊少量积液

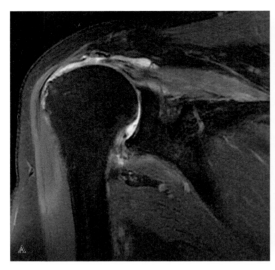
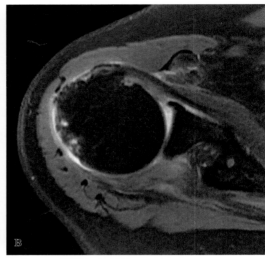

图2-5-2　肩袖全层撕裂伴肌肉水肿

A、B.斜冠状位和轴位FS T₂WI示冈上肌腱、冈下肌腱断裂，断端明显回缩，肱骨头上移，肩峰下间隙变窄，肩峰下－三角肌下滑囊积液，多发肌肉水肿

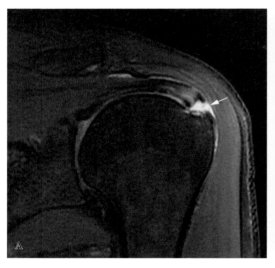
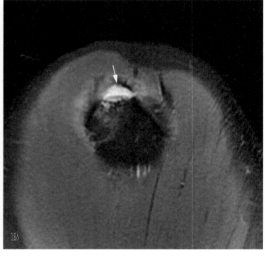

图2-5-3　冈上肌腱全层撕裂（"斑秃征"）

A.斜冠状位FS T₂WI示冈上肌腱止点处不连续，可见液性高信号贯穿肌腱全层（箭），断端稍回缩；B.斜矢状位FS T₂WI示肱骨头上方新月形"头发状"低信号的肌腱内出现局灶性高信号缺损（箭），犹如斑秃样脱发，称为"斑秃征"

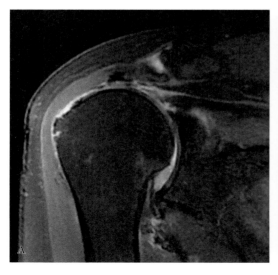
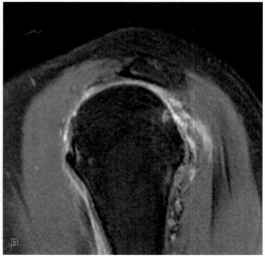

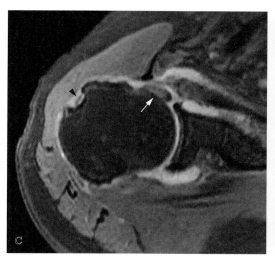
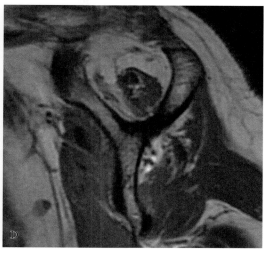

图2-5-4　肩袖慢性全层撕裂

A～C.斜冠状位、斜矢状位和轴位FS T₂WI示冈上肌腱、冈下肌腱、肩胛下肌腱断裂，断端明显回缩，肱骨头上移，肩峰下间隙变窄，肩峰下-三角肌下滑囊少量积液，肱二头肌长头腱向内侧脱出伴信号增高（箭），可见"空结节间沟征"（无尾箭）；D.斜矢状位T₁WI示冈上肌、冈下肌萎缩伴脂肪浸润

的撕裂范围。Patte在MRI冠状位图像上对冈上肌腱回缩程度进行分级，1级为肌腱断端靠近肱骨止点，2级为肌腱断端回缩至肱骨头上方，3级为肌腱断端回缩至关节盂水平（图2-5-5）。正常冈上肌腱的腱腹结合部约位于肱骨头上方12点钟位置（内外偏移不超过15°），腱腹结合部内移也提示肌腱回缩。

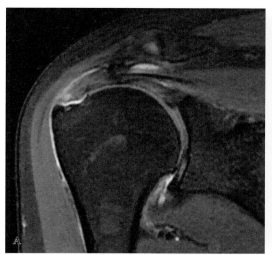
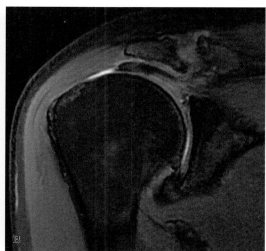

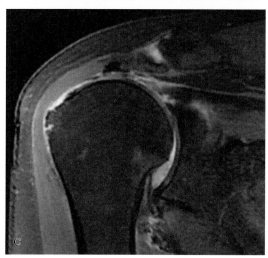

图2-5-5　冈上肌腱全层撕裂的肌腱回缩分级

斜冠状位FS T₂WI示冈上肌腱断裂，断端不同程度回缩：A.当肌腱断端靠近肱骨止点时为1级；B.肌腱断端回缩至肱骨头上方时为2级；C.肌腱断端回缩至关节盂上方时为3级

　　肌肉萎缩和脂肪浸润的程度与肩袖撕裂修复术后的功能恢复不良及再撕裂的风险相关。有研究认为，修复效果和撕裂的大小及脂肪浸润程度有很大关系，其会影响缝线的把持能力和肌腱-骨愈合能力。即使修复手术成功，脂肪浸润和肌肉萎缩的改善往往并不明显。如果术后肌腱再断裂，脂肪浸润和肌肉萎缩的程度常比术前更加严重。因此，术前完整的肩袖评估必须包括肌肉萎缩和脂肪浸润。①肌肉萎缩：Thomazeau 根据斜矢状位 T_1WI 上冈上肌肌腹截面积与冈上窝截面积之比，对肌肉萎缩进行分度，大于 0.6 为正常或轻度萎缩，0.4 ～ 0.6 为中度萎缩，小于 0.4 为重度萎缩（图 2-5-6）。需要注意的是，腱腹结合部过度回缩时可能会导致高估肌肉萎缩的分度。Warner 根据斜矢状位上肩袖肌肉与喙突、肩胛冈、肩胛骨下缘连线之间的关系，对肌肉萎缩进行分度（图 2-5-7）。当肌肉凸面超过连线时为无萎缩，肌肉轮廓位于连线时为轻度萎缩，肌肉轮廓低于连线时为中度萎缩，几乎看不到肌肉时为重度萎缩。中度和重度萎缩者，一般手术效果欠佳。②脂肪浸润：肩袖肌肉脂肪浸润表现为肌肉内出现条纹状脂肪信号影（图 2-5-8）。Goutallier 在 CT 图像上对肩袖肌肉脂肪浸润进行分级：0 级为没有脂肪条纹，1 级为少量脂肪条纹，2 级为脂肪量少于肌肉量，3 级为脂肪和肌肉等量，4 级为脂肪量多于肌肉量。一般认为，3 级和 4 级脂肪浸润时手术效果欠佳。Fuchs 根据 MRI 也发表了类似的分级标准。

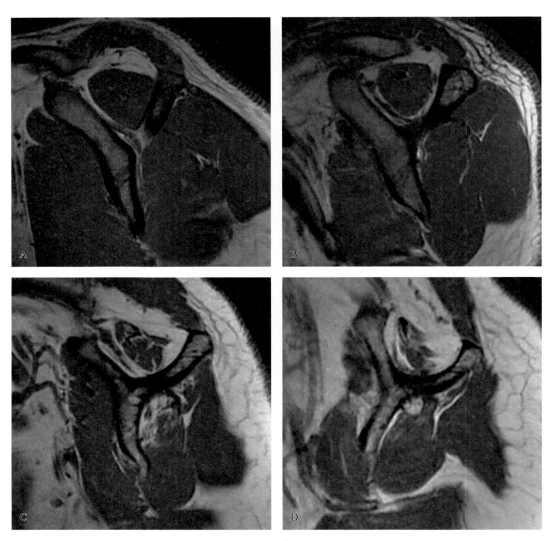

图 2-5-6　冈上肌萎缩的占比分级

　　根据斜矢状位 T_1WI 上冈上肌截面积与冈上窝截面积之比，可对冈上肌萎缩进行分度：A、B.占比大于 0.6 为正常或轻度萎缩；C.0.4 ～ 0.6 为中度萎缩；D.小于 0.4 为重度萎缩

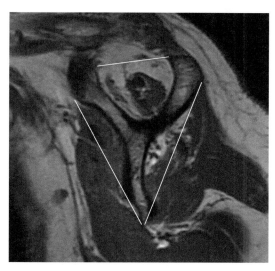

图2-5-7 肩袖肌肉萎缩的Warner分度

　　在斜矢状位T₁WI肩胛骨呈"Y"形的图像上，分别连接喙突、肩胛冈和肩胛骨下缘，根据肩袖肌肉与连线之间的关系，对肌肉萎缩进行分度。当肌肉凸面超过连线时为无萎缩，肌肉轮廓位于连线时为轻度萎缩，肌肉轮廓低于连线时为中度萎缩，几乎看不到肌肉时为重度萎缩

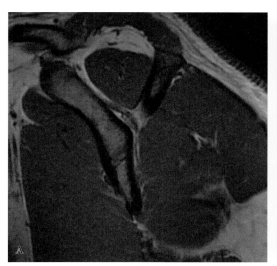 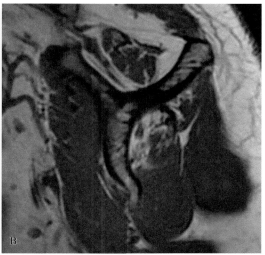

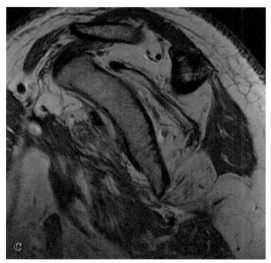

图2-5-8 肩袖肌肉脂肪浸润分级

　　A.肩袖肌肉内无脂肪条纹（0级）；B.肩胛下肌内见少量脂肪条纹（1级），冈上肌内脂肪量少于肌肉量（2级），冈下肌内脂肪和肌肉大致等量（3级）；C.冈上肌、冈下肌、小圆肌内脂肪量多于肌肉量（4级），肩胛下肌内脂肪和肌肉大致等量（3级）

常规MRI诊断肩袖全层撕裂的敏感度、特异度、准确度分别为85%～95%、89%～97%、90%～95%。对于一些小的全层撕裂或撕裂处瘢痕形成时，常规MRI可能会漏诊或误诊为部分撕裂。MR关节造影通过向关节腔内注入造影剂，扩张关节囊，能够更好地显示撕裂口，对肩袖全层撕裂的诊断准确度可达95%～100%。造影后在FS T₁WI上可见肌腱连续性中断，撕裂口内见高信号造影剂充填，累及肌腱全层，肩峰下-三角肌下滑囊内见造影剂进入（图2-5-9）。有研究发现，当肩袖全层撕裂伴肌腱内层裂时，增加ABER位扫描有助于层裂的检出，其显示肌腱内层裂的程度和范围通常比中立位更明显（图2-5-10）。

伴发征象：①多数肩袖全层撕裂在肩袖肌腱病或部分撕裂的基础上发生，受累肌腱在T₂/PDWI上信号增高；②由于肩袖全层撕裂时，肩峰下-三角肌下滑囊与关节囊相通，因此常伴有该滑囊积液，是本病的敏感征象，但并不特异；③肩峰下-三角肌下滑囊周围脂肪带消失；④肱骨大结节前部肌腱附着点出现囊肿时，对肩袖撕裂有提示作用；⑤肩袖全层撕裂伴肌腱内层裂时，液体可经撕裂口流入肌腱内并在局部肌肉内积聚形成肌内囊肿（图2-5-11）；⑥肩胛下肌腱的延长，即横韧带，将肱二头肌长头腱固定于结节间沟内，当肩胛下肌腱全层撕裂时可伴有肱二头肌长头腱的脱位或半脱位；⑦急性外伤时可伴有骨折、骨挫伤、肌肉拉伤、软组织水肿等损伤改变；⑧肩袖全层撕裂时可伴有Ⅲ型肩峰、肩峰下缘骨赘、肩峰下间隙变窄、肱骨头上移等骨结构改变。

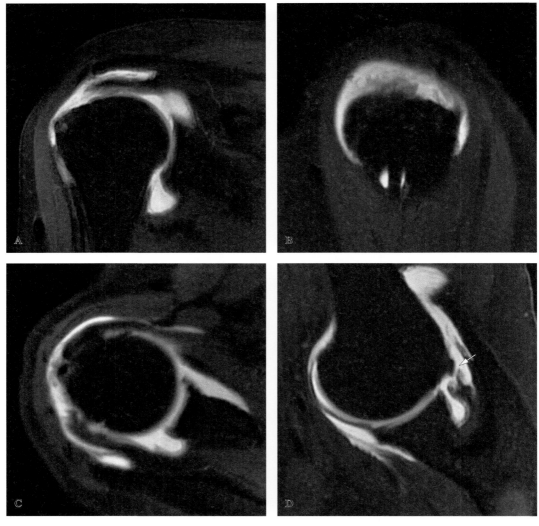

图2-5-9　肩袖全层撕裂的MR关节造影

A～C.斜冠状位、斜矢状位和轴位FS T₁WI示冈上肌腱、冈下肌腱断裂，断端回缩，高信号造影剂进入肩峰下-三角肌下滑囊；D.ABER位FS T₁WI也可清晰显示冈上肌腱断裂，断端回缩（箭）

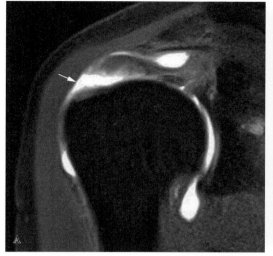
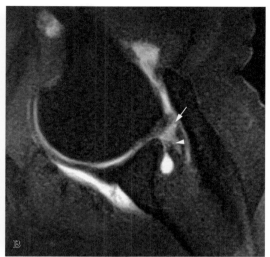
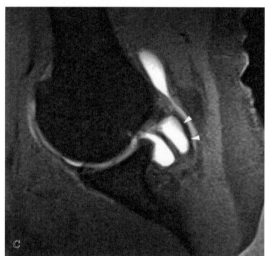

图2-5-10　冈上肌腱全层撕裂伴肌腱内层裂的MR关节造影

A.斜冠状位FS T₁WI示冈上肌腱断裂（箭），断端回缩，肌腱内未见明显层裂，高信号造影剂进入肩峰下-三角肌下滑囊；B、C.ABER位FS T₁WI示冈上肌腱全层撕裂（箭）伴肌腱内层裂（无尾箭），可见高信号造影剂进入

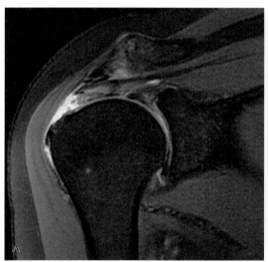
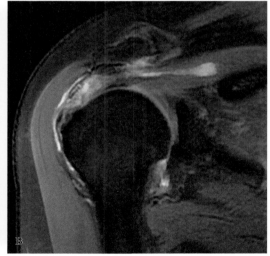

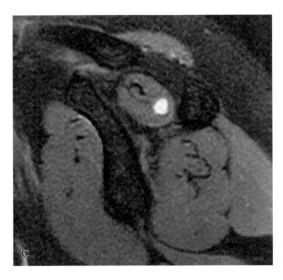

图2-5-11 冈上肌腱全层撕裂伴肌内囊肿
A～C.斜冠状位、斜矢状位FS T₂WI示冈上肌腱信号增高，止点处肌腱断裂，断端回缩，冈上肌内见长条状高信号囊肿与撕裂口相连

X线不能直接显示肩袖全层撕裂，但可显示与其有关的骨骼改变（图2-5-12）。肩峰下间隙变窄、肱骨头上移常提示慢性肩袖全层撕裂。Ⅲ型肩峰、肩峰下缘磨损和骨赘形成、肩锁关节增生肥大、肱骨大结节囊变或密度减低等，对本病的诊断也有提示意义。

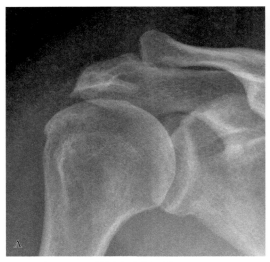
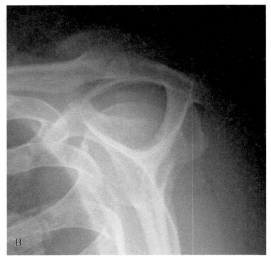
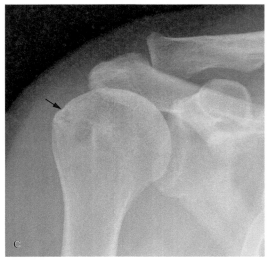

图2-5-12 肩袖全层撕裂相关的骨改变
A.肩关节正位X线片示肩峰下缘骨赘形成，肩峰下间隙变窄；B.冈上肌出口位X线片示Ⅲ型肩峰，肩峰可见增生骨赘；C.肩关节正位X线片示肩峰下间隙变窄，肱骨头略上移，肱骨大结节见囊变影（箭）

与X线相比，CT能更准确地评估关节的骨质改变和对位关系，并在一定程度上显示肩袖肌腱情况。部分患者可见肩袖肌腱连续性中断，断端回缩和脂肪浸润，采用适当的角度重建更有助于观察。CT关节造影可用于有MRI禁忌证的患者，表现为高密度造影剂经撕裂口贯穿肌腱全层，肩峰下－三角肌下滑囊内见造影剂进入（图2-5-13）。

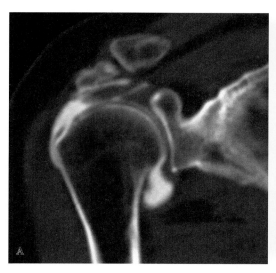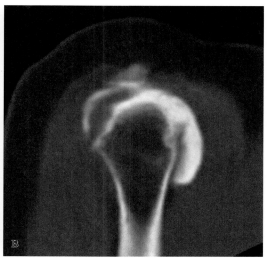

图2-5-13　肩袖全层撕裂的CT关节造影

A、B.斜冠状位和斜矢状位CT重建图示冈上肌腱断裂，累及肩胛下肌腱，断端回缩，高密度造影剂进入肩峰下－三角肌下滑囊

【治疗】

1.保守治疗　适用于无法耐受手术或无法配合手术的患者，方法同肩袖部分撕裂。

2.手术治疗　对于肩袖全层撕裂的患者，小的肩袖全层撕裂是否需要手术干预仍存在争议，尤其是考虑到手术风险和术后僵硬问题，但大多数外科医生仍建议尽早进行手术治疗，因为任何撕裂都有可能随着时间延长而出现进展增大，尤其是对于创伤导致的肩袖撕裂患者。目前，肩关节镜下肩袖修复术已成为肩袖修复手术的金标准。肩袖巨大撕裂的关节镜下修复在最近10余年也获得了巨大的成功。过去许多5cm以上的肩袖撕裂被认为是不可修复的，但目前大部分撕裂都可以在关节镜下进行修复。但肩袖巨大撕裂术后复发仍是一个较大的问题，肩袖巨大撕裂虽然仅占所有肩袖撕裂的20%左右，但在所有术后复发性撕裂中占到约80%。因此，术前对肩袖撕裂进行全面评估对治疗方案的选择非常重要。

第六节　肩胛下肌腱撕裂

肩胛下肌腱撕裂（subscapularis tendon tears）由Smith于1834年首次报道，是指肩胛下肌腱的连续性部分或完全中断，是引起肩前部疼痛和肩部内旋无力的常见原因之一。肩胛下肌腱构成肩袖前部，止于肱骨小结节，其撕裂可以单独存在或与其他肩袖肌腱撕裂并存。既往在肩袖相关研究中，对本病未予足够的关注，临床上常漏诊。随着关节镜技术和辅助检查手段的提高，近年的研究发现，本病的发生率远比预想的要高。据统计，单独的肩胛下肌腱撕裂的发生率为3.5%～10.1%。在因肩袖、盂唇、韧带损伤等进行肩关节镜手术的患者中，肩胛下肌腱撕裂的发生率为27%～30%，而在肩袖关节镜手术中的发生率可达35%～59%。

【病因】

大部分肩胛下肌腱撕裂是由冈上肌腱撕裂向前下延伸所致，但少数也可单独存在。其发病机制尚未被完全阐明，目前多认为可能与多种病因有关。常见病因包括下述几种。

1.肌腱退变　随着年龄的增长，肌腱血供减少并发生退行性变。研究发现，肩胛下肌腱撕裂多为关节面部分撕裂，且均位于止点区的上半部分，此处也是肩胛下肌腱退变最常见的部位。

2.创伤　肩胛下肌在维持肩关节前方稳定及肩关节正常功能中起到至关重要的作用。其主要功能是使肩关节内旋，当肩关节外展外旋时起到对抗肱骨头外旋的作用，还能通过机械性阻挡发挥前方稳定机制，防止肱骨头向前下方脱位。肩部被动损伤即受到较大的外旋力量或突然的撞击，或主动损伤即上臂处于外展旋后位时突然用力内收内旋而引起用力失衡（如运动员用力投掷或推举杠铃、轮臂等），可导致肩胛下肌腱的损伤。肩关节前脱位也可引起肩胛下肌腱的撕裂，尤其是在40岁以上者。有文献统计，老年患者在初次肩关节前脱位后，约30%发生了肩胛下肌腱损伤。前脱位后关节不稳者，肩胛下肌腱常变薄并稍松弛。肩关节后脱位少见，少数也可出现肩胛下肌腱撕裂，伴或不伴肱骨小结节撕脱骨折。

3.喙突下撞击　是本病的重要病因之一。撞击发生于喙突下间隙（位于喙突和肱骨小结节之间）。此间隙内有肩胛下肌腱、喙肱韧带、肱二头肌长头腱等结构。若喙突下间隙绝对或相对狭窄，在肩关节前屈和内旋等活动时，喙突和肱骨小结节会对间隙内的结构进行挤压、摩擦，造成肩胛下肌腱等结构的退变、损伤甚至断裂。喙突下撞击可分为原发性撞击和继发性撞击。

（1）原发性撞击：因骨性结构或软组织结构异常所致的喙突下撞击称为原发性撞击。常见病因：①喙突颈过长，喙突和肱骨小结节骨质增生及骨赘形成，喙突下腱鞘囊肿，肩胛下肌腱增厚、钙化等；②创伤性因素，如肱骨头或肱骨颈骨折，肩胛骨、喙突骨折后畸形愈合，胸锁关节后方脱位等；③肩部外科手术可能导致喙突和肱骨小结节之间的关系异常，术后肩关节前方软组织紧张粘连也可能增加喙突下间隙内结构受到挤压和撞击的机会。

（2）继发性撞击：继发于肩关节不稳的喙突下撞击称为继发性撞击。长期进行过顶运动的人群，如投掷、游泳及羽毛球运动员等，由于关节反复处于活动度的极限状态，可引起肩袖肌腱的疲劳性损伤及关节囊、支持韧带的松弛，导致关节不稳。当关节前后方向不稳时，肱骨头前方位移增加可引起喙突下撞击和肩胛下肌腱的损伤。

4.前上撞击　肩关节前上撞击少见。当肩关节屈曲、内收、内旋时（如击球后的随球动作），肱骨小结节可与前上关节盂缘接触、碰撞，肱二头肌滑车撕裂导致肱骨头向前上移位，可引起肩胛下肌腱、冈上肌腱、肱二头肌长头腱、上盂肱韧带等结构的损伤。

【临床表现】

肩胛下肌腱撕裂多见于男性，男女比例为（2～3）：1。根据病因不同，可有急性外伤史、肩关节脱位病史或长期进行过顶运动的病史（如投掷、游泳、羽毛球运动等）。急性外伤所致者常见于年轻人，继发于关节前脱位者多为40岁以上中老年，而继发于后脱位者可发生于任何年龄。临床表现主要是肩前部疼痛，夜间为著，肩部外旋时疼痛加重，内旋位时疼痛减轻。与冈上肌腱和冈下肌腱撕裂的临床表现不同，肩胛下肌腱撕裂产生的疼痛会出现在进行肩水平以下的运动时。还可出现肩部内旋无力，内旋抗阻力弱，外旋度数加大，肩关节不稳。体格检查时可有肩前部压痛，内旋力量减弱，被动外旋活动范围增大。Lift-off试验、Belly-press试验、Bear-hug试验是检查肩胛下肌的特异性试验，常用于评估肩胛下肌腱有无损伤及损伤程度。此外，Napoleon试验、Belly-off征、喙突撞击试验等也可出现阳性表现。

【分类和分级】

肩胛下肌腱撕裂有多种分类方法。

按照撕裂程度可分为全层撕裂和部分撕裂，部分撕裂又分为关节面撕裂、滑囊面撕裂和肌腱内撕裂。

Pfirrmann等将肩胛下肌腱撕裂分为3级：

Ⅰ级：撕裂范围小于肌腱上下径的1/4。

Ⅱ级：撕裂范围超过肌腱上下径的1/4。

Ⅲ级：肌腱完全断裂。

Lafosse等将肩胛下肌腱撕裂分为5型，临床更为常用：

Ⅰ型：肌腱上1/3的部分撕裂。

Ⅱ型：肌腱上1/3的全层撕裂。

Ⅲ型：肌腱上2/3的全层撕裂。

Ⅳ型：肌腱完全断裂，肱骨头居中，脂肪浸润≤3级。

Ⅴ型：肌腱完全断裂，伴肱骨头移位、喙突下撞击、脂肪浸润≥3级。

【影像学表现】

MRI是显示肩胛下肌腱撕裂的最佳影像学检查方法。

大部分肩胛下肌腱撕裂发生于肌腱上部靠近肱骨小结节的止点区，且多为关节面部分撕裂。在轴位和斜矢状位FS T₂/PDWI上观察最佳，主要表现为肌腱内出现液性高信号，累及深部关节面，但未贯穿肌腱全层，肌腱形态正常、变薄或增厚，表面磨损或不规则（图2-6-1）。较大的撕裂可向下延伸累及肌腱下部。肩胛下肌腱滑囊面部分撕裂和肌腱内撕裂相对少见，表现为肌腱内液性高信号延伸至浅层滑囊面或局限于肌腱内部。肩胛下肌腱全层撕裂时可见肌腱内液性高信号贯穿肌腱全层，肌腱连续性完全中断，伴或不伴断端回缩（图2-6-2）。当肌腱全层撕裂伴断端回缩时，可见肱骨小结节裸露，其前方为液性高信号而无正常肌腱覆盖，称为"裸结节征"（图2-6-3）。肌腱急性撕裂时可伴有肌肉及周围软组织水肿，而慢性撕裂时可伴有肌肉萎缩和脂肪浸润。

常规MRI诊断肩胛下肌腱撕裂的敏感度和特异度，在不同文献报道中差异很大，敏感度为25%～94%，特异度为64%～100%。最近的荟萃分析发现，常规MRI诊断本病的敏感度为68%，特异度为90%，诊断全层撕裂的敏感度和特异度高于部分撕裂。MR关节造影通过向关节腔内注入造影剂，扩

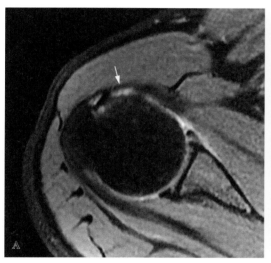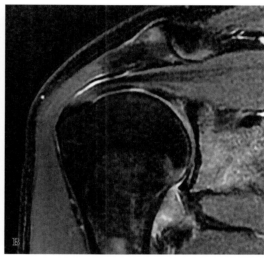

图2-6-1　肩胛下肌腱关节面部分撕裂

A.轴位FS T₂WI示肩胛下肌腱止点区关节面见液性高信号（箭），未贯穿肌腱全层；B.斜冠状位FS T₂WI示冈上肌腱连续，局部信号稍增高（肌腱病），腋隐窝水肿

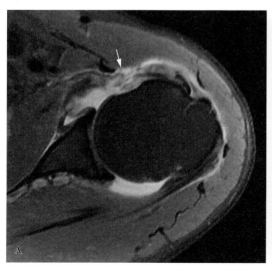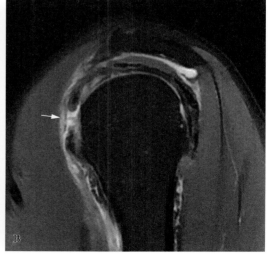

图2-6-2　肩胛下肌腱全层撕裂

A、B.轴位和斜矢状位FS T₂WI示肩胛下肌腱连续性中断（箭），信号增高，局部断端回缩，软组织水肿

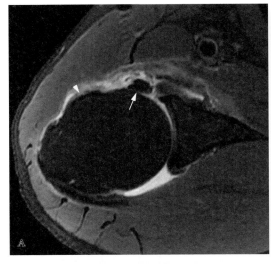
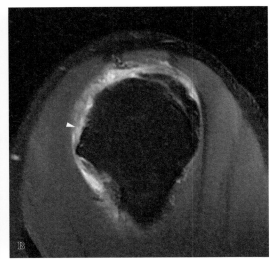
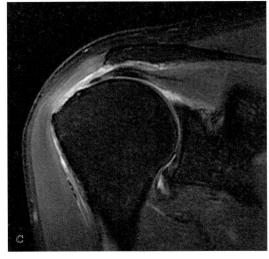

图2-6-3　肩胛下肌腱、冈上肌腱全层撕裂伴肱二头肌长头腱脱位

A～C.轴位、斜矢状位、斜冠状位FS T$_2$WI示肩胛下肌腱、冈上肌腱断裂，断端回缩，肱骨小结节前方无肌腱覆盖（无尾箭），称为"裸结节征"，肱二头肌长头腱向内侧脱出（箭），肱骨头上移，周围软组织水肿

张关节囊，能够更好地显示撕裂口，有助于提高肩胛下肌腱撕裂的检出。有研究报道，其诊断敏感度可达91%，特异度为86%。造影后的FS T$_1$WI上，肌腱关节面部分撕裂表现为高信号造影剂从关节腔延伸至肌腱内，但未贯穿肌腱全层。当高信号造影剂贯穿肌腱全层时则为肌腱全层撕裂（图2-6-4）。

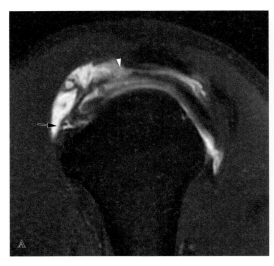
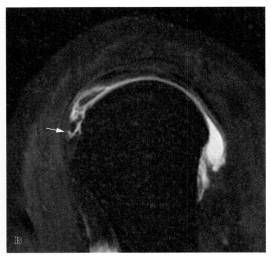

图2-6-4　肩胛下肌腱撕裂的MR关节造影

A.斜矢状位FS T$_1$WI示肩胛下肌腱部分撕裂，肌腱内见线状造影剂进入（箭），但未贯穿肌腱全层，滑囊面尚连续，伴冈上肌腱前部撕裂（无尾箭）；B.另一患者的斜矢状位FS T$_1$WI示肩胛下肌腱全层撕裂，肌腱内见线状造影剂进入（箭），贯穿肌腱全层

伴发征象：①肩胛下肌腱撕裂常是由冈上肌腱撕裂向前下延伸所致。冈上肌腱部分或全层撕裂在斜矢状位和斜冠状位FS T₂WI上观察最佳。②肩胛下肌腱的延长，即横韧带，将肱二头肌长头腱固定于结节间沟内。当肩胛下肌腱撕裂时可伴有肱二头肌长头腱脱位、半脱位或撕裂（图2-6-3，图2-6-5）。③喙突下撞击相关改变，如喙肱间距（喙突到肱骨小结节之间的最短距离）变窄、喙突指数（轴位CT/MR图像上喙突向侧方延伸超过关节盂平面的距离）增大等（图2-6-6）。④急性外伤导致的相关改变，常见的如骨髓

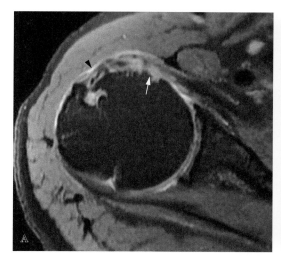
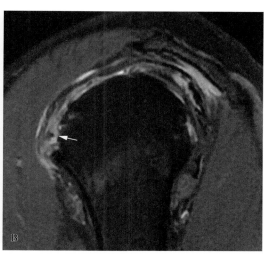

图2-6-5　肩胛下肌腱撕裂伴肱二头肌长头腱撕裂
A、B.轴位和斜矢状位FS T₂WI示肩胛下肌腱信号增高，纤维不连续（箭），肱二头肌长头腱撕裂、纤细（无尾箭）

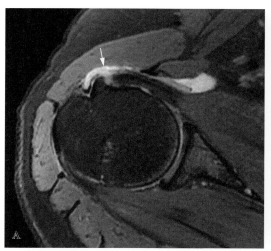
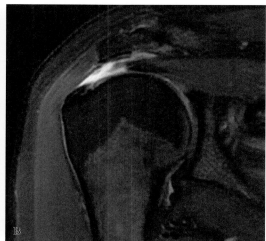

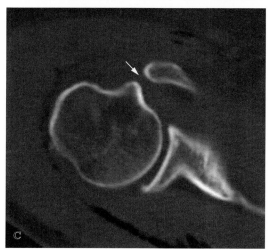

图2-6-6　肩胛下肌腱撕裂伴喙突下撞击
A.轴位FS T₂WI示肩胛下肌腱止点处信号增高，纤维不连续（箭）；B.斜冠状位T₂WI示冈上肌腱断裂，断端回缩；C.术后CT（上臂内旋位）示喙肱间距变窄（箭），符合喙突下撞击表现

水肿、肌肉拉伤、软组织水肿等，肱骨小结节撕脱骨折少见（图2-6-7）。肩关节前脱位可导致肱骨头Hill-Sachs病变和关节盂Bankart损伤（图2-6-8），后脱位可导致肱骨头反Hill-Sachs病变和关节盂反Bankart损伤。⑤肱骨小结节出现囊变时，对肩胛下肌腱撕裂有提示作用。⑥肩胛下肌肌内囊肿少见（图2-6-9），多数继发于肌腱撕裂，因此出现肌内囊肿时应仔细阅片寻找相关的撕裂。⑦肩胛下肌腱撕裂还可伴有上盂肱韧带、喙肱韧带、肩袖间隙、前方关节囊等结构的损伤、撕裂。

　　X线不能直接显示肩胛下肌腱损伤，但可显示肩关节骨性结构异常、关节脱位或半脱位、肌腱钙化等。少数患者可出现肱骨小结节骨折、小结节囊变。当肌腱撕裂导致关节不稳，肱骨头向前半脱位时，在腋轴位显示最佳。当出现肱骨头上移，肩峰下间隙狭窄时，提示可能存在肩袖巨大撕裂，此时可能伴有肩胛下肌腱的损伤（图2-6-10）。

　　与X线相比，CT能更准确地评估肩关节的骨质改变和对位关系，对喙肱间距、喙突指数等进行定量测量，还能在一定程度上显示肩胛下肌腱情况。部分患者可见肌腱连续性中断、断端回缩和脂肪浸润。CT

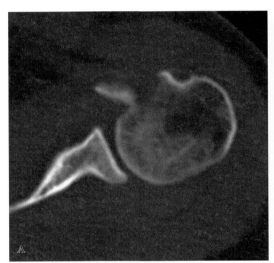
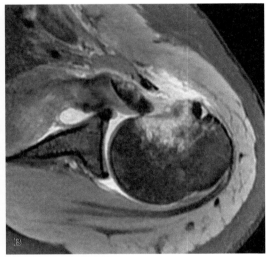

图2-6-7　肩胛下肌腱损伤伴肱骨小结节撕脱骨折

　　A.轴位CT示盂肱关节对位欠佳，肱骨头稍后移，肱骨小结节骨质断裂，断端向内侧移位；B.轴位FS T₂WI示肱骨头后移，盂肱关节半脱位，肱骨小结节骨质断裂，撕脱骨折块向内侧移位，周围骨质见大片状骨髓水肿，肩胛下肌腱回缩、增粗、信号增高，肩胛下肌及周围软组织水肿

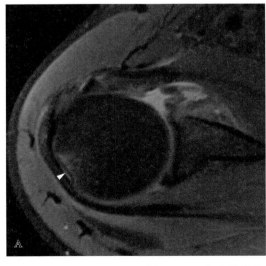
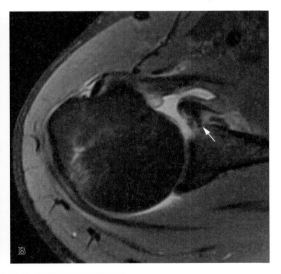

图2-6-8　肩关节前脱位导致的肩胛下肌腱损伤

　　A、B.轴位FS T₂WI示肱骨头后外上缘骨质凹陷（无尾箭，Hill-Sachs病变）伴骨髓水肿，关节盂前下缘骨折（箭，Bankart损伤），断端分离移位，肩胛下肌腱增粗、信号增高

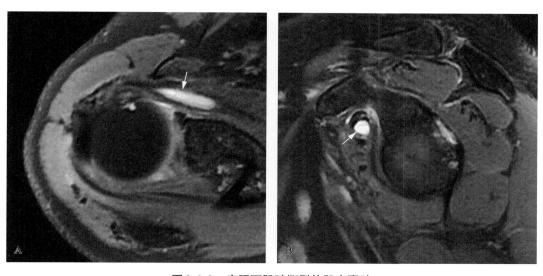

图 2-6-9 肩胛下肌腱撕裂伴肌内囊肿

A、B.轴位和斜矢状位 FS T$_2$WI 示肩胛下肌腱增粗、信号增高，肩胛下肌内见条形囊状高信号影（箭）

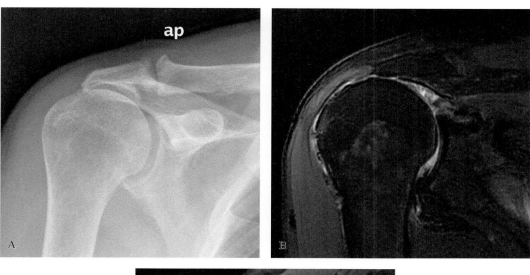

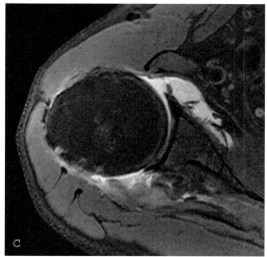

图 2-6-10 肩袖巨大撕裂

A.肩关节正位 X 线片示肱骨头上移，肩峰下间隙变窄，提示可能有肩袖巨大撕裂；B、C.斜冠状位和轴位 FS T$_2$WI 示肩胛下肌腱、冈上肌腱、冈下肌腱断裂，断端回缩，肱骨头上移，肩峰下间隙狭窄关节造影可用于有MRI禁忌证的患者，关节面部分撕裂表现为高密度造影剂从关节囊延伸到肩胛下肌腱内，全层撕裂时可贯穿肌腱全层（图2-6-11）。

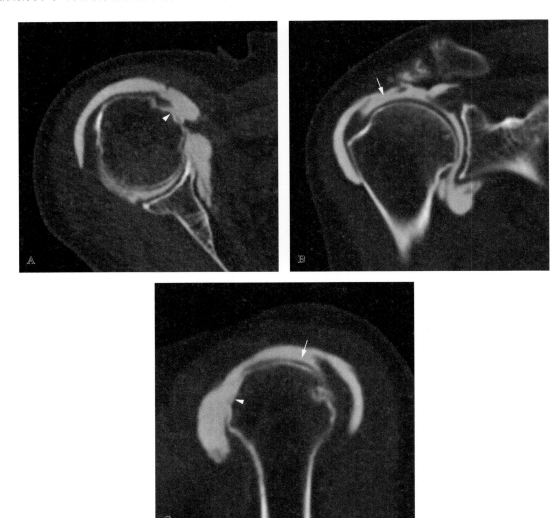

图2-6-11　肩胛下肌腱、冈上肌腱全层撕裂的CT关节造影

A～C.轴位、斜冠状位、斜矢状位CT重建图示肩胛下肌腱（无尾箭）、冈上肌腱（箭）断裂，断端回缩，高密度造影剂经撕裂口进入肩峰下-三角肌下滑囊

【治疗】

1.保守治疗　肩胛下肌腱撕裂的保守治疗与其他肩袖撕裂的保守治疗方案类似，包括冷热湿敷、疼痛控制、应用非甾体抗炎药物、关节内注射甾体类药物、物理治疗等。

2.手术治疗　肩胛下肌腱撕裂需要手术修复的指征与其他肩袖撕裂类似。肩部有明显疼痛和功能障碍的患者，如果经过3～6个月保守治疗无效，都适合进行手术修复。急性肩胛下肌腱撕裂时，为了防止肌肉萎缩和肌腱回缩，应该急诊手术进行修复。对于陈旧性病例，肌腱明显回缩，肩胛下肌明显脂肪浸润的患者，仍可以尝试进行关节镜下肌腱修复，但成功率很低，可以考虑进行异体肌腱重建或者肌腱转位术（胸大肌肌腱）。

（陈　雯　袁慧书）

参 考 文 献

[1]高元桂，张爱莲，程流泉，2013.肌肉骨骼磁共振成像诊断.北京：人民军医出版社.

［2］李高阳，张丹，2018．肩峰下撞击综合征的研究进展．承德医学院学报，35（4）：337-339．

［3］刘宇，顾三军，徐耀增，2018．巨大肩袖损伤的诊治现状与进展．中华创伤骨科杂志，20（9）：823-828．

［4］田春艳，孟长春，郑卓肇，2013．肩关节MR造影外展外旋位对肩袖撕裂的诊断价值．实用放射学杂志，29（10）：1627-1631．

［5］田春艳，周宏宇，郑卓肇，等，2014．肩关节MR造影诊断肩袖关节侧大结节止点处外伤性撕脱的价值．中华放射学杂志，48（1）：21-24．

［6］张芳，屈辉，2008．肩部撞击综合征的发生机制和影像学表现．中国医学影像技术，24（6）：823-825．

［7］Barry JJ，Lansdown DA，Cheung S，et al，2013．The relationship between tear severity，fatty infiltration，and muscle atrophy in the supraspinatus．J Shoulder Elbow Surg，22（1）：18-25．

［8］Bey MJ，Brock SK，Beierwaltes WN，et al，2007．In-vivo measurement of subacromial space width during shoulder elevation：technique and preliminary results in patients following unilateral rotator cuff repair．Clin Biomech，22（7）：767-773．

［9］Blankenbaker DG，Davis KW，2016．Diagnostic Imaging：Musculoskeletal Trauma．2nd ed．Philadelphia：Elsevier．

［10］Chianca V，Albano D，Messina C，et al，2018．Rotator cuff calcific tendinopathy：from diagnosis to treatment．Acta Biomed，89（1-S）：186-196．

［11］Consigliere P，Haddo O，Levy O，et al，2018．Subacromial impingement syndrome：management challenges．Orthop Res Rev，10：83-91．

［12］De Carli A，Pulcinelli F，Rose GD，et al，2014．Calcific tendinitis of the shoulder．Joints，2（3）：130-136．

［13］de Jesus JO，Parker L，Frangos AJ，et al，2009．Accuracy of MRI，MR arthrography，and ultrasound in the diagnosis of rotator cuff tears：a meta-analysis．AJR Am J Roentgenol，192（6）：1701-1707．

［14］Denard PJ，Lädermann A，Burkhart SS，2011．Arthroscopic management of subscapularis tears．Sports Med Arthrosc Rev，19（4）：333-341．

［15］Diehl P，Gerdesmeyer L，Gollwitzer H，et al，2011．Calcific tendinitis of the shoulder．Orthopade，40（8）：733-746．

［16］Factor D，Dale B，2014．Current concepts of rotator cuff tendinopathy．Int J Sports Phys Ther，9（2）：274-288．

［17］Galatz LM，2012．美国骨科医师学会肩肘外科学．第3版．崔国庆，译．北京：北京大学医学出版社．

［18］Garofalo R，Karlsson J，Nordenson U，et al，2010．Anterior-superior internal impingement of the shoulder：an evidence-based review．Knee Surg Sports Traumatol Arthrosc，18（12）：1688-1693．

［19］Garving C，Jakob S，Bauer I，et al，2017．Impingement syndrome of the shoulder．Dtsch Arztebl Int，114（45）：765-776．

［20］Gladstone JN，Bishop JY，Lo IK，et al，2007．Fatty infiltration and atrophy of the rotator cuff do not improve after rotator cuff repair and correlate with poor functional outcome．Am J Sports Med，35（5）：719-728．

［21］Group MS，Unruh KP，Kuhn JE，et al，2014．The duration of symptoms does not correlate with rotator cuff tear severity or other patient-related features：a cross-sectional study of patients with atraumatic，full-thickness rotator cuff tears．J Shoulder Elbow Surg，23（7）：1052-1058．

［22］Gyftopoulos S，Guja KE，Subhas N，et al，2017．Cost-effectiveness of magnetic resonance imaging versus ultrasound for the detection of symptomatic full-thickness supraspinatus tendon tears．J Shoulder Elbow Surg，26（12）：2067-2077．

［23］Harvie P，Pollard TC，Carr AJ，2007．Calcific tendinitis：natural history and association with endocrine disorders．J Shoulder Elbow Surg，16（2）：169-173．

［24］Kachewar SG，Kulkarni DS，2013．Calcific tendinitis of the rotator cuff：a review．J Clin Diagn Res，7（7）：1482-1485．

［25］Kang JH，Tseng SH，Jaw FS，et al，2010．Comparison of ultrasonographic findings of the rotator cuff between diabetic and nondiabetic patients with chronic shoulder pain：a retrospective study．Ultrasound Med Biol，36（11）：1792-1796．

［26］Kassarjian A，Torriani M，Ouellette H，et al，2005．Intramuscular rotator cuff cysts：association with tendon tears on MRI and arthroscopy．AJR Am J Roentgenol，185（1）：160-165．

［27］Khan KM，Cook JL，Bonar F，et al，1999．Histopathology of common tendinopathies．Update and implications for clinical management．Sports Med，27（6）：393-408．

［28］Lafosse L，Jost B，Reiland Y，et al，2007．Structural integrity and clinical outcomes after arthroscopic repair of isolated subscapularis tears．J Bone Joint Surg Am，89（6）：1184-1193．

［29］Lee J，Shukla DR，Sánchez-Sotelo J，2018．Subscapularis tears：hidden and forgotten no more．JSES Open Access，2（1）：74-83．

［30］Lewis J，McCreesh K，Roy JS，et al，2015．Rotator cuff tendinopathy：navigating the diagnosis-management conundrum.

J Orthop Sports Phys Ther，45（11）：923-937.

［31］Longo UG，Berton A，Khan WS，et al，2011. Histopathology of rotator cuff tears. Sports Med Arthrosc Rev，19（3）：227-236.

［32］Longo UG，Berton A，Marinozzi A，et al，2012. Subscapularis tears. Med Sport Sci，57：114-121.

［33］Malavolta EA，Assunção JH，Gracitelli MEC，et al，2019. Accuracy of magnetic resonance imaging（MRI）for subscapularis tear：a systematic review and meta-analysis of diagnostic studies. Arch Orthop Trauma Surg，139（5）：659-667.

［34］Manvar AM，Kamireddi A，Bhalani SM，et al，2009. Clinical significance of intramuscular cysts in the rotator cuff and their relationship to full-and partial-thickness rotator cuff tears. AJR Am J Roentgenol，192（3）：719-724.

［35］Merolla G，Singh S，Paladini P，et al，2016. Calcific tendinitis of the rotator cuff：state of the art in diagnosis and treatment. J Orthop Traumatol，17（1）：7-14.

［36］Miller MD，Thompson SR，2019. Orthopaedic Sports Medicine. 5th ed. Philadelphia：Elsevier.

［37］Minagawa H，Yamamoto N，Abe H，et al，2013. Prevalence of symptomatic and asymptomatic rotator cuff tears in the general population：from mass-screening in one village. J Orthop，10（1）：8-12.

［38］Nörenberg D，Ebersberger HU，Walter T，et al，2016. Diagnosis of calcific tendonitis of the rotator cuff by using susceptibility-weighted MR imaging. Radiology，278（2）：475-484.

［39］Oliva F，Via AG，Maffulli N，2011. Calcific tendinopathy of the rotator cuff tendons. Sports Med Arthrosc，19（3）：237-243.

［40］Ono Y，Sakai T，Carroll MJ，et al，2017. Tears of the subscapularis tendon：a critical analysis review. JBJS Rev，5（3）：e1.

［41］Riley GP，Harrall RL，Constant CR，et al，1994. Tendon degeneration and chronic shoulder pain：changes in the collagen composition of the human rotator cuff tendons in rotator cuff tendinitis. Ann Rheum Dis，53（6）：359-366.

［42］Roy JS，Braën C，Leblond J，et al，2015. Diagnostic accuracy of ultrasonography，MRI and MR arthrography in the characterisation of rotator cuff disorders：a systematic review and meta-analysis. Br J Sports Med，49（20）：1316-1328.

［43］Saleem AM，Lee JK，Novak LM，2008. Usefulness of the abduction and external rotation views in shoulder MR arthrography. AJR Am J Roentgenol，191（4）：1024-1030.

［44］Sansone V，Maiorano E，Galluzzo A，et al，2018. Calcific tendinopathy of the shoulder：clinical perspectives into the mechanisms，pathogenesis，and treatment. Orthop Res Rev，3（10）：63-72.

［45］Schaeffeler C，Mueller D，Kirchhoff C，et al，2011. Tears at the rotator cuff footprint：prevalence and imaging characteristics in 305 MR arthrograms of the shoulder. Eur Radiol，21（7）：1477-1484.

［46］Sein ML，Walton J，Linklater J，et al，2007. Reliability of MRI assessment of supraspinatus tendinopathy. Br J Sports Med，41（8）：e9.

［47］Seitz AL，McClure PW，Finucane S，et al，2011. Mechanisms of rotator cuff tendinopathy：intrinsic，extrinsic，or both？ Clin Biomech，26（1）：1-12.

［48］Seo JB，Yoo JS，Ryu JW，2015. Sonoelastography findings of supraspinatus tendon in rotator cuff tendinopathy without tear：comparison with magnetic resonance images and conventional ultrasonography. J Ultrasound，18（2）：143-149.

［49］Sonin A，Manaster BJ，Andrews CL，et al，2018. 创伤性骨肌诊断影像学. 赵斌，林祥涛，译. 济南：山东科学技术出版社.

［50］Spargoli G，2016. Partial articular supraspinatus tendon avulsion（pasta）lesion. Current concepts in rehabilitation. Int J Sports Phys Ther，11（3）：462-481.

［51］Speed CA，Hazleman BL，1999. Calcific tendinitis of the shoulder. N Engl Med，340（20）：1582-1584.

［52］Stoller DW，2007. Magnetic Resonance Imaging in Orthopaedics and Sports Medicine. 3rd ed. Philadelphia：Lippincott Williams & Wilkins.

［53］Thomazeau H，Boukobza E，Morcet N，et al，1997. Prediction of rotator cuff repair results by magnetic resonance imaging. Clin Orthop Relat Res，344：275-283.

［54］Timins ME，Erickson SJ，Estkowski LD，et al，1995. Increased signal in the normal supraspinatus tendon on MR imaging：diagnostic pitfall caused by the magic-angle effect. AJR Am J Roentgenol，165（1）：109-114.

［55］Uhthoff HK，Loehr JW，1997. Calcific tendinopathy of the rotator cuff：pathogenesis，diagnosis，and management. J Am Acad Orthop Surg，5（4）：183-191.

［56］Warner JJ，Higgins L，Parsons IM，et al，2001. Diagnosis and treatment of anterosuperior rotator cuff tears. J Shoulder Elbow Surg，10（1）：37-46.

［57］Yamakado K，2012．Histopathology of residual tendon in high-grade articular-sided partial-thickness rotator cuff tears（PASTA lesions）．Arthroscopy，28（4）：474-480．

［58］Yamamoto A，Takagishi K，Osawa T，et al，2010．Prevalence and risk factors of a rotator cuff tear in the general population．J Shoulder Elbow Surg，19（1）：116-120．

［59］Yamanaka K，Matsumoto T，1994．The joint side tear of the rotator cuff．A follow up study by arthrography．Clin Orthop Relat Res，304：68-73．

第三章

关节微不稳与关节盂唇相关损伤

第一节　肩关节微不稳

肩关节微不稳定（minor/micro shoulder instability，MSI）是相较于肩关节脱位、半脱位程度更轻微的一种盂肱关节不稳的临床症状，为患者肩关节的主观滑动感，主要涉及肩关节上半部分的静力性稳定结构，常缺乏关节松弛的客观指征。肩关节微不稳定常在过头活动中产生肩关节疼痛的表现，并且出现肩关节功能（屈伸、收展、旋转、环转）障碍，多损伤关节盂唇、肱二头肌腱附着部、肩袖前半部、肩袖间隙和盂肱中韧带。其中盂唇损伤以上盂唇为主，如上盂唇前后撕裂、延伸的上盂唇前后撕裂，同时累及前上肩袖时，表现为上方盂唇、前方肩袖联合损伤，同时累及后上肩袖时，表现为肩关节内撞击综合征。

一、病因

肩关节微不稳定包括肩应力过度引起的获得性微不稳定（acquired instability in overstressed shoulder，AIOS）和非创伤性肩关节微不稳定（atraumatic minor-shoulder instability，AMSI）。

获得性肩关节微不稳定（AIOS）最常发生于过头运动项目（如投掷、排球、网球、游泳）的运动员或过头使用肩关节进行重体力劳动的工人（如建筑工、油漆工、叉车作业工）。损伤机制：①反复发生的过头位置的牵引力作用对关节前方韧带引起的慢性牵拉或急性创伤引起的盂肱中韧带（MGHL）创伤性撕裂；②肩关节极度外展外旋时，施加在肱二头肌长头腱锚定点上的应力使长头腱向后翻转，并给盂上结节附着点的上盂唇施加一个向后的切线拉力，导致盂唇撕裂形成Ⅱb型SLAP损伤，这也称为"peel-back"机制。③过头位置的牵引力导致盂肱上韧带和肩袖间隙松弛，引起肱骨头异常移位，导致前上盂唇撕裂或上方盂唇、前方肩袖联合损伤（superior labrum anterior cuff，SLAC）。

非创伤性肩关节微不稳定是一种罕见的肩关节疾病，患者通常存在盂肱中韧带解剖变异（如MGHL缺失、发育不全、盂唇下孔较大）或Buford复合体（前上盂唇缺如、索状盂肱中韧带、盂肱中韧带附着于肱二头肌腱锚基底部前方与上盂唇直接相连）。当起维持肩关节稳定作用的肩袖和肱二头肌等肌肉发生损伤时，肌肉将肱骨头压向关节盂的力量减弱，在肩关节运动时先天不足的盂肱中韧带就会负荷过多、发生损伤，导致前方关节囊松弛，使得盂肱关节移位增加，出现肩关节疼痛的相应症状。

二、临床表现

本病好发于青年人，男性多于女性，主要表现为主观的肩关节滑脱感、肩关节后方或后上方疼痛，以及肩部肌肉易疲劳感。其中肩部疼痛常表现为隐痛，可放射至上臂，也可伴有关节弹响或一过性交锁。投掷运动员发生肩关节微不稳后除主诉肩后和后上疼痛、在投掷终末期最严重外，常伴有球速和控制力下降。

不同于肩关节不稳定表现出的患侧关节松弛及典型体征（相应的恐惧试验、抽屉试验、复位试验等阳性表现），肩关节微不稳定的体格检查通常没有可靠的阳性发现。

三、影像学表现

肩关节微不稳定常累及关节盂唇、盂肱韧带、肱二头肌腱附着部、肩袖、肩袖间隙等结构，肩关节X线和CT检查对于这类结构损伤的诊断无明显帮助。同时，常规MRI平扫时，关节腔内仅有少量滑液，关节腔呈负压状态，此种情况下显示盂唇、韧带及肩袖的关节侧磨损或部分撕裂等微小结构有一定限度。直接肩关节 MR 造影可以更加敏感地显示上述结构的损伤。

肩关节微不稳定可有以下表现：

1. 盂唇损伤　肩关节微不稳定多损伤肩关节上半部分的盂唇，包括前上盂唇（1～3点钟）和上方盂唇（11～1点钟）（图3-1-1，图3-1-2）。前上盂唇撕裂需要与盂唇孔相鉴别，盂唇孔是发生在前上盂唇1～3点钟位置的正常变异，表现为盂唇与盂缘的分离，MR 见前上盂唇基底部与关节软骨之间线状液体样高信号或 MRA 见对比剂影而盂唇本身的形态、信号良好。上方盂唇的损伤可为经典的 SLAP 损伤，甚或扩展型的 SLAP 损伤，如Ⅶ型 SLAP 损伤（SLAP＋MGHL 撕裂）、Ⅺ型 SLAP 损伤（SLAP＋SGHL 撕裂），各型详细描述请见本章第二节 SLAP 损伤和第三节扩展型 SLAP 损伤。

2. 韧带损伤　肩关节微不稳定可引起 MGHL、SGHL 松弛或撕裂（图3-1-3，图3-1-4）。直接肩关节 MR 造影由于高信号对比剂扩充了关节囊，良好衬托了关节腔内低信号的盂肱韧带，对 MGHL 的各种先天变异如增粗、纤细、缺如等更易显示，但 MGHL 或 SGHL 断裂并不常观察到。

3. 肩袖撕裂　肩关节微不稳定时可出现上方盂唇、前方肩袖联合损伤，即 SLAC 损伤（图3-1-5，图3-1-6），前方肩袖撕裂是指冈上肌腱前部的关节侧部分撕裂。常规 MRI 虽然可以显示，但 MRA 能提高诊断效能，文献报道 MRA 诊断敏感度为 74%～91%，特异度为 88%～98%，准确度可达95%。因为微不稳定

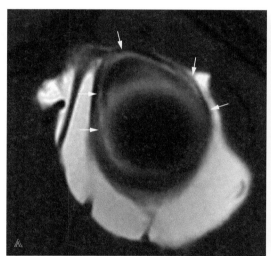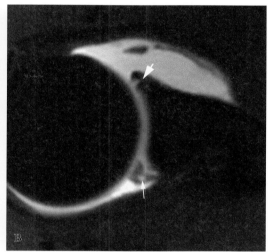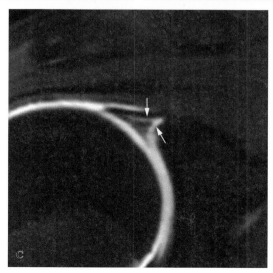

图3-1-1　患者，女，14岁。肩关节 MRA T₁WI FS 序列

A. 斜矢状位显示9（箭）～3点（箭）处盂唇撕裂，B. 横断位显示9点（箭）、3点（粗箭）处盂唇撕裂，其中3点处盂唇内见线状造影剂进入，9点处盂唇信号弥漫增高，其内见小片状造影剂高信号。C. 斜冠状位显示上盂唇撕裂（箭），在盂唇基底部与关节软骨之间，以及盂唇上表面与二头肌腱下表面之间均可见造影剂影

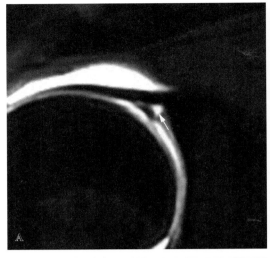

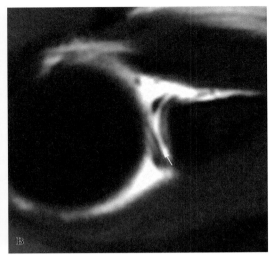

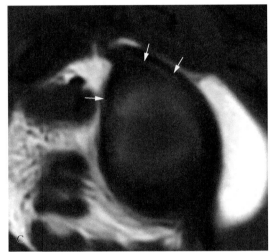

图3-1-2 患者，女，24岁。肩关节MRA T₁WI FS序列

A.斜冠状位显示二头肌腱长头腱附着部完好、上盂唇11点处局部SLAP Ⅲ型盂唇撕裂（箭）；B.横断位显示盂唇撕裂，盂唇基底部与关节软骨之间可见造影剂影；C.斜矢状位显示10点～2点处盂唇撕裂

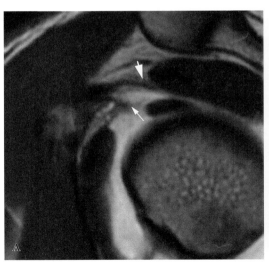

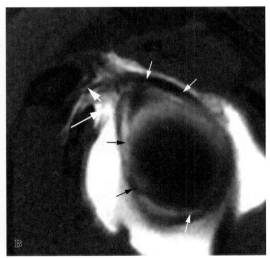

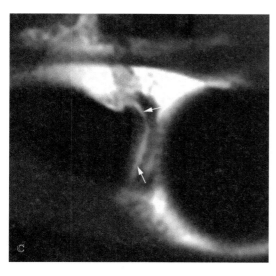

图3-1-3 患者，男，49岁。肩关节MRA T₁WI序列

A.斜矢状位显示上盂肱韧带（细箭）增粗、模糊、部分区域不连续，喙肱韧带（短粗箭）完整、连续；B.斜矢状位FS序列中盂肱韧带（长粗箭）模糊、部分消失，11～6点（短粗箭）处盂唇撕裂，造影剂进入肩袖间隙（细箭），提示肩袖间隙撕裂；C.横断位FS序列显示盂唇撕裂（细箭）

引起的肩袖损伤程度比较轻微，故肩袖撕裂的深度通常比较浅。

4.肩袖间隙撕裂 肩关节微不稳定时可损伤肩袖间隙（图3-1-3，图3-1-4），MR平扫可见急性撕裂时肩袖间隙水肿，信号增高，MRA见对比剂扩展至喙突基底部是诊断肩袖间隙撕裂的更可靠征象。可伴有喙肱韧带、盂肱上韧带断裂，慢性撕裂时，表现为喙肱韧带、盂肱上韧带增厚。另外，二头肌腱半脱位也提示肩袖间隙撕裂的诊断。

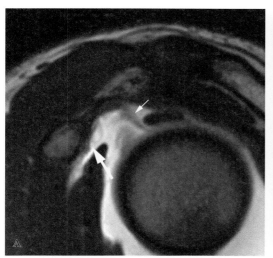

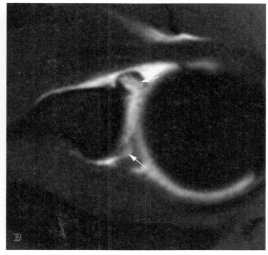

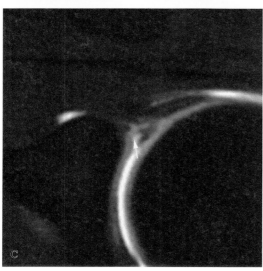

图3-1-4 患者，男，31岁。肩关节MRA T₁WI序列

A.矢状位显示SGHL（细箭）模糊损伤，造影剂进入喙突后方（粗箭），提示肩袖间隙撕裂，B.横断位、C.斜冠状位FS序列显示盂唇撕裂（细箭），造影剂位于盂唇基底部和盂唇内部

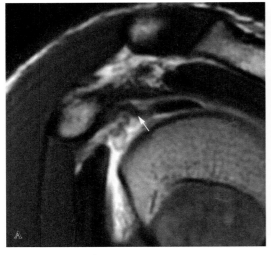
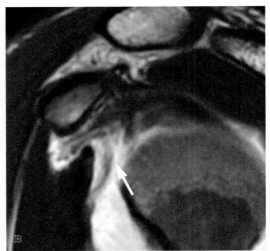
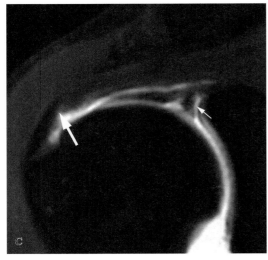

图3-1-5　患者，男，22岁，SLAC损伤

肩关节 MRA T_1WI 序列，A、B.斜矢状位显示 SGHL 松弛（细箭）、MGHL 撕裂（粗箭），C.斜冠状位 FS 序列显示上盂唇撕裂（细箭），冈上肌腱下表面部分撕裂（粗箭）

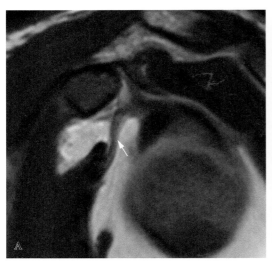
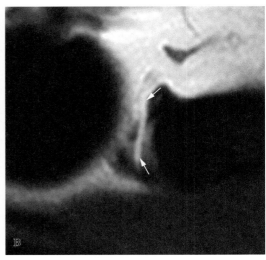

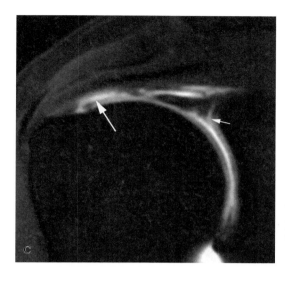

图3-1-6　患者，男，35岁，SLAC损伤

肩关节MRA T₁WI序列，A.斜矢状位显示MGHL（细箭）未见异常，B.横断位FS序列显示盂唇撕裂，C.斜冠状位FS序列显示盂唇撕裂（细箭），冈上肌腱下表面部分撕裂（粗箭），造影剂自肩袖下表面进入肩袖内

四、治疗

1. 保守治疗　保守治疗是肩关节微不稳定的主要治疗方法，这是因为导致肩关节微不稳定的主要因素是反复过头动作导致的盂肱韧带和关节囊的牵拉损伤，患者的主要症状是前方松弛，后方太紧，因此针对性的康复训练主要包括后方关节囊牵拉、肩胛骨稳定、全身肌肉力量训练及肩关节活动范围训练。经过规范的康复训练，大部分患者可恢复运动水平。

2. 手术治疗　对于保守治疗效果欠佳的小部分患者，可以考虑手术治疗。手术方式主要包括前方关节囊盂唇复合体重建、关节囊上提、关节囊皱缩、关节囊折缝等。上述手术方式均可依具体情况选择在切开或者关节镜下进行。

第二节　上盂唇前后撕裂

上盂唇前后撕裂是指肩胛盂缘上盂唇自前向后的损伤，可累及肱二头肌长头腱附着处。上盂唇损伤于1985年由Andrews等首先报道，描述为棒球运动员投手肩关节肱二头肌腱止点周围上盂唇的撕裂。在1990年，Snyder对上盂唇损伤进行了进一步的描述，并且定义肩关节上盂唇从前到后的撕裂为SLAP（superior labrum anterior and posterior，SLAP）撕裂。

一、病因

1985年Andrews等首先报道上盂唇损伤时，认为其损伤机制是在投掷运动的减速期，肱二头肌腱的牵拉作用使上盂唇自盂缘撕脱。

目前认为SLAP损伤有两种主要的发病机制。一种是牵拉机制，由于肱二头肌长头腱-上方盂唇复合体的作用是在肩关节活动、尤其外展外旋位时维持关节的动力性稳定，肱二头肌的强烈收缩使上盂唇受到的肌腱牵拉应力明显增加，从而出现上盂唇损伤。这种损伤方式多见于投掷、举重及体操运动员，尤其是在投掷运动的减速期，肱二头肌长头腱对上方盂唇的牵拉作用更突出；也可见于手提重物突然掉下或者上肢被突然牵拉等引起肱二头肌长头腱牵拉上盂唇的紧急情况。SLAP损伤的另一种发病机制是压迫机制，上肢伸展呈外展、轻度屈曲位时跌倒撑地，肱骨头直接挤压、撞击关节盂和上盂唇造成上盂唇损伤。

过头运动造成的SLAP损伤还涉及另外的损伤机制。投掷动作的巨大应力反复作用于上肢产生的累积效应常导致肩关节发生投掷肩的病理变化，具体表现为肩关节外旋增加、内旋下降、肱骨后倾、盂肱关节囊后方挛缩等，在进行投掷动作时，后下关节囊的挛缩迫使肱骨头上移，对上盂唇造成剪切应力，也可引起上盂唇的撕裂。

二、临床表现

SLAP损伤常见的临床表现有肩关节疼痛、关节弹响、关节交锁、肱二头肌力弱或疼痛，有时可伴有关节微不稳。上述症状可以急性出现也可以逐渐出现。其中肩关节疼痛是最主要的临床症状，位置通常比较深在或者位于前方。患者进行投掷、发球或者游泳运动时可突然出现肩关节疼痛导致相应运动能力减低，如投掷速度不能达到伤前的程度，这种表现通常被称为"死臂综合征"。

在体格检查方面，有多种临床试验可用于辅助诊断SLAP损伤，但都缺乏特异性。这些体格检查大部分是给肩关节施加一定负荷后进行关节旋转，以检查有无疼痛性弹响和摩擦感，如O'Brien试验、Speed试验，或是针对肱二头肌腱的张力试验，如Kim肱二头肌负荷试验。

另外，SLAP损伤还可合并肩关节其他病变，包括肩袖撕裂、肩关节盂唇旁囊肿、肩峰下撞击、肩锁关节炎等。

三、分类和分级

1990年，Snyder等将SLAP损伤分成四种类型。

Ⅰ型：上盂唇内缘退行性磨损、变性，有完整的肱二头肌腱锚。

Ⅰ型SLAP损伤好发于50岁以上的患者，是常见的损伤类型。有学者认为它是随着年龄增长因上盂唇血供减少而出现的退变表现，在盂唇内部也可有黏液变性。此种类型的损伤不需要外科手术修补，必要时只需要对磨损的盂唇进行清理，其肱二头肌长头腱的锚点是稳定的。

Ⅱ型：上盂唇部分撕裂，撕裂可位于盂唇内，也可位于盂唇和关节软骨结合部；小的Ⅱ型SLAP损伤二头肌腱锚点通常是稳定的，大的Ⅱ型SLAP损伤累及肱二头肌长头腱附着部，致其不稳定。

Ⅱ型SLAP损伤的好发年龄是20～60岁，是最常见的有临床意义的损伤类型。Morgan等根据损伤的盂唇与二头肌腱的解剖位置关系进一步把Ⅱ型SLAP损伤分为三个亚型：①Ⅱa，前部型SLAP撕裂，多见于单次暴力所致损伤的非运动员；②Ⅱb，后部型SLAP撕裂，多见于从事过头运动的投掷运动员，也称为"peel-back"SLAP撕裂；③Ⅱc，即Ⅱa＋Ⅱb型SLAP撕裂。需要注意的是，年龄大于40岁的Ⅱ型SLAP损伤患者通常伴有肩袖损伤或盂肱关节炎的表现。

Ⅲ型：上盂唇全层撕裂，即撕裂的盂唇与关节盂上缘分离而形成桶柄样改变。但在一般情况下，不易见到撕裂的盂唇碎片与盂缘分离，在进行关节镜手术时，由于关节腔内注水，可见盂唇碎片分离而形成桶柄样改变。

Ⅳ型：上盂唇桶柄样撕裂延伸至肱二头肌长头腱锚，造成肌腱止点的劈裂。SLAP Ⅲ型和Ⅳ型损伤好发于20～40岁。

SLAP Ⅰ～Ⅳ型属于经典的SLAP分型，另外还有SLAP Ⅴ～Ⅻ型，是指在经典分型的基础上进一步累及周围结构的损伤，被称为扩展的SLAP分型，详见本章第三节。

四、影像学表现

SLAP Ⅰ型是上盂唇的变性、退变，SLAP Ⅱ～Ⅳ型是上盂唇撕裂。常规MRI诊断SLAP Ⅱ～Ⅳ型撕裂的敏感度约为70%，急性损伤有大量关节积液扩充关节囊时，盂唇撕裂的显示会更加清晰。直接肩关节MR造影引入对比剂，能更好地显示盂唇的形态和撕裂口的特点，有助于对SLAP损伤准确分型并与盂唇、盂肱韧带的先天变异如盂唇沟、盂唇孔等相鉴别。需要注意的是，当损伤的盂唇及邻近组织发生修复、有纤维组织和血管成分填充时，对比剂无法渗入到修复的盂唇组织内，造成诊断困难。

SLAP损伤的典型发生部位是上盂唇11～1点位置，可在二头肌腱止点的前方、后方或者二者皆有。在斜冠状位上损伤观察最清晰，也要结合斜矢状位和横断位判断损伤位置。

SLAP Ⅰ型：上盂唇边缘形态不规则、毛糙，在FS PD/T_2WI等液体敏感序列上呈稍高信号（图3-2-1），没有液体样高信号或对比剂进入。

SLAP Ⅱ型：盂唇、软骨结合部或盂唇内有液体样高信号或对比剂进入（图3-2-2～图3-2-4），累及盂唇表面而没有贯穿盂唇全层；当裂口位于上盂唇和软骨的结合部时，需与12点位的先天变异盂唇沟相鉴别，撕裂口形态较不规则、宽度大于2～3mm，盂唇沟表现为紧贴关节软骨的纤细而规则的高信号线状影。

SLAP Ⅲ型：在液体敏感序列或肩关节MRA上可见液体样高信号或对比剂的线状影贯穿上盂唇全层，盂唇碎片与肱二头肌长头腱之间和盂唇碎片基底部均可见高信号的关节液或对比剂，盂唇碎片呈游离状态（图3-2-5）。

SLAP Ⅳ型：除可见Ⅲ型SLAP损伤累及全层的上盂唇撕裂外，肱二头肌腱锚点也存在损伤，表现为肱二头肌腱锚点肿胀增粗、不规则、信号增高，液性高信号或造影剂渗入，严重者可见肱二头肌腱锚点从上盂缘分离（图3-2-6，图3-2-7）。

SLAP损伤常伴有其他肩关节病变，约40%的SLAP损伤合并肩袖损伤，SLAP损伤还可合并肩锁关节炎、肩峰下滑囊炎等。当SLAP损伤合并后部肩袖撕裂时（冈上肌腱后部或冈下肌腱前上部），需要考虑患者存在关节内撞击；当SLAP损伤由急性创伤引起时，可伴有冈盂切迹盂唇旁囊肿。

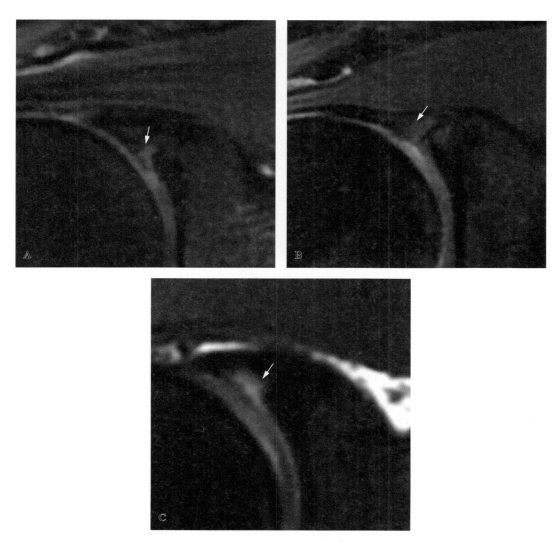

图3-2-1 SLAP Ⅰ型损伤

A.肩关节PDWI FS斜冠状位显示上盂唇信号略增高（箭），B.肩关节PDWI FS斜冠状位显示上盂唇形态完整、信号稍增高（箭），C.肩关节MRA T₁WI FS斜冠状位显示盂唇信号增高、形态完整、未见造影剂进入（箭）

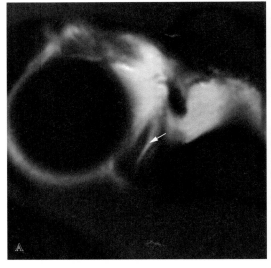
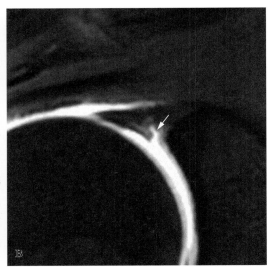

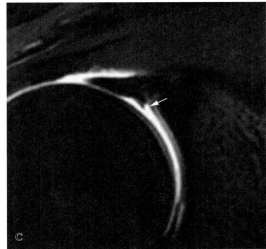

图3-2-2　患者，男，22岁，SLAP Ⅱ型损伤

肩关节 T_1WI MRA FS序列，A.横断位、B.斜冠状位显示上盂唇撕裂（箭），撕裂口位于上盂唇与关节软骨之间，C.斜冠状位 T_2WI MRA FS序列显示盂唇撕裂（箭）

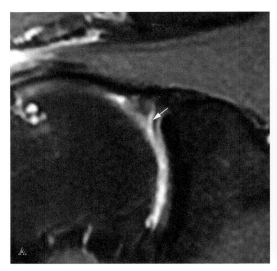
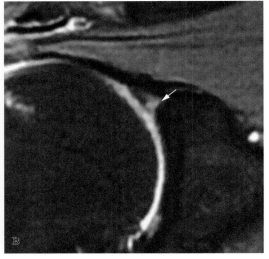

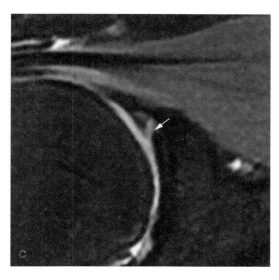

图3-2-3　患者，男，40岁，SLAP Ⅱ 损伤

A、B、C.肩关节 T₂WI FS斜冠状位连续层面显示
上盂唇基底部撕裂（箭）

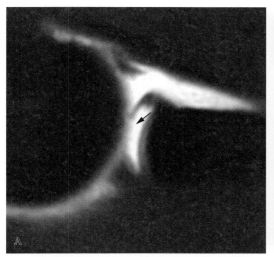

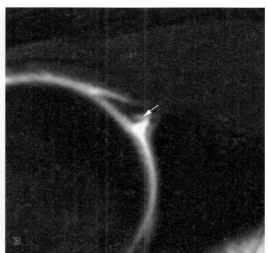

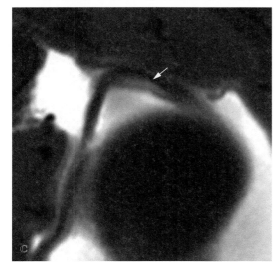

图3-2-4　患者，男，26岁，SLAP Ⅱ 损伤

肩关节 T₁WI MRA FS序列，A.横断位及B.斜冠状
位显示上盂唇撕裂（箭），撕裂口自上盂唇与关节软骨
之间进入盂唇实质部；C.矢状位肩关节 MRA FS T₂WI序
列显示上盂唇撕裂（箭）

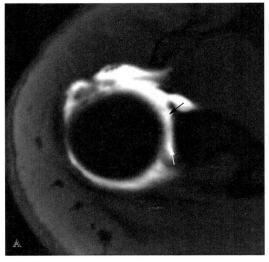

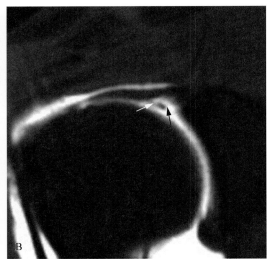

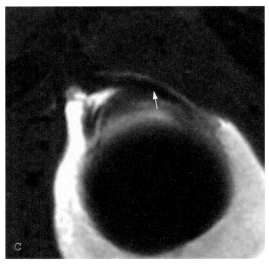

图3-2-5　患者，男，31岁，SLAP Ⅲ型撕裂

肩关节MRA T₁WI FS序列，A.横断位及B.斜冠状位显示上盂唇撕裂，箭头示撕裂口，盂唇碎片呈游离状态；C.斜矢状位显示撕裂位于11点钟位置（箭）

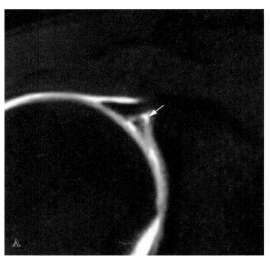

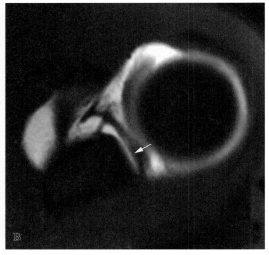

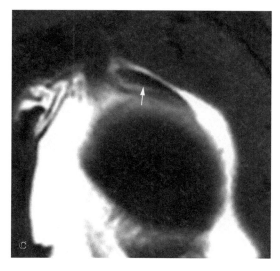

图3-2-6 患者，男，16岁，SLAP Ⅳ型撕裂

肩关节MRA T₁WI FS序列，A.斜冠状位示二头肌腱腱锚处造影剂渗入（箭）；B.横断位及C.斜矢状位，显示上盂唇撕裂口

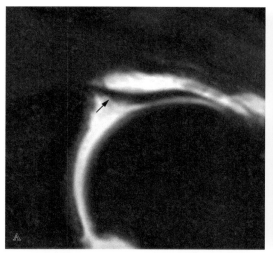

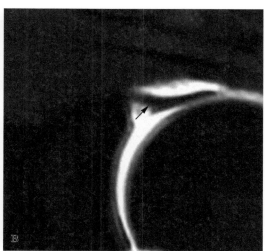

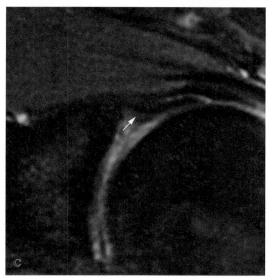

图3-2-7 患者，男，20岁，SLAP Ⅳ型撕裂

A、B.肩关节MRA T₁WI FS序列斜冠状位显示上盂唇磨损、形态欠规整，二头肌腱锚点毛糙（箭）；C.肩关节T₂WI FS斜冠状位显示上盂唇信号增高（箭）

五、治疗

1.保守治疗　上盂唇损伤的非手术治疗包括休息，非甾体类抗炎镇痛药（NSAID），牵拉。后方关节囊挛缩的患者重点进行后关节囊牵拉。Sleeper牵拉最适合牵张后关节囊。

2.手术治疗　3个月保守治疗后仍有症状持续存在时可以考虑手术治疗。根据SLAP损伤的分型进行手术干预。SLAP Ⅰ型损伤行关节镜下针对磨损盂唇的清理术。SLAP Ⅱ型损伤需要对二头肌腱-上盂唇用带线锚钉进行止点固定。SLAP Ⅲ型和Ⅳ型损伤均需要将上盂唇桶柄状撕裂的部分进行关节镜下手术切除，SLAP Ⅳ型损伤需要附加进行对二头肌长头腱止点的修复或者长头肌腱固定术。

第三节　延伸的上盂唇前后撕裂

延伸的上盂唇前后撕裂（extended SLAP tear）是指上盂唇前后撕裂累及盂唇的其他部分或邻近的韧带和肩袖。自从上盂唇前后（superior labrum anterior and posterior，SLAP）损伤首次被提出以来，其分类方法一直在不断发展补充。自1990年Snyder提出Ⅰ～Ⅳ型SLAP损伤，也称为经典分型。在1995年，Maffet等补充了Ⅴ～Ⅶ型SLAP损伤，1997～2000年，Resnick补充了Ⅷ型、Ⅸ型SLAP损伤，Beltran J补充了Ⅹ型SLAP损伤。Ⅴ～Ⅹ型SLAP损伤称为延伸的上盂唇前后撕裂。

一、病因

目前认为上盂唇前后（SLAP）撕裂（Ⅰ～Ⅳ型）有两种主要的发病机制。一种是牵拉机制，二头肌腱牵拉上盂唇引起盂唇损伤，如投掷或其他类型的过头运动；另一种是压迫机制，肱骨头挤压、撞击关节盂和上盂唇造成盂唇损伤，如在上肢前屈外展位突然跌倒等。在此基础上，延伸的上盂唇前后撕裂的不同类型（Ⅴ～Ⅹ型）分别与肩关节前脱位、后脱位或某些特殊体位的急性创伤有关。

二、临床表现

延伸的上盂唇前后撕裂好发于20～40岁男性，通常表现为肩关节疼痛、关节弹响、关节交锁或关节不稳的滑动感等。如SLAP Ⅴ型（SLAP撕裂合并Bankart损伤）患者常有肩关节前脱位病史，表现为肩部疼痛、抬臂困难、活动范围受限等。SLAP Ⅵ型（上盂唇瓣状撕裂）、Ⅶ型（上盂唇撕裂累及盂肱中韧带）患者常在跌倒后出现肩部疼痛及活动受限表现。SLAP Ⅷ型患者（SLAP撕裂合并反Bankart损伤）仅有少数有明确的急性后脱位病史，多数与从事特定的运动项目有关，表现为与活动相关的肩部疼痛、力弱，以及发作性后方半脱位等。SLAP Ⅸ型（盂唇广泛撕裂近360°）患者常在过头活动时感觉肩关节在多个方向上有明显的滑动感、有位置不明确的疼痛和力弱，在负重时症状加重。SLAP Ⅹ型患者可表现为肩部疼痛、关节滑动感和活动受限等。

在体格检查方面，有多种临床试验可用于辅助诊断SLAP损伤，但都缺乏特异性。例如，O'Brien试验、Speed试验、Yergason试验、压迫旋转试验等。详细的病史和体格检查是临床诊断SLAP损伤的关键因素，需要外科医师仔细分析。

三、分类和分级

延伸的上盂唇前后撕裂包括Ⅴ～Ⅹ型SLAP损伤，与盂唇损伤的范围、形式及其伴发的其他结构损伤相关。

Ⅴ型：Bankart损伤向上延伸至二头肌腱附着部，即撕裂口自上盂唇扩展至前下盂唇。本型是最常见的延伸型上盂唇前后撕裂，约占Bankart损伤患者的20%，常与外伤性肩关节前脱位、盂肱关节前下不稳定有关（图3-3-1）。

Ⅵ型：上盂唇前或后的不稳定瓣状撕裂，即Ⅲ型SLAP桶柄状撕裂的一端与盂唇基底部完全分离。本型并不是严格意义上的延伸型上盂唇前后撕裂，因为没有累及邻近的其他解剖结构，其受伤机制类似于

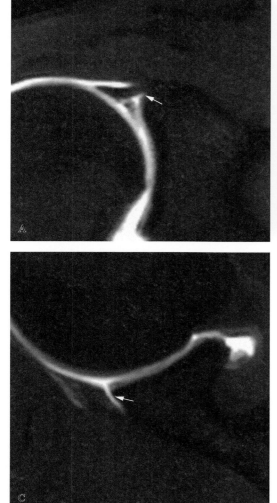
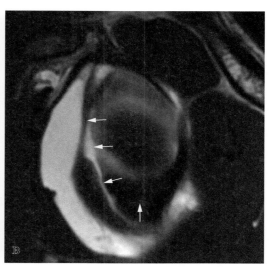

图3-3-1 患者，男，16岁，SLAP V型撕裂

肩关节MRA T₁WI序列，A.斜冠状位FS序列显示上盂唇11～1点SLAP IV型撕裂；B.斜矢状位显示前盂唇及下盂唇1～6点处撕裂（箭），有骨性Bankart损伤；C.FS序列ABER位显示前下盂唇撕裂（箭）

SLAP III型和IV型，常发生于在上臂外展位突然跌倒的情况，肱骨头挤压、撞击关节盂和上盂唇造成相应的盂唇损伤。

VII型：上盂唇撕裂口向前下延伸，累及盂肱中韧带。本型伴发的盂肱中韧带的断裂常由盂肱关节的正前方脱位引起。

VIII型：反Bankart损伤向上延伸至二头肌腱附着部，即撕裂口自上盂唇扩展至后下盂唇。本型多发生于从事特定运动项目的运动员，如投掷、蝶泳、自由泳、棒球或高尔夫球运动等，特定的运动方式增加了盂肱关节后方的应力作用或牵拉后下关节囊，引起后盂唇或后下盂唇撕裂。

IX型：上盂唇撕裂同时合并Bankart损伤和反Bankart损伤，即360°盂唇撕裂或近360°撕裂。本型损伤的患者常有全身关节囊冗余松弛的表现，在肩关节反复轻微创伤或肩关节周围肌肉功能异常的情况下发生盂唇全周或近全周撕裂（图3-3-2）。

X型：上盂唇撕裂扩展至肩袖间隙，可累及走行于肩袖间隙内的盂肱上韧带或喙肱韧带。本型常发生于在上臂外展位突然跌倒的情况，肱骨头挤压、撞击关节盂和上盂唇、肩袖间隙等造成相应结构损伤。

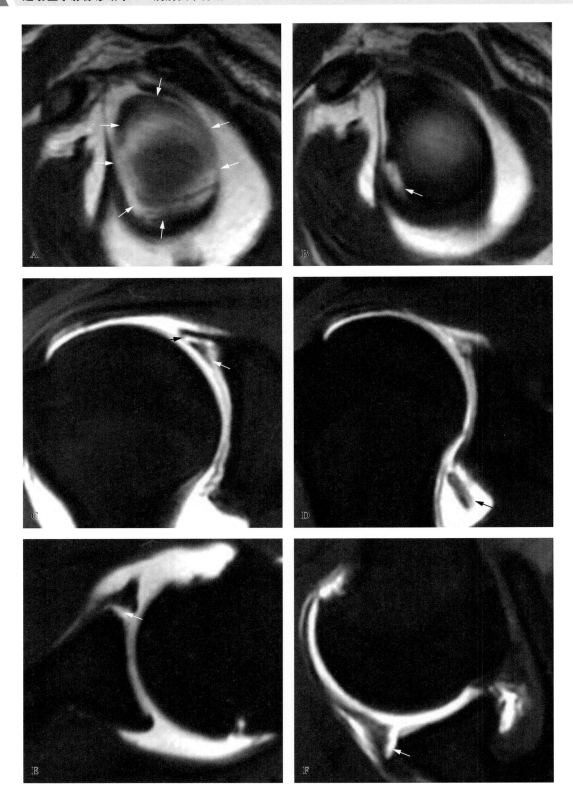

图3-3-2　患者，女，16岁，SLAP Ⅸ型盂唇（8～6点）撕裂

肩关节MRA T₁WI序列，A.斜矢状位显示盂唇广泛撕裂；B.斜矢状位显示关节盂前下缘骨性Bankart损伤；C.斜矢状位FS序列显示上盂唇11～1点SLAP Ⅲ型撕裂；D.斜矢状位FS序列显示关节内游离体；E.横断位FS序列显示前方盂唇撕裂；F.FS序列ABER位显示前下盂唇撕裂

四、影像学表现

延伸的SLAP损伤表现为在经典SLAP损伤的基础上合并其他的结构损伤如前下或后下盂唇、盂肱上韧带、盂肱中韧带、肩袖间隙等，损伤范围广泛。常规MRI检查能够在一定程度上显示盂唇的损伤，但对累及的上述其他结构的显示存在限度。直接MR关节造影除了能够更清晰显示盂唇的撕裂，还对其他结构损伤的显示有一定优势，尤其是ABER（外展外旋）位可更清晰显示前下盂唇和盂肱下韧带前束损伤。延伸的SLAP损伤同样要全面结合斜冠状位、斜矢状位和横断位仔细观察，在进行MRA检查时加做ABER位扫描，充分评估损伤范围和类型。

在液体敏感的常规MRI检查或直接MR关节造影中，当上盂唇撕裂口向前下扩展累及前下盂唇、甚至伴有前下关节盂的骨质欠规整或局限性骨缺损时，考虑为SLAP Ⅴ型撕裂。当SLAP Ⅲ型桶柄状撕裂的盂唇碎片的其中一端与盂唇基底部完全分离、而另一端与盂唇基底部相连时，考虑为SLAP Ⅵ型撕裂。当上盂唇撕裂口向前下延伸至盂肱中韧带起始部、并见盂肱中韧带走行迂曲形态纤细或断裂时，考虑SLAP Ⅶ型撕裂。当上盂唇撕裂口向后扩展至后下盂唇、甚至伴有后下关节盂的骨质损伤时，考虑为SLAP Ⅷ型撕裂。当上盂唇撕裂口同时向前后延伸、累及大部分盂唇甚至全部盂唇时，考虑为SLAP Ⅸ型撕裂。当上盂唇撕裂口向前延伸累及肩袖间隙、可见肩袖间隙信号增高甚至伴有喙肱韧带、盂肱上韧带断裂时，考虑SLAP Ⅹ型撕裂。

五、治疗

1.保守治疗　延伸的上盂唇撕裂的非手术治疗包括休息、非甾体抗炎药（NSAID）、牵拉。

2.手术治疗　3个月保守治疗后仍有症状持续存在时考虑手术治疗。根据SLAP损伤的分型进行手术干预。SLAP Ⅴ型和Ⅶ型撕裂常与既往存在的肩关节不稳定有关，术中应同时对引起不稳定的盂唇撕裂进行锚钉修复。SLAP Ⅵ型撕裂需切除瓣状撕裂的部分并同时进行二头肌腱长头腱止点的固定修复。SLAP Ⅷ型、Ⅸ型、Ⅹ型撕裂均需使用带线锚钉固定所有撕裂的盂唇并切除翻转的瓣状结构。

第四节　肩关节内撞击综合征

肩关节内撞击综合征由Walch等在1992年首先描述，该描述指出在外展外旋时，肱骨头和骨性关节盂将后上盂唇和肩袖下表面的一部分挤压在一起，引起肩袖下表面和上盂唇的磨损或损伤。

一、病因

肩关节内撞击综合征常发生于从事投掷或过头运动项目的运动员，如棒球、网球、游泳、标枪等。在外展外旋时，肩袖的下表面和关节盂之间可发生生理性接触，而投掷动作的巨大应力反复作用于上肢产生的累积效应可导致肩关节发生投掷肩的病理变化，具体表现为肩关节外旋增加、前方关节囊松弛，盂肱关节内旋不足，后下关节囊挛缩（可以由盂肱下韧带后束纤维化、钙化或骨化等引起），使得在进行投掷动作时肱骨头旋转中心上移，在外展外旋位时肱骨大结节和关节盂后上缘在负荷状态下反复将后上盂唇和肩袖下表面的一部分挤压在一起，引起冈上肌腱后部、冈下肌腱上部的肩袖关节面磨损或部分撕裂，以及后上盂唇撕裂。同时，二头肌腱长头腱纵向扭转牵拉盂唇起始部，可引起盂唇剥离发生SLAP撕裂，而肩袖纵向扭转形成的剪力也可引起肩袖撕裂。

二、临床表现

肩关节内撞击综合征好发于18～35岁的从事过顶运动的运动员，男性多于女性。常表现为肩关节后部和后上部疼痛，在投掷动作的终末期最重，同时伴有控制力下降和投掷速度减低。

临床体检表现为患侧肩关节外旋增大，内旋受限，盂唇体征阳性（如抗阻旋后外旋试验、肱二头肌负荷试验、曲柄试验、O'Brien试验等），肩袖局部压痛和无力、后方关节囊紧张。除此之外，恐惧试验、Jobe复位试验和肩关节Lachman试验等用于确定肩关节前方松弛和微不稳定程度的试验也可有阳性表现。

三、影像学表现

肩关节内撞击主要累及肩袖、盂唇和肱骨头。

1.肩袖 肩袖的损伤主要位于冈上肌腱后部或冈下肌腱上部的肩袖关节侧，范围较局限，多小于1cm，为磨损或浅表撕裂。常规MR T_2或PDWI的脂肪抑制序列上表现为受累肩袖下表面信号增高。由于损伤范围局限并且表浅，MR造影特别是在外展外旋位时，由于后部肩袖松弛，能够更好地显示撕裂口的存在和范围，可见对比剂进入肩袖下表面（图3-4-1）。

2.盂唇 主要损伤后上盂唇，表现为游离缘磨损或撕裂，伴有或不伴有SLAP损伤，几乎不伴有盂唇旁囊肿。在脂肪抑制的液体敏感序列上，可见盂唇信号增高，或高信号的线状影累及与盂唇表面。在MRA上，对比剂进入盂唇撕裂口，ABER位的前下到后上的扫描方向能够更明确地显示盂唇撕裂。

3.肱骨头骨 肱骨头后上方与大结节上表面之间的关节裸区常出现微小的骨质凹陷及囊变，范围通常小于1cm，表现为局部骨皮质凹陷或皮质下囊性信号影。

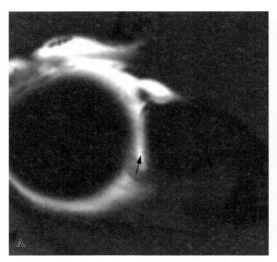
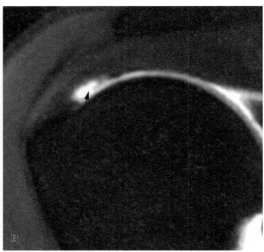
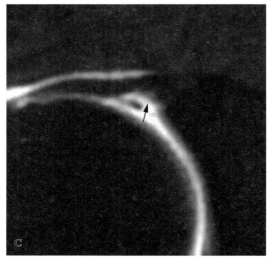

图3-4-1 患者，男，31岁。肩关节MRA T_1WI FS序列

A.横断位显示上盂唇撕裂；B.斜冠状位显示冈上肌腱后部下表面部分撕裂；C.斜冠状位显示上盂唇撕裂，造影剂进入盂唇和关节软骨、肱二头肌长头腱之间

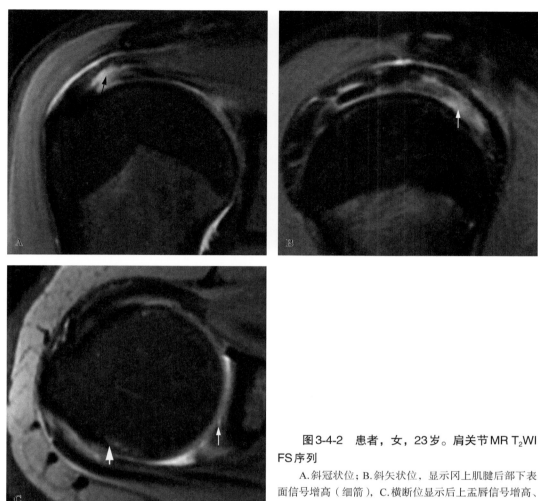

图 3-4-2　患者，女，23 岁。肩关节 MR T₂WI FS 序列

A. 斜冠状位；B. 斜矢状位，显示冈上肌腱后部下表面信号增高（细箭），C. 横断位显示后上盂唇信号增高、与关节软骨分离（细箭），肱骨头后缘骨髓水肿（粗箭）

四、治疗

诊断和治疗肩关节内撞击综合征都是一项具有挑战性的临床工作。运动员患者存在适应性的病变和慢性过度损伤的退变，其中很多患者无明显临床症状。临床医师在确定是有症状的病变还是适应性的病变或者慢性退变时存在困惑。有时患者的影像学报告提示明显病变，但其疼痛可能是由于肩关节肌肉力量不平衡所致。只治疗解剖结构问题而忽略导致病变的原因可能会导致治疗失败或者更加恶化。

1. 保守治疗　非手术治疗是肩关节内撞击的首选方案，包括休息、运动方式改变及计划周密的康复程序。对于过头运动员，躯干、下肢力量训练和肩关节周围肌肉力量训练同等重要，同时需要进行肩胛骨位置调整、肩关节后方关节囊牵拉等。

2. 手术治疗　有症状的患者经过恰当的规范的保守治疗后如果效果欠佳，可以针对明确的病变损伤考虑手术治疗，如肩袖撕裂或者 SLAP 损伤，尤其是在损伤逐渐进展、患者的症状持续加重的情况下。手术针对肩袖撕裂（肩袖修复）、SLAP 损伤（盂唇修复）、后方关节囊过紧（关节囊松解）、前下方关节囊松弛（关节囊紧缩）进行相应的处理。

（庞超楠）

参 考 文 献

[1] 高元桂，张爱莲，程流泉，2013. 肌肉骨骼磁共振成像诊断. 北京：人民军医出版社.

［2］Agha M，Gamalc N，2015．MR arthrogram for shoulder microinstability and hidden lesions．Am J Med，51：185-190．

［3］Blankenbaker D G，2016．Diagnostic Imaging：Musculoskeletal Trauma．2nd ed．Amsterdam：Elservier．

［4］Choi BH，Kim NR，Moon SG，et al，2016．Superior labral cleft after superior labral anterior-to-posterior tear repair：CT arthrographic features and correlation with clinical outcome．Radiology，278（2）：441-448．

［5］DeJesus JO，Parker L，Frangos AJ，et al，2009．Accuracy of MRI，MR arthrography，and ultrasound in the diagnosis of rotator cuff tears：a meta-analysis．AJR Am J Roentgenol，192（6）：1701-1707．

［6］Fessa CK，Peduto A，Linklater J，et al，2015．Posterosuperior glenoid internal impingement of the shoulder in the overhead athlete：Pathogenesis，clinical features and MR imaging findings．J Med Imaging Radiat Oncol，59（2）：182-187．

［7］Giaroli EL，Major NM，Higgins LD，2005．MRI of internal impingement of the shoulder．AJR Am J Roentgenol，185（4）：925-929．

［8］Greiwe RM，Ahmad CS，2010．Management of the throwing shoulder：cuff，labrum and internal impingement．Orthop Clin North Am，41（3）：309-323．

［9］Halbrecht JL，Tirman P，Atkin D，1999．Internal impingement of the shoulder：comparison of findings between the throwing and nonthrowing shoulders of college baseball players．Arthroscopy，15（3）：253-258．

［10］Maffet MW，Gartsman GM，Moseley B，1995．Superior labrum-biceps tendon complex lesions of the shoulder．Am J Sports Med，23：93-98．

［11］Manske RC，Grant-Nierman M，Lucas B，2013．Shoulder posterior internal impingement in the overhead athlete．Int J Sports Phys Ther，8（2）：194-204．

［12］Mohana-Borges AVR，Chung CB，Donald R，2003．Superior labral anteroposterior tear：classification and diagnosis on MRI and MR arthrography．AJR Am J Roentgenol，181（6）：1449-1462．

［13］Moon JG，Kim JH，2018．Microinstability of the shoulder．J Sports Med，36（4）：173-179．

［14］Morgan CD，Burkhart SS，Palmeri M，et al，1998．Type II SLAP lesions：three subtypes and their relationships to superior instability and rotator cuff tears．Arthroscopy，14：553-565．

［15］Popp D，Schöffl V，2015．Superior labral anterior posterior lesions of the shoulder：current diagnostic and therapeutic standards．World J Orthop，6（9）：660-671．

［16］Powell SE，Nord KD，Ryn RK，2004．The diagnosis，classification and treatment of SLAP lesions．Oper Tech Sports Med，12：99-110．

［17］Roy JS，Braën C，Leblond J，et al，2015．Diagnostic accuracy of ultrasonography，MRI and MR arthrography in the characterization of rotator cuff disorders：a systematic review and meta-analysis．Br J Sports Med，49（20）：1316-1328．

［18］Snyder SJ，Karzel RP，Del Pizzo W，et al，1990．SLAP lesions of the shoulder．Arthrocopty，6：274-279．

第四章

关节不稳与关节盂唇相关损伤

第一节　概　述

盂肱关节不稳是指肱骨头与肩胛盂间有症状性的异常活动，表现为在某一个或多个方向反复出现对位不良，发生半脱位或脱位，引起关节功能异常。对盂肱关节不稳进行全面的影像学评价，需要充分理解其活动特点及稳定结构。

盂肱关节是人体中活动度最大的球窝关节。其运动共涉及6个活动维度，包括前屈、后伸、内收、外展、内旋、外旋。其各维度活动角度大，使人体的上肢能实现多种复杂动作。为了保证大范围活动下关节的稳定性，盂肱关节周围存在着多种稳定结构。

我们通常将盂肱关节的稳定结构分为静态稳定结构和动态稳定结构。静态稳定结构通常包括骨性结构、韧带及盂唇。动态稳定结构指肩关节周围的肌肉，包括肩袖肌群、肱二头肌、肱三头肌、三角肌、胸大肌和背阔肌。

盂肱关节骨性结构的基本特点是相对过大的肱骨头及浅而小的关节盂，我们常将其比喻为"放在球座上的高尔夫球"。肱骨头仅有25%～30%的表面与骨性关节盂接触，而骨性关节盂的深度通常仅有数毫米。关节盂表面覆盖透明软骨，其中央部较薄，周边逐渐增厚，这一特点在一定程度上加深了关节盂。

关节盂唇是保持盂肱关节稳定的重要结构。完整的关节盂唇能增加关节窝深度，并使关节盂的有效面积增加近50%。虽然关节盂唇从组织学上属于纤维软骨，但其主要成分为纤维，鲜有软骨细胞，因此其强度、韧性与韧带接近，其最直观的稳定作用就是对肱骨头的直接阻挡。关节盂唇上附着有关节囊及附属韧带、肱二头肌长头腱，这些结构的联合作用，使关节腔内形成负压，进一步增加关节的稳定性。

关节囊共有4处局限性增厚，统称为盂肱韧带（GHL），分别为上盂肱韧带（SGHL）、中盂肱韧带（MGHL）、下盂肱韧带（IGHL）的前束和后束。其中，下盂肱韧带在稳定肩关节中发挥最主要的作用，它共包含三部分结构，分别为起自盂唇3点位置的前束、8点位置的后束及中间的腋囊，其发挥作用的机制与吊带类似。当肩关节处于外旋外展位时，腋囊及下盂肱韧带前束牵拉，张力增高，共同阻止肱骨头向前方、下方移位。当肱骨外展45°左右时，中盂肱韧带张力增高并阻止肱骨头前移。当肱骨处于0°外展时，上盂肱韧带可轻度限制肱骨头前移，并协同冈上肌、三角肌及喙肱韧带限制肱骨头下移。

肩关节周围的肌肉发挥着动态稳定的作用。目前难以阐述具体每个肌肉的作用，因此普遍认为这些肌肉发挥协同作用。通过多方向的推拉，将肱骨头向关节窝方向挤压，在肩关节进行多种不同维度的活动时，均将肱骨头的位置保持在关节盂窝的中央，以此保持肩关节的稳定。

各种原因导致上述稳定结构发生形态学及功能学异常，均可导致盂肱关节不稳的发生。根据Stanmore三角理论（图4-1-1），目前临床中将病因区分为结构性因素及非结构性因素。结构性因素主要是指上述的盂肱关节的骨性结构、关节软骨、盂唇、关节囊、盂肱韧带及肩袖发生形态学的异常，包括损伤和发育性异常。此类因素可进一步区分为创伤性结

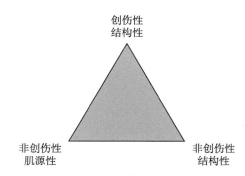

图4-1-1　肩关节不稳的Stanmore三角理论

肩关节不稳由三方面因素引起，包括Ⅰ.创伤性结构性因素、Ⅱ.非创伤性结构性因素、Ⅲ.非结构性肌源性因素，三种因素共同作用引起肩关节不稳

构性因素和非创伤性结构性因素。创伤性结构性因素是指由于明确的急性外伤史导致的结构性损伤，如常见的骨性Bankart损伤等，此类因素多为单侧发病。非创伤性结构性损伤是指由于反复微创伤或发育性异常引起的关节结构异常，如反复进行过头运动引起的盂唇压力增大、关节盂软骨面后倾或全身关节囊松弛等。此类因素可为单侧或双侧发病。创伤性和非创伤性结构性损伤因素是影像学检查评估的重点内容。

非结构性因素，又称为肌源性因素或神经肌肉性因素，通常指肩关节周围肌肉活动协调性异常。盂肱关节的多维度活动需要肩关节周围多块肌肉的协调运动，部分肌肉（主要指背阔肌、胸大肌、三角肌及冈下肌）的功能在活动中发生抑制时，则可能引起盂肱关节不稳。动态肌电图能测试患者在运动状态下的肌肉活动情况，因此常用于诊断此类因素。

根据Stanmore三角理论，上述的创伤性结构性因素、非创伤性结构性因素和肌源性因素是盂肱关节不稳病因的三个端点，患者的病因位于三角形内，通常包含了一个以上的因素，并可能发生变化。根据这一理论，在临床治疗时，应依据患者病因的倾向性，决定相应的治疗方法，进行修复相应结构的手术治疗或进行有针对性的功能锻炼。在随访过程中也需要注意主要病因的动态变化与患者症状间的关系，调整治疗策略。

在临床工作中，常根据盂肱关节不稳发生的方向，分为单方向不稳和多方向不稳。单方向不稳中则主要包括前方不稳及后方不稳。本书在接下来的章节中，将根据此分类方式分别介绍。

第二节　肩关节前方不稳

肩关节前方不稳是指肱骨头向肩关节的前下方发生脱位或半脱位，是肩关节不稳中最常见的类型。本病多与急性创伤病史有关，常表现为进行性易发作的复发性脱位。影像学检查是本病诊疗的核心。

一、病因及发病机制

肩关节前方不稳通常与急性肩关节前脱位有关。急性肩关节前脱位常出现于肱骨极度外旋，并伴有一定程度的外展时，肱骨受到沿长轴向前内侧方向暴力，如向侧后方摔倒时肘部撑地。亦可见与肱骨过度外展，伴有一定程度的外旋时，肱骨中远段受到自下而上的暴力，肱骨干以肩峰为支点形成杠杆，使肱骨头向前下方滑出，多见于双手上举的对抗性运动。

急性肩关节前脱位可导致关节盂前下部及肱骨头后上部的结构损伤，这种双极损伤使肩关节的前向稳定性下降，易发生进一步的前向脱位与半脱位。而反复发生的前向脱位及半脱位会进一步加重这些损伤。

关节盂侧损伤被认为是引起肩关节复发性前脱位的主要损伤，因为它缩小了关节窝的有效面积。关节盂侧的损伤位于关节盂的前下部，在肩关节急性前脱位时，前下方的关节盂唇及骨性关节盂受到肱骨头的挤压、碰撞，同时也受到前下方的关节囊及下盂肱韧带前束牵拉。损伤程度较轻者会出现前下方的关节盂唇撕裂，统称为Bankart损伤（包括Perthes损伤、ALPSA损伤）。撕裂、缺损的盂唇不能有效加深关节窝并阻挡肱骨头，导致了盂肱关节稳定性的下降。目前研究显示，关节盂唇的缺损会导致盂肱关节的稳定性下降近50%。关节囊及韧带牵拉程度较重者可出现关节盂前下部的骨性缺损。多数关节盂骨性缺损为关节囊及下盂肱韧带牵拉引起的撕脱骨折，称为骨性Bankart损伤。少数患者肱骨头碰撞程度较重，可引起大面积的关节盂骨折。前下方的骨性缺损导致关节盂面积变得更小，使盂肱关节稳定性下降。

肱骨头侧损伤通常被认为是次要损伤，该损伤最早于1940年由Hill HA和Sachs MD首次描述，即为Hill-Sachs损伤，是指在肩关节急性脱位时，肱骨头向前下方移位，其后上部与关节盂碰撞引起的凹陷性骨折。这种骨性损伤比关节盂侧的骨性Bankart损伤更多见。对多数患者而言，这种骨性缺损通常浅而小，对关节稳定性几乎没有影响。但部分患者在肩关节外旋、外展时，关节盂前下部会嵌入骨性缺损内，造成难以复位的复发性脱位。

近年来，关节盂轨道（glenoid track）理论结合了盂肱关节骨性缺损的两极病变，更准确地阐明了 Hill-Sachs 损伤在发生嵌插性肩关节前脱位中的意义，指导了肩关节前方不稳的术前评价，并影响了手术决策。该理论首先定义了关节盂轨道的概念，即肩关节在肱骨最大外旋状态下，肱骨从体侧至外展 90° 的过程中，关节盂对应在肱骨头上的投影经过的区域（图 4-2-1）。当肱骨头上的 Hill-Sachs 损伤被该区域完全覆盖时，该肩关节被认为"在轨道上"（on-track），此肩关节不会发生嵌插性前脱位；当 Hill-Sachs 损伤跨越该区域的内侧边界时，该肩关节被认为"脱离轨道"（off-track），此肩关节在活动至该体位时，会发生嵌插性前脱位。骨性 Bankart 损伤会引起轨道变窄，内侧边界外移，使 Hill-Sachs 损伤更容易发生跨越（图 4-2-2）。根据这一理论，即使是范围较小的 Hill-Sachs 损伤，如果其位于肱骨头后上部较靠近内侧，亦可能发生嵌插性前脱位。针对 off-track 的患者，在手术中应对缺损进行修补，通过增加轨道范围或缩小 Hill-Sachs 损伤以防止复发。目前研究显示，对需要进行关节盂骨性修补的患者，如仅进行了盂唇缝合，在复发后进行补救性关节盂骨性修补，其复发的概率要高于首次手术直接进行骨性修补的患者。

此外，急性肩关节前脱位引起下盂肱韧带前束损伤也参与引起肩关节前方不稳。急性肩关节前脱位时，下盂肱韧带前束受肱骨头挤压，发生牵拉伤，引起韧带松弛、关节盂侧盂唇韧带复合体的损伤和肱骨头附着点的撕裂（HAGL）及撕脱骨折（BHAGL），导致下盂肱韧带前束张力下降，其阻挡肱骨头的能力下降，增加不稳风险。

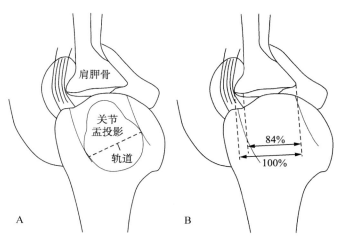

图 4-2-1 关节盂轨道理论模式图

"投影"为关节盂在肱骨头上的投影范围，"轨道"为肩关节外展至 90° 的过程中该投影经过的范围，即为关节盂轨道。所示关节盂仅有 84% 与肱骨关节面接触，位于肩袖止点范围内其余部分位于肱骨关节面外（赵宇晴 绘）

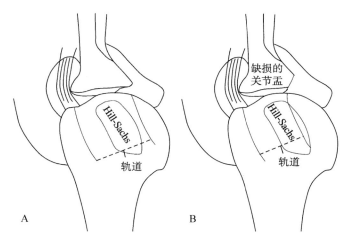

图 4-2-2 关节盂轨道理论中的 on-track 与 off-track

A.Hill-Sachs 损伤位于轨道范围内，肩关节 on-track；B.Hill-Sachs 损伤与 A 图相同，但关节盂缺损范围大，Hill-Sachs 损伤位于轨道外，肩关节 off-track（赵宇晴 绘）

二、临床表现

肩关节前方不稳可出现在任何年龄的患者中，但在青年人中更多见。患者多存在明确的急性前脱位病史，在急性前脱位后出现反复发作的脱位及滑动、不适感的半脱位症状。其发作频率随发作次数逐步增加。患者多在外旋、外展位出现症状，如穿套头衫等，严重者可能在睡眠中翻身时即可发生。少部分患者可以主动地使其肩关节脱位及复位。目前有多种针对肩关节前方不稳的症状进行评价的体系，如牛津肩关节不稳评分（OSIS）、肩关节不稳严重程度评分（ISIS）、西安大略肩关节不稳指数（WOSI）等。

评价肩关节前方不稳的查体方式有很多，其中最准确的就是恐惧-复位试验。患者平卧于检查床一侧，检查者使患者上肢呈外旋外展位，此时 IGHL 张力最大，如患者 IGHL 存在损伤，则会有明显的即将发生前方脱位的恐惧感，称为恐惧试验阳性。若仅表现为疼痛感，不能认为恐惧试验阳性。复位试验是恐惧试验的延续，对患者的肱骨施加后向的力量，可使患者的恐惧感或疼痛明显减轻，则复位试验阳性。在复位试验的基础上，不提醒患者的情况下，检查者突然撤去后向力量，患者再次出现恐惧感或疼痛，这称为惊吓试验或前向释放试验。这一系列查体试验敏感度中等，但特异度很高。

三、影像学表现

影像学检查处于本病的诊疗决策树中的核心地位，影像学评价是否准确全面会严重影响患者的治疗方案及预后。通常需评价骨性损伤、盂唇损伤、盂肱韧带及关节囊损伤。

肩关节X线片检查可用于肩关节前方不稳的初步检查。常规肩关节前后位可以对肩关节进行整体观，

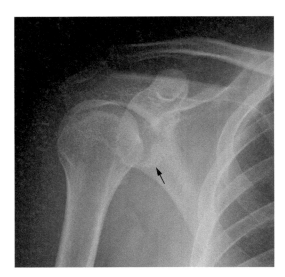

图4-2-3 肩关节前方不稳患者X线片正位（AP位）

关节盂前下部可见游离骨片（箭），提示关节盂骨折或骨性Bankart损伤。患者内旋位摄片，但Hill-Sachs损伤显示不清

评价有无严重的骨折，并除外部分其他疾病。取肱骨内旋位进行投照，可将肱骨头后方的Hill-Sachs损伤旋转至侧面，相较于肱骨中立、外旋位，更利于Hill-Sachs损伤的检出（图4-2-3）。盂肱关节正位（Grashey位）可用于准确显示盂肱关节的对位关系，评价是否存在持续的半脱位或骨软骨损伤。肩胛骨Y位及腋轴位亦有助于显示Hill-Sachs损伤及骨性Bankart损伤（图4-2-4）。但由于腋轴位需患者外展肱骨，可能增加再次脱位的风险，检查时应谨慎。

CT能准确地显示肩关节前方不稳的骨性改变，是用于定量评价关节盂骨性Bankart损伤及肱骨头Hill-Sachs损伤最好的方法。

关节盂骨性Bankart损伤在CT上表现为关节盂前下部的骨性缺失。骨性Bankart损伤在本质上属于撕脱骨折，局部可见撕脱骨片，但多数患者在检查时骨片已发生吸收，撕脱的骨片体积缩小，或肩胛颈部回缩，并与局部骨质融合，甚至完全吸收，因此仅能观察到关节盂的缺损（图4-2-5，图4-2-6）。关节盂前下部的形态缺损通常于VR重建的En-face位进行观察。En-face位定义为使关节盂正面朝向观察者的

角度。在En-face位上，正常的关节盂前下部表现为圆滑连续的曲线，而缺损的关节盂前下部则较为平直。骨性Bankart损伤的缺损程度也在此图像上进行测量。临床中最简便易行的方法是，将未缺损关节盂的前下部至后下部近似为圆形，对存在骨性Bankart损伤的关节盂，基于未发生缺损的后下方关节盂绘制最大拟合圆，以模拟未缺损时的关节盂形态，测量缺损关节盂边界至拟合圆的距离，计算该距离占拟合圆直径的百分比，作为缺损比例（图4-2-7）。在临床实践中普遍认为，关节盂径线缺损大于25%属于严重缺损，应进行骨性修补。目前该评价方法仍存在进一步改进的空间。

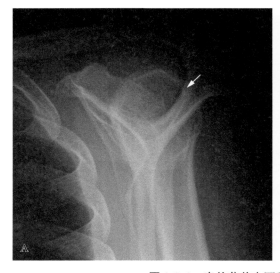
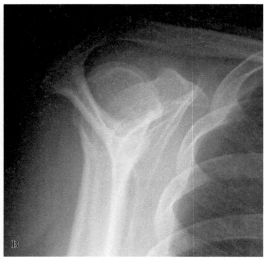

图4-2-4 肩关节前方不稳患者X线片肩胛骨Y位

患侧（A）与健侧（B）比较，可见患侧肱骨头后方骨质缺损（箭），关节盂因重叠因素显示不清

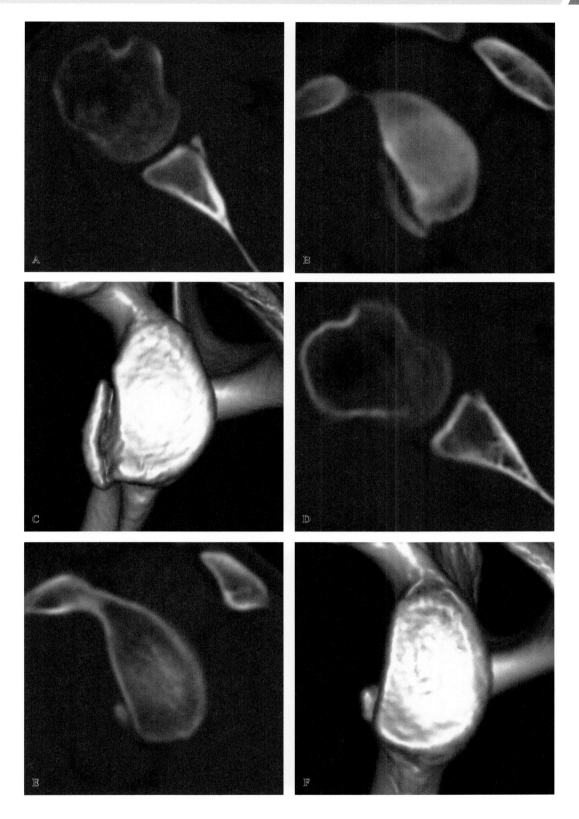

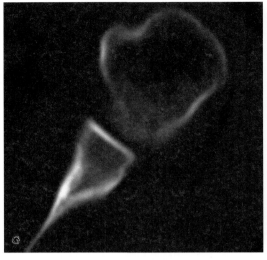

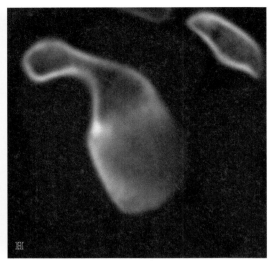

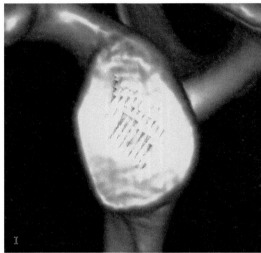

图4-2-5　肩关节前方不稳患者的关节盂骨性 Bankart 损伤

　　CT平扫轴位（A）、斜矢状位（B）及VR En-face 位（C）为同一患者，关节盂前下部可见骨缺损，骨折 片吸收不明显；轴位（D）、斜矢状位（E）及VR En- face位（F）为同一患者，关节盂前下部可见骨缺损， 骨折片明显吸收变小；轴位（G）、斜矢状位（H）及 VR En-face位（I）关节盂前下部为同一患者，关节盂 前下部可见骨缺损，骨折片已完全吸收

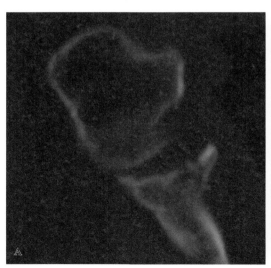

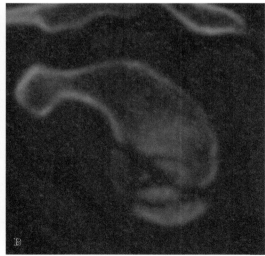

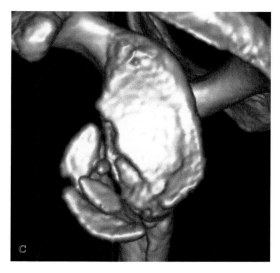

图4-2-6　肩关节前方不稳患者合并急性关节盂骨折

CT平扫轴位（A）、斜矢状位（B）及VR En-face位（C）可见前方移位游离的骨块，边缘锐利，无明显骨质吸收

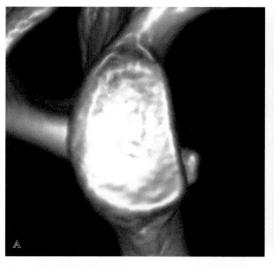

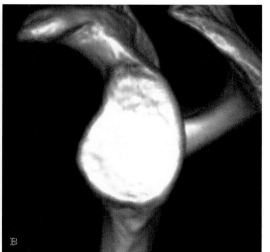

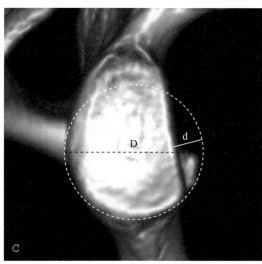

图4-2-7　肩关节前方不稳骨性Bankart损伤评价

将肩关节CT VR重建图像旋转至En-face位（A）。（B）为同一患者健侧关节盂En-face位，关节盂下部近似为圆形。以关节盂后下部为标准，绘制最大拟合圆，比较缺损位置径线（D）与拟合圆直径（D），计算缺损百分比（C）

肱骨头Hill-Sachs损伤在CT中表现为肱骨头后上部的骨性凹陷。传统方法对Hill-Sachs损伤的评价主要在轴位上进行。在轴位观察时，应注意与解剖颈的局部凹陷区分，Hill-Sachs损伤位置通常较高，且位于肱骨头关节面范围内，而解剖颈位置靠外，位于关节面、关节囊范围外（图4-2-8）。在进行Hill-Sachs损伤的测量时，通常选择缺损最大的层面绘制肱骨头关节面的最大拟合圆，测量缺损的宽度、深度等。VR图像能更直观地显示并测量Hill-Sachs的缺损范围（图4-2-9）。

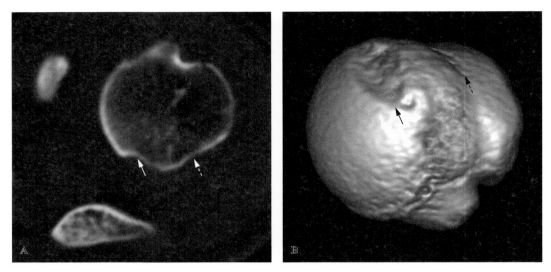

图4-2-8 肩关节前方不稳骨性Hill-Sachs损伤

CT平扫轴位（A）及VR（B）显示，Hill-Sachs损伤位于关节面范围内（实箭），解剖颈的局部凹陷更靠外侧（虚箭）

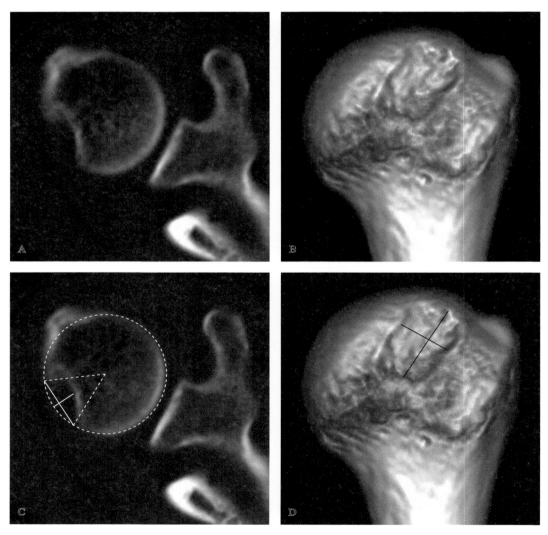

图4-2-9 肩关节前方不稳的Hill-Sachs损伤

　　CT平扫轴位（A）可见肱骨头后上方的局部骨性凹陷。在CT VR重建图像（B）中，能更直观地显示肱骨头的局部凹陷。在CT平扫轴位中，以肱骨头关节面为标准绘制最大拟合圆，基于此可测量Hill-Sachs损伤的宽度、深度、角度等（C）。在VR图像中，可以进一步测量Hill-Sachs损伤的范围（D）

在关节盂轨道理论中，对关节盂的评价也通过测量缺损径线实现，需测量拟合圆的直径（D）及缺损径线（d）。该理论认为，在关节盂无缺损的情况下，肩关节位于90°外展外旋位时，仅有84%的关节盂与肱骨关节面接触，形成轨道，其他部分位于肩袖止点以外，因此该轨道范围为0.84D。当关节盂前下部发生骨性缺损（d）后，其轨道宽度track为0.84D-d。在该理论中进行的Hill-Sachs测量与传统方式不同。测量在VR重建图像中进行。测量的数据并非Hill-Sachs的宽度，而是定义为Hill-Sachs损伤的内缘距离肩袖肌腱肱骨止点区内缘的距离，称为Hill-Sachs间隔（HSI）。当HSI＞track时，即（HSI＋d）/D＞0.84时，认为该肩关节off-track，而HSI＜track时，即（HSI＋d）/D＜0.84，认为其on-track（图4-2-10）。

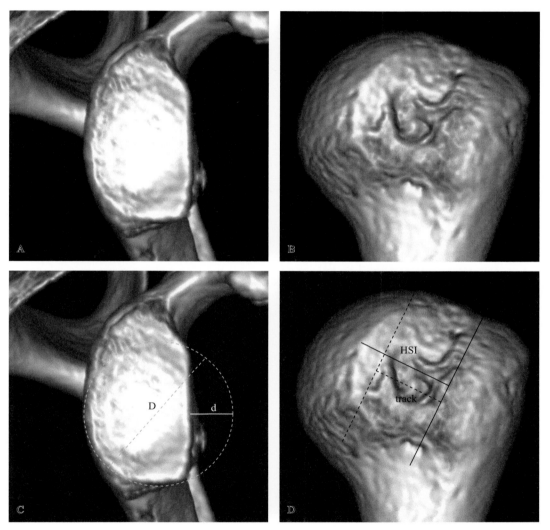

图4-2-10　依据关节盂轨道理论评价肩关节前方不稳
在CT VR关节盂En-face位（A）、肱骨头后方（B）图像中评价。在关节盂En-face位中，以关节盂后下部为标准，绘制最大拟合圆，测量缺损位置径线（d）与拟合圆直径（D）（C）；在肱骨头后方图像中，标注肩袖止点内缘及Hill-Sachs损伤边缘，测量Hill-Sachs损伤内缘距肩袖止点内缘的距离HSI（D），本例患者HSI＞track，肩关节off-track

结合关节盂缺损径线评价，对缺损范围大于25%的患者应进行关节盂骨性修补，对off-track且关节盂缺损范围小于25%不需进行骨性修补者，应对Hill-Sachs损伤进行骨性或软组织性填充。关于关节盂轨道理论目前仍在实际应用中不断完善。

如患者存在下盂肱韧带肱骨止点的撕脱骨折，即BHAGL损伤，在CT中则可观察到相应位置的骨皮质缺损及游离骨片。

MR也可以显示肱骨头及关节盂的骨性改变（图4-2-11，图4-2-12），但受层厚、层间距的影响，其测量不如CT准确。但MR能发现Hill-Sachs损伤时的骨髓水肿，表现为肱骨头内的片状边界模糊的压脂T₂WI

高信号，有利于检出较浅表的Hill-Sachs损伤。肩关节前脱位时可能引起肩袖、肱二头肌长头腱的损伤、撕裂，MR平扫即可有效检出这些损伤。MR平扫也可以观察关节盂唇的形态变化，在盂唇形态、位置变化明显时，可以清晰显示盂唇的损伤。

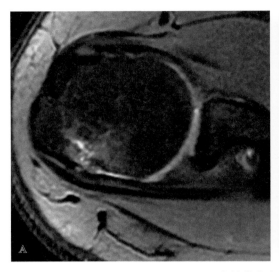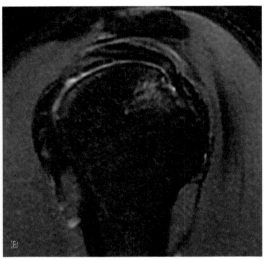

图4-2-11　肩关节前方不稳的Hill-Sachs损伤

MR平扫FS T$_2$WI轴位（A）及斜矢状位（B）可见肱骨头后上方的骨质凹陷，局部可见片状长T$_2$信号，提示局部骨髓水肿

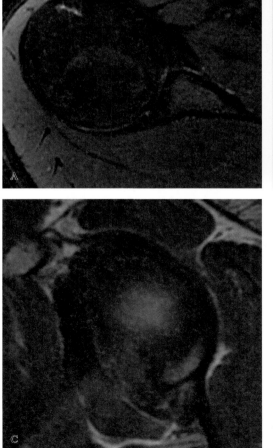

图4-2-12　肩关节前方不稳的骨性Bankart损伤

MR平扫FS T$_2$WI轴位（A）、斜矢状位（B）及T$_1$WI斜矢状位（C）显示关节盂前下部的骨性不连，与关节盂分离

　　存在HAGL损伤时，则可见下盂肱韧带肱骨止点撕脱，在冠状位上呈"J"字征（图4-2-13）。外旋外展位（ABER位）通过拉伸肩关节前下方结构，能更清晰地展示下盂肱韧带体部、肱骨止点及盂唇附着点的撕裂情况。

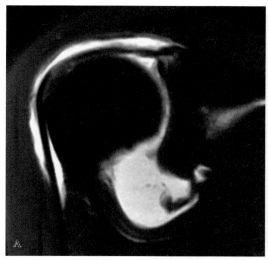
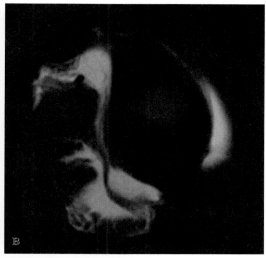
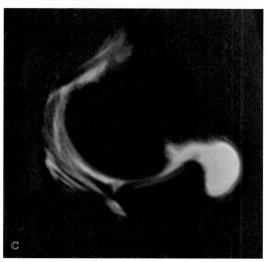

图4-2-13　肩关节前方不稳的HAGL损伤

MR关节造影FS T₁WI斜冠状位（A）可见中断的下盂肱韧带前束，呈"J"字征，斜矢状位（B）可见松弛的下盂肱韧带，ABER位（C）可见下盂肱韧带近肱骨止点毛糙，显示不清

　　MR关节造影能更有效地检出前下方的盂唇撕裂，包括典型的Bankart的损伤及相关损伤（图4-2-14）。与肩关节前方不稳相关的经典的盂唇损伤为Bankart损伤，是指前下方关节囊及下盂肱韧带前束牵拉，引起局部肩胛颈骨膜断裂，并撕裂关节盂唇，但不引起其他骨质损伤。在关节造影中，Bankart损伤表现为盂唇与骨性关节盂明显分离，但骨性关节盂未缺失（图4-2-15）；Perthes损伤和ALPSA（前方盂唇韧带骨膜套袖撕裂）损伤均轻于Bankart损伤，其骨膜仅与肩胛骨分离，而未断裂。其中，Perthes损伤的盂唇仍位于原位，而ALPSA损伤的盂唇连同骨膜向肩胛颈方向回缩。在关节造影中，Perthes损伤表现盂唇与关节盂部分分离，且盂唇位于原位（图4-2-16）；ALPSA损伤则表现为盂唇明显回缩（图4-2-17）。

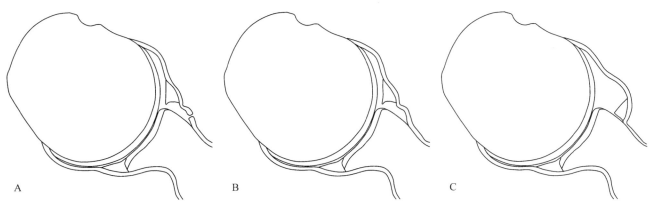

图 4-2-14　前方不稳相关的盂唇损伤模式图

Bankart 损伤（A）为盂唇撕裂伴骨膜断裂，Perthes 损伤（B）为盂唇撕裂不伴骨膜撕裂并位于原位，ALPSA 损伤（C）为盂唇撕裂不伴骨膜撕裂并向近端回缩（赵宇晴　绘）

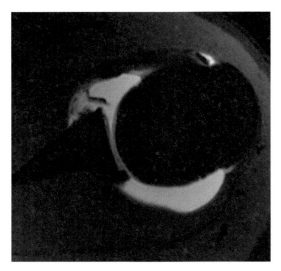

图 4-2-15　肩关节前方不稳的关节盂唇 Bankart 损伤

MR 关节造影 FS T₁WI 可见前下方关节盂唇与关节盂完全分离，肩胛颈部骨膜断裂

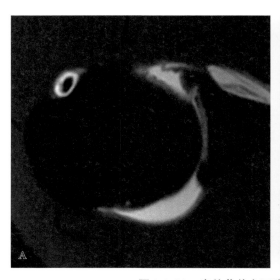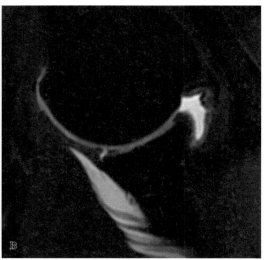

图 4-2-16　肩关节前方不稳的关节盂唇 Perthes 损伤

MR 关节造影 FS T₁WI 轴位（A）及 ABER 位（B）可见前下关节盂唇撕裂、造影剂进入，撕裂盂唇未移位

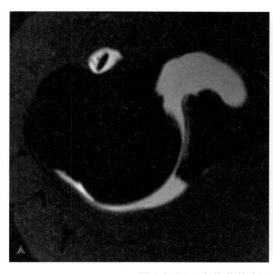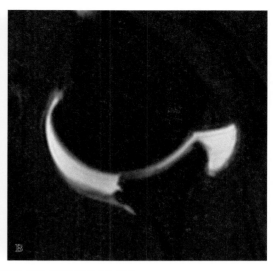

图 4-2-17　肩关节前方不稳的关节盂唇 ALPSA 损伤

MR 关节造影 FS T₁WI 轴位（A）及 ABER 位（B）可见关节盂唇与关节盂分离，并向肩胛颈部方向明显回缩

四、治疗

对肩关节急性前脱位患者，进行闭合复位后，需固定 3 ～ 6 周，固定姿势可为体侧内旋或体侧外旋，目前仍存在争论。对出现前方不稳的患者，可尝试进行保守治疗，应注意肩袖和肩胛骨周围稳定肌肉训练，尤其注意在运动中避免出现引起脱位动作和姿势。

肩关节前向不稳的手术治疗，包括关节盂侧及肱骨头侧两部分。对关节盂侧的 Bankart 损伤，手术是首先将粘连的盂唇韧带关节囊复合体与肩胛盂分离，新鲜化盂唇和肩胛盂后，利用带线锚钉将 Bankart 损伤复位并固定在肩胛盂上进行修复。对骨缺损范围小于 25% 的骨性 Bankart 损伤，也可以采用此种方法治疗。

关节盂骨缺损超过 25%，且 ISIS 评分超过 6 分，则应考虑对关节盂骨缺损进行植骨，恢复关节盂面积。常用的骨材料有自体喙突、自体髂骨等。目前采用较多的是喙突带联合肌腱共同移植手术（Latarjet 或 Bristow 手术）。此手术可以同时达到三种效应，即增加关节盂接触面积、喙突和联合肌腱提供动力悬吊功能、肩胛下肌腱下半部分下拉后的前方稳定作用。目前喙突联合肌腱移植手术可以采用切开或关节镜下进行。

如果患者 Hill-Sachs 损伤严重，或者肩胛盂缺损未超过 25%，但术前评估为 off-track 的病例，需要进行附近冈下肌腱填充缺损。手术过程为利用锚钉将冈下肌腱固定在缺损处。这两种手术操作均可在关节镜下或者以切开方式进行。如果患者有 HAGL 损伤，则采用锚钉修复韧带到肱骨侧损伤区域。

第三节　肩关节后方不稳

肩关节后方不稳是指肱骨头向关节盂后方滑动，发生脱位与半脱位。本病首次于 1952 年被描述，在全部肩关节不稳的病例中占 2% ～ 10%。肩关节后方不稳通常由于急性创伤、反复微创伤导致肩关节局部骨性及软组织结构损伤引起。影像学检查在对本病的全面评价、手术决策中起着至关重要的作用。

一、病因及发病机制

肩关节后方不稳的常见病因为急性创伤及反复微创伤。急性创伤引起肩关节后方不稳相对少见，通常继发于首次急性肩关节后脱位引起，其受伤时肱骨通常位于外展、内旋位，合并前屈，受到后向暴力，如向前摔倒时上肢撑地。反复微创伤引起的肩关节后方不稳，多因患者从事对牵拉后下关节囊或关节后方应力较大的动作，如投掷、蝶泳及自由泳、棒球及高尔夫球等。部分患者还存在关节盂及盂唇发育不良的因素。

肩关节后脱位引起肩关节后方不稳的机制主要为双极改变，包括肱骨头侧的反 Hill-Sachs 损伤和后下方关节盂损伤，这与肩关节前方不稳类似。这两处损伤既是肩关节后脱位的结果，也是引起肩关节后脱位加重并反复发作的原因。

反 Hill-Sachs 损伤是指肩关节后脱位时肱骨头前部与关节盂后下部碰撞引起的凹陷性骨折，当关节盂嵌插至这一凹陷时，会引起难以复位的后脱位。后下方关节盂损伤包括局部的盂唇损伤及骨性损伤。当肩关节后脱位时，肱骨头向后下方移位，后下关节囊及下盂肱韧带后束牵拉关节盂及盂唇。损伤较轻时仅引起后下方盂唇撕裂，损伤严重时可引起撕脱骨折，称为反骨性 Bankart 损伤。后下方盂唇撕裂和骨性结构的缺失使后下部关节窝有效面积缩小，对肱骨头的阻挡作用下降，使脱位更易复发。下盂肱韧带后束的损伤也参与了后脱位引起后方不稳的过程。下盂肱韧带后束是后方关节囊范围内唯一的韧带样结构，在肩关节外展至 45°～90° 时，紧张的下盂肱韧带后束能有效阻止肱骨头后移。在急性后脱位的过程中，盂肱韧带后束可能发生损伤、断裂，导致其失去对肱骨头的限制作用。

反复微创伤引起肩关节后方不稳的机制与从事特定运动引起后方盂唇及关节囊损伤有关。后方关节盂唇可以阻挡肱骨头过度后移，当其发生磨损、撕裂时，由于体积缩小，且在受力时稳定性下降，不能有效发挥作用。在进行投掷和蝶泳及自由泳等过度运动、棒球及高尔夫球的挥棒动作和网球的反手引拍动作时，后方盂唇的压力会明显上升。肩胛下肌力量下降的患者，后方盂唇承受的压力会进一步增大，更容易发生撕裂。位于下盂肱韧带后束至肱二头肌长头腱的范围内后方关节囊，不包含任何关节囊韧带结构，强度低，易损伤。在进行上述运动中，薄弱的后方关节囊会受到反复牵拉，导致局部松弛、强度下降，对肱骨头的限制能力减弱。前上方结构在肩关节后方不稳发病中的作用目前仍存在争议。在肩关节前屈、内旋、内收时，上盂肱韧带张力增加，对限制肱骨头后移起辅助作用，有尸体研究发现，此时切断上盂肱韧带会诱发后方脱位。但在临床观察中，对此处的结构进行加固并不能减少后方脱位的发生。

骨性关节盂后下方发育较小导致关节盂后下方的有效面积缩小，后方盂唇发育较小导致关节窝深度不足及软骨面相对后倾，均会增加肩关节后方不稳的风险。

二、临床表现

肩关节后方不稳的患者仅有少数存在明确的急性后脱位的病史，其症状多表现为复发性肩关节后脱位，严重者脱位后发生嵌插，难以自行复位。多数患者通常有从事特定运动项目的病史，而非明确的急性创伤病史，其症状表现为非特异性的肩关节疼痛不适，与活动相关，伴力量减退及发作性的后方半脱位感。

在体格检查中，肩关节后方不稳患者的压痛部位主要位于关节后部，这可能与局部的滑膜炎及邻近肩袖的损伤有关。在肩关节相关的众多体格检查中，Kim 试验在肩关节后方不稳的患者中具有重要意义。患者取坐位，肱骨体侧外展 90°，检查者沿肱骨长轴向患者方向施加外力，并逐步将肱骨向前上方移动 45°，使肱骨轴线朝向后下方，如患者有明确的半脱位感并伴有疼痛为阳性，考虑患者存在后下方盂唇损伤，其敏感度可达 97%。

三、影像学表现

在肩关节后方不稳的影像学检查中，X 线检查应包含肩关节正位（即 AP 位）或肩胛骨的前后位（即肩关节 Grashey 位）、腋轴位及肩胛骨 Y 位。但由于 X 线片重叠因素较多，典型征象观察困难，因此 X 线检查主要用于排除其他肩关节的骨性异常。其典型的影像学表现为肱骨头前部的骨性缺损或局限性骨质密度减低（反 Hill-Sachs 损伤），以及关节盂后方的骨性缺损（反骨性 Bankart 损伤）。在 AP 位或 Grashey 位中，部分患者可表现为关节间隙明显变窄、消失，提示投照时患者存在脱位（图 4-3-1）。腋轴位则可观察下方关节盂的形态改变（图 4-3-2）。

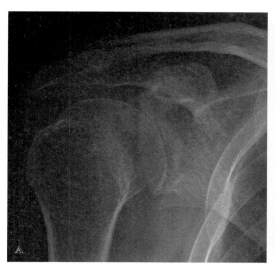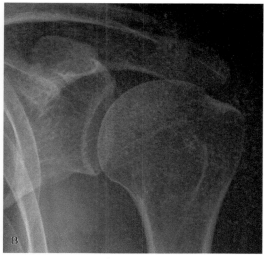

图 4-3-1　肩关节后方不稳患者肩关节正位（AP位）X线

患侧（A）肱骨头可见骨性密度减低区，提示局部存在反Hill-Sachs损伤，与健侧（B）对比，患侧关节间隙显著狭窄，且骨质密度减低区与关节盂后缘重叠，提示患者目前处于后脱位且嵌插状态

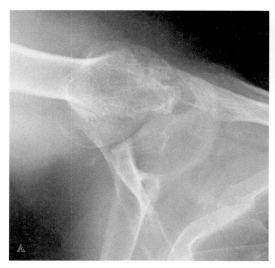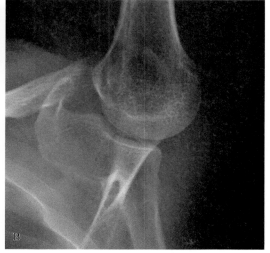

图 4-3-2　肩关节后方不稳患者腋轴位X线

患侧（A）肩关节腋轴位与健侧（B）肩关节腋轴位对比，下方关节盂骨质略平，局部可见撕脱游离骨片

与X线相比，CT检查能更清晰地显示并评价肱骨头的反Hill-Sachs损伤和关节盂的反骨性Bankart损伤。与前向不稳类似，关节盂后方及肱骨头骨性缺损范围的评价对手术决策有重要意义。在测量反骨性Bankart损伤时，通常于关节盂En-face面的关节盂前下部绘制最大拟合圆，测量后方缺损部分占拟合圆直径的百分比（图4-3-3）。目前对肱骨头的反Hill-Sachs损伤的评价方法，是于CT轴位肱骨头中心层面绘制关节面的最大拟合圆，测量缺损深度占最大拟合圆直径的百分比（图4-3-4）。与肩关节前向不稳类似，这两处损伤的程度在病情评估及手术决策中有重要作用。目前普遍认为，当关节盂缺损范围大于25%或反Hill-Sachs损伤范围大于30%时，后脱位容易发生嵌插，手术时应对相应损伤部位进行额外修补。

MR平扫在评价骨性缺损中不如CT准确，但其可用于评价肩关节周围软组织的情况，如是否存在继发于后方不稳的后部的肩袖损伤、滑膜炎及增加盂唇撕裂风险的肩胛下肌损伤等，也能在一定程度上观察关节盂唇的变化。MR造影检查被更广泛地用于评价肩关节后方不稳的软组织因素。典型的影像学表现包括后方盂唇的损伤、下盂肱韧带后束及关节囊的损伤。

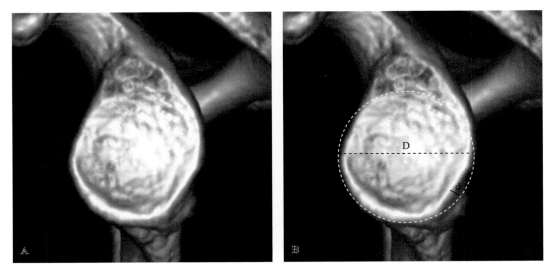

图 4-3-3　肩关节 CT 反骨性 Bankart 损伤的评价

将肩关节 CT VR 图像旋转至 En-face 位（A）。以关节盂前下部绘制最大拟合圆，比较缺损位置径线（d）与拟合圆直径（D），计算缺损百分比（B）

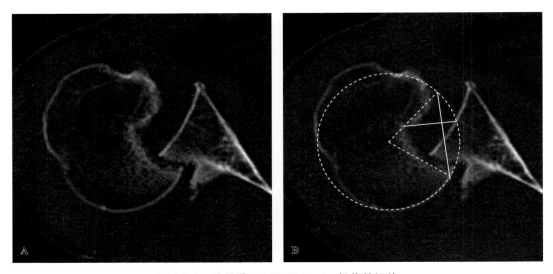

图 4-3-4　肩关节 CT 反 Hill-Sachs 损伤的评价

选取肩关节 CT 轴位图像肱骨头中心层面（A），沿关节面绘制最大拟合圆，评价缺损宽度、缺损深度、缺损角度范围等（B）

　　与肩关节后方不稳相关的后方盂唇损伤主要位于后下部，6～9点方向。在 MR 造影中，其主要表现为相应部位盂唇内对比剂进入及正常盂唇形态的消失。Kim 等总结了肩关节后方不稳的患者后方盂唇撕裂的关节镜下及关节造影表现，将后方盂唇损伤分为 4 型（表4-3-1）。Ⅰ型指盂唇完全撕裂，与关节盂分离，但未见明显移位（图4-3-5A）；Ⅱ型又称 Kim 损伤，指盂唇部分撕裂，未累及盂唇全层，局部可有囊肿形成（图4-3-5B）；Ⅲ型指盂唇软骨的磨损，盂唇正常边界轮廓消失（图4-3-5C）；Ⅳ型仅适用于关节镜诊断，指后方盂唇的瓣状撕裂。部分患者后方盂唇撕裂的范围可能更大，自前上方约1点方向经后方累及后下盂唇，表现为 SLAP Ⅷ型损伤（图4-3-6），这类患者的盂唇撕裂多由过头运动引起。另外，发育较小或撕裂磨损的盂唇，会增加软骨性关节面的后倾程度，导致肩关节后方不稳的风险增加（图4-3-7）。

表4-3-1 后方盂唇损伤的Kim分型

Kim分型	关节镜下	肩关节MR造影
Ⅰ	盂唇与关节盂分离，但无移位	对比剂穿透盂唇全层
Ⅱ	浅表的小裂隙	对比剂进入盂唇内，但未穿透盂唇
Ⅲ	盂唇软骨的磨损缺失	盂唇正常形态缺失
Ⅳ	瓣状撕裂	—

下盂肱韧带后束损伤可表现为韧带的扭伤水肿及撕裂。扭伤水肿表现为下盂肱韧带的张力下降，韧带增粗，T$_2$WI信号增高。撕裂可发生于关节盂侧及肱骨头侧。关节盂侧撕裂表现为韧带附着处的盂唇撕裂。肱骨头侧撕裂的典型表现为下盂肱韧带后束肱骨附着点撕脱，即后HAGL损伤。少数损伤严重的患者可能合并下盂肱韧带前束撕裂。使用ABER位进行MR造影检查有利于下盂肱韧带损伤的检出。关节囊撕裂的患者较为少见，在MR造影中表现为观察到局部关节囊连续性中断及对比剂外溢。

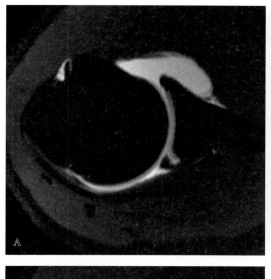
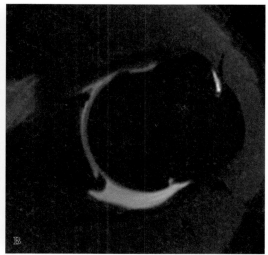
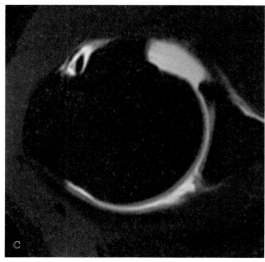

图4-3-5 后方关节盂撕裂的Kim分型

MR关节造影FS T$_1$WI轴位。A. Kim Ⅰ型，盂唇完全撕裂，与关节盂分离，但未见明显移位；B. Kim Ⅱ型，盂唇部分撕裂，未累及盂唇全层；C. Kim Ⅲ型，盂唇软骨的磨损，盂唇正常边界轮廓消失

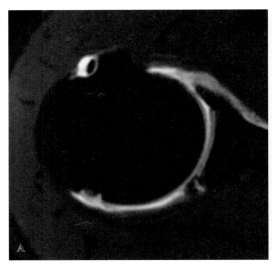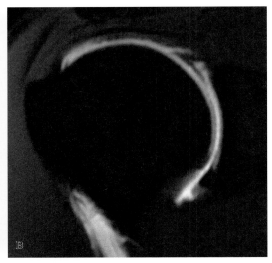

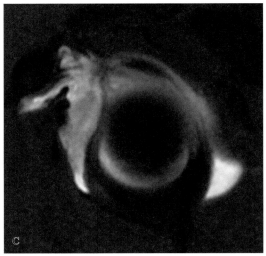

图 4-3-6　肩关节后方不稳患者广泛盂唇撕裂 SLAP Ⅷ型

MR 关节造影 FS T_1WI 轴位（A）显示后下方盂唇撕裂，斜冠状位（B）显示上方盂唇撕裂 SLAP Ⅱ型，结合斜矢状位（C）评价，本患者存在 8～1 点方向的盂唇撕裂，SLAP Ⅷ型

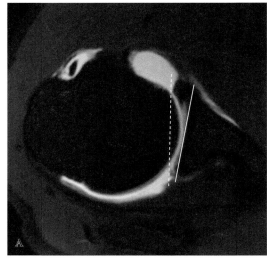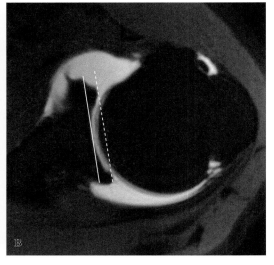

图 4-3-7　肩关节后方不稳的软骨面后倾

MR 关节造影 FS T_1WI 轴位患者（A）与非不稳患者（B）对比，实线为骨性关节面，虚线为软骨关节面，可见后方不稳患者由于盂唇损伤，软骨面相对后倾

四、治疗

对于急性第一次肩关节后脱位，如果肱骨头反Hill-Sachs损伤不严重，缺损范围＜20%，可以尝试麻醉下肩关节复位，复位后固定在外展外旋30°位置6～8周后，患者可逐渐恢复正常的活动。

对于反复肩关节后向脱位或不稳患者，建议进行手术干预。手术内容针对以下病变进行处理：关节囊后部扩张、后侧盂唇撕裂、关节囊撕裂或隐匿性裂隙（Kim病变）、肱骨盂韧带反向撕脱、反Hill-Sachs骨折、反骨性Bankart损伤、盂唇发育不全的关节盂后倾等。手术方式包括盂唇锚钉修复、关节囊折缝或皱缩、Hill-Sachs缺损填充、后倾肩胛盂截骨矫正等，操作可以采用切开或者关节镜下进行。

第四节　肩关节多方向不稳

肩关节多方向不稳（multidirection instability，MDI）最早在1980年提出，是指肩关节非自主性向下方半脱位，并伴有至少一个其他方向的不稳。肩关节动态稳定结构和静态稳定结构的功能异常是导致本病的主要原因。其诊断较困难，需要结合病史、查体及影像学检查。

一、病因及发病机制

肩关节多方向不稳的病因根据其出现的时间可分为先天性因素和后天性因素，也可能为二者综合引起。先天性因素主要指可以导致全身关节囊松弛的系统性疾病，后天性因素则主要与反复轻微损伤有关。根据病因对肩关节稳定性的作用机制，可将病因分为静态结构因素和动态结构因素。

肩关节多方向不稳的静态结构因素包括关节盂及盂唇形成的关节窝的深度、关节囊及周围韧带的长度与韧性。其中关节囊的冗余松弛是肩关节多方向不稳患者最具有特征性的表现。这种改变可能与某些系统性疾病有关，如Ehlers-Danlos综合征、马方综合征、成骨不全症、良性关节过度活动综合征、肩胛肱骨筋膜营养不良等。反复的微创伤或反复过度拉伸关节囊韧带也可引起关节囊的松弛冗余。部分患者可能同时有系统性疾病和微创伤性因素。值得注意的是，关节囊不同部分的病变在肩关节多方向不稳的意义并不相同，下盂肱韧带的前束、后束及肩袖间隙中的上盂肱韧带、喙肱韧带的损伤在其中发挥了最主要的作用。此外，目前的研究显示，肩关节多方向不稳的患者的关节窝深度显著浅于同年龄的正常人群。

肩关节多方向不稳的动态结构因素通过将肱骨头向关节盂方向挤压实现稳定，包括肩袖、三角肌及肱二头肌长头。目前的研究认为，肩关节周围肌肉的功能异常会引起肩部活动的动力学及动态轨迹异常，进而增加肩关节多向不稳定的风险。

二、临床表现

肩关节多方向不稳的首次发病通常与明确的外伤无关。典型症状是在盂肱关节两个及以上的方向出现明显的滑动感，并进一步发生半脱位。但多数患者症状不典型，通常没有明确的滑动感，而多表现为肩关节周围、位置不明确的疼痛不适感，与活动相关，伴有力量减退。该症状通常在过头运动时出现，负重时加重。

肩关节活动度增大是患者常见的症状及查体表现，但在实际临床工作中，活动度增大的标准并不明确，患侧与健侧的差距通常也不明显。查体时患者可表现为恐惧试验阳性、负荷转移实验阳性，将上肢向下牵引可见凹陷征阳性，复位试验疼痛缓解等。系统性疾病引起的关节囊松弛常累及多个关节。因此在临床中，还可发现患者存在手指、肘关节、膝关节等部位活动度增大的表现，如小指被动背伸超过90°、拇指被动外展至与前臂方向接近、肘关节及膝关节主动过伸超过10°、站立体前屈掌心可平贴地面等。

三、影像学表现

肩关节多方向不稳的诊断主要依赖于临床病史、症状与查体，但影像学检查能为其诊断提供更充分的证据。

X线片及CT检查可用于评价关节盂形态有无异常，如关节盂面积较小、关节盂深度较浅或关节盂存在缺损等，也可以显示由于反复多方向不稳引起的肱骨头形态变化。

MR平扫主要用于评价肩关节周围软组织的情况，如是否合并肩袖损伤、是否存在关节盂唇撕裂引起的唇旁囊肿，也可以显示局部关节软骨因不稳定碰撞引起的损伤及软骨下的骨髓水肿。MR平扫在一定程度上也能观察关节盂唇的变化，但准确性不如肩关节造影检查。

MR造影检查是用于评价肩关节多方向不稳的最佳方案，它可以有效评价关节腔容积及腔内解剖结构的损伤情况、关节囊张力及盂唇撕裂。在肩关节MR造影中，目前认为关节腔容积的增加、冗余松弛的关节囊是本病最主要征象，主要表现为腋窝的明显加深和充盈关节囊的张力下降（图4-4-1）。近期有研究测量了肩关节造影检查中下方关节囊至盂唇的距离（图4-4-2），发现肩关节多方向不稳患者中，该距离较无相应症状人群明显增大，在诊断中有较高的敏感度和特异度。反复关节囊损伤的患者可表现为关节囊局部的增厚松弛，这一改变多发生于下盂肱韧带走行区。另外，上盂肱韧带、喙肱韧带的损伤松弛可引起肩袖间隙宽度的增加，也是肩关节多方向不稳的常见征象之一。

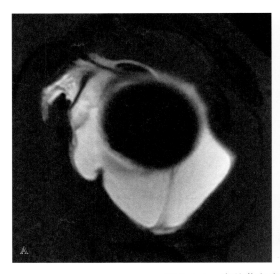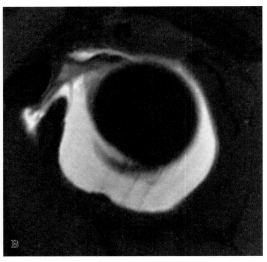

图4-4-1　肩关节多方向不稳的关节囊松弛

MR关节造影FS T₁WI斜矢状位对比MDI患者（A）与非MDI患者（B），前者关节囊明显松弛

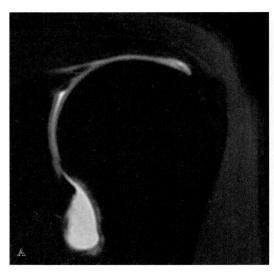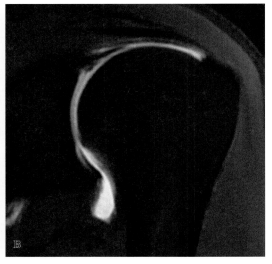

图4-4-2　肩关节多方向不稳患者腋囊松弛

MR关节造影FS T₁WI斜冠状位测量MDI患者（A）与非MDI患者（B）下方关节囊至盂唇距离，（A）约18mm，（B）约13mm

　　肩关节多方向不稳造成的关节盂唇的撕裂范围通常较大，可连续撕裂达180°以上，在MR造影检查中可见对比剂进入盂唇内或盂唇与关节盂明显分离（图4-4-3）。

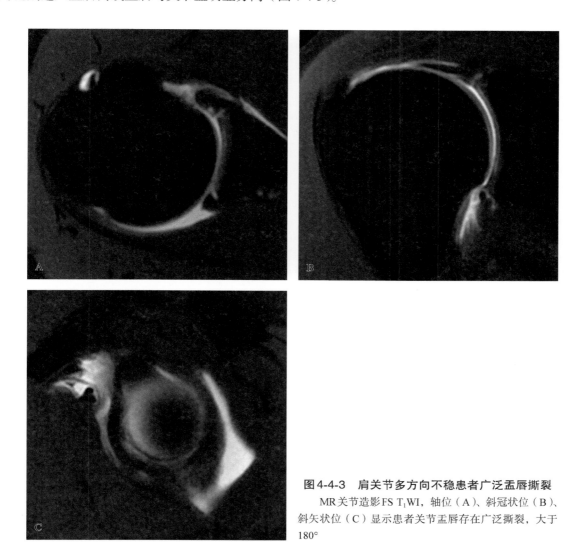

图4-4-3　肩关节多方向不稳患者广泛盂唇撕裂

MR关节造影FS T₁WI，轴位（A）、斜冠状位（B）、斜矢状位（C）显示患者关节盂唇存在广泛撕裂，大于180°

四、治疗

　　肩关节多方向不稳的首选治疗方案为非手术治疗。此过程应至少持续6个月。该期间的治疗重点为训练恰当的肩胛骨周围肌肉控制、新的运动技巧及协调并持续保持。训练方式包括使用支具、胶带等，主要采取等长训练，以完善肩胛骨稳定机制，此后可过渡至肩袖等肩关节周围肌肉的力量训练。整个过程需要患者、家人、康复医师共同参与。

　　当患者明确诊断肩关节多方向不稳，在某一方向有明确不稳症状，保守治疗无效，且排除患者心理问题或者胶原病等（如Ehlers-Danlos综合征）后可以考虑手术治疗。手术可以进行采用破损盂唇修复，下关节囊上提，冗长关节囊折缝、皱缩等方式。

（赵宇晴　袁慧书）

参 考 文 献

［1］Bankart AS，1923．Recurrent or habitual dislocation of the shoulder joint．Br Med J，2：1132-1133．
［2］Bankart ASB，1938．The pathology and treatment of recurrent dislocation of the shoulder-joint．BJS Open，26：23-29．

［3］Bigliani LU，Pollock RG，Soslowsky LJ，et al，1992．Tensile properties of the inferior glenohumeral ligament．J Orthop Res，10：187-197．

［4］Blasier RB，Soslowsky LJ，Malicky DM，et al，1997．Posterior glenohumeral subluxation：active and passive stabilization in a biomechanical model．J Bone Joint Surg Am，79（3）：433-440．

［5］Bottoni CR，Franks BR，Moore JH，et al，2005．Operative stabilization of posterior shoulder instability．Am J Sports Med，33（7）：996-1002．

［6］Burkart AC，Debski RE，2002．Anatomy and function of the glenohumeral ligaments in anterior shoulder instability．Clin Orthop Relat Res，400：32-39．

［7］Burkhart SS，De Beer JF，2000．Traumatic glenohumeral bone defects and their relationship to failure of arthroscopic Bankart repairs：significance of the inverted-pear glenoid and the humeral engaging Hill-Sachs lesion．Arthroscopy，16：677-694．

［8］Chalmers PN，Christensen GV，Oneill D，et al，2020．Does bone loss imaging modality，measurement methodology，and interobserver reliability alter treatment in glenohumeral instability?Arthroscopy，36（1）：12-19．

［9］Cole BJ，Rodeo SA，O'Brien SJ，et al，2001．The anatomy and histology of the rotator interval capsule of the shoulder．Clin Orthop，390：129-137．

［10］Cooper DE，Arnoczky SP，O'Brien SJ，et al，1992．Anatomy，histology，and vascularity of the glenoid labrum．An anatomical study．J Bone Joint Surg Am，74：46-52．

［11］Debski RE，Wong EK，Woo SL，et al，1999．An analytical approach to determine the in situ forces in the glenohumeral ligaments．J Biomech Eng，121：311-315．

［12］Dewing CB，McCormick F，Bell SJ，et al，2008．An analysis of capsular area in patients with anterior，posterior，and multidirectional shoulder instability．Am J Sports Med，36（3）：515-522．

［13］Di Giacomo G，Itoi E，Burkhart SS，2014．Evolving concept of bipolar bone loss and the Hill-Sachs lesion：from "engaging/non-engaging" lesion to "on-track/off-track" lesion．Arthroscopy，30：90-98．

［14］Engebretsen L，Craig EV，1993．Radiologic features of shoulder instability．Clin Orthop，291：29-44．

［15］Favre P，Senteler M，Hipp J，et al，2012．An integrated model of active glenohumeral stability．J Biomech，45：2248-2255．

［16］Ferrari DA，1990．Capsular ligaments of the shoulder．Anatomical and functional study of the anterior superior capsule．Am J Sports Med，18：20-24．

［17］Gaskill TR，Taylor DC，Millett PJ，2011．Management of multidirectional instability of the shoulder．J Am Acad Orthop Surg，19（12）：758-767．

［18］Ghafurian S，Galdi B，Bastian S，et al，2016．Computerized 3D morphological analysis of glenoid orientation．J Orthop Res，34（4）：692-698．

［19］Gyftopoulos S，Albert M，Recht MP，2014．Osseous injuries associated with anterior shoulder instability：what the radiologist should know．AJR Am J Roentgenol，202：W541-W550．

［20］Hall RH，Isaac F，Booth CR，1959．Dislocations of the shoulder with special reference to accompanying small fractures．J Bone Joint Surg Am，41-A（3）：489-494．

［21］Hawkins RJ，Koppert G，Johnston G，1984．Recurrent posterior instability（subluxation）of the shoulder．J Bone Joint Surg Am，66（2）：169-174．

［22］Hernandez A，Drez D，1986．Operative treatment of posterior shoulder dislocations by posterior glenoidplasty，capsulorrhaphy，and infraspinatus advancement．Am J Sports Med，14（3）：187-191．

［23］Hill HA，Sachs MD，1940．The grooved defect of the humeral head．Radiology，35：690-700．

［24］Hintermann B，Gachter A，1995．Arthroscopic findings after shoulder dislocation．Am J Sports Med，23：545-551．

［25］Howell SM，Galinat BJ，1989．The glenoid-labral socket．A constrained articular surface．Clin Orthop Relat Res，（243）：122-125．

［26］Huber WP，Putz RV，1997．Periarticular fiber system of the shoulder joint．Arthroscopy，13：680-691．

［27］Hurley JA，Anderson TE，1990．Shoulder arthroscopy：its role in evaluating shoulder disorders in the athlete．Am J Sports Med，18：480-483．

［28］Jost B，Koch PP，Gerber C，2000．Anatomy and functional aspects of the rotator interval．J Shoulder Elbow Surg，9（4）：336-341．

［29］Kim KC，Rhee KJ，Shin HD，et al，2007．Estimating the dimensions of the rotator interval with use of magnetic resonance arthrography．J Bone Joint Surg Am，89（11）：2450-2455．

［30］Kim S，Ha K，Park J，et al，2003. Arthroscopic posterior labral repair and capsular shift for traumatic unidirectional recurrent posterior subluxation of the shoulder. J Bone Joint Surg Am，85（8）：1479-1487.

［31］Kim S，Ha K，Yoo J，et al，2004. Kim's lesion：an incomplete and concealed avulsion of the posteroinferior labrum in posterior or multidirectional posteroinferior instability of the shoulder. Arthroscopy，20（7）：712-720.

［32］Kim S，Noh K，Park J，et al，2005. Loss of chondrolabral containment of the glenohumeral joint in atraumatic posteroinferior multidirectional instability. J Bone Joint Surg Am，87（1）：92-98.

［33］Kim S，Park J，Jeong W，et al，2005. The Kim test：a novel test for posteroinferior labral lesion of the shoulder-a comparison to the jerk test. Am J Sports Med，33（8）：1188-1192.

［34］Kim SH，Noh KC，Park JS，et al，2005. Loss of chondrolabral containment of the glenohumeral joint in atraumatic posteroinferior multidirectional instability. J Bone Joint Surg Am，87（1）：92-98.

［35］Kraeutler MJ，Currie DW，Kerr ZY，et al，2017. Epidemiology of shoulder dislocations in high school and collegiate athletics in the united states：2004/2005 through 2013/2014. Sports Health，10（1）：85-91.

［36］Lee HJ，Kim NR，Moon SG，et al，2013. Multidirectional instability of the shoulder：rotator interval dimension and capsular laxity evaluation using MR arthrography. Skeletal Radiol，42（2）：231-238.

［37］Lewis A，Kitamura T，Bayley JI，2004. Mini symposium：shoulder instability（ii）The classification of shoulder instability：New light through old windows. CurrOrthop，18：97-108.

［38］Lim C，Park K，Cho B，et al，2016. A new screening method for multidirectional shoulder instability on magnetic resonance arthrography：labro-capsular distance. Skeletal Radiol，45：921-927.

［39］Lippitt S，Matsen F，1993. Mechanisms of glenohumeral joint stability. Clin Orthop Relat Res，（291）：20-28.

［40］Matsen FA，Chebli C，Lippitt S，et al，2006. Principles for the evaluation and management of shoulder instability. J Bone Joint Surg Am，88：648-659.

［41］Matsen FA，Lippitt SB，DeBartolo SE，2004. Shoulder Surgery：Principles and Procedures. Philadelphia：Saunders.

［42］Mihata T，Gates J，McGarry MH，et al，2009. Effect of rotator cuff musculature imbalance on forceful internal impingement and peel-back of the superior labrum：a cadaveric study. Am J Sports Med，37（11）：2222-2227.

［43］Miller MD，Thompson SR，2019. Orthopaedic Sports Medicine. 5th ed. Philadelphia：Elsevier.

［44］Moroder P，Plachel F，Tauber M，et al，2017. Risk of engagement of bipolar bone defects in posterior shoulder instability. Am J Sports Med，45（12）：2835-2839.

［45］Moseley HF，Övergaard B，1962. The anterior capsular mechanism in recurrent anterior dislocation of the shoulder. J Bone Joint Surg Br，44（4）：913.

［46］Neer CS，Foster CR，1980. Inferior capsular shift for involuntary inferior and multidirectional instability of the shoulder. J Bone Joint Surg Am，62（6）：897-908.

［47］Neviaser TJ，1993. The anterior labroligamentous periosteal sleeve avulsion lesion：a cause of anterior instability of the shoulder. Arthroscopy，9：17-21.

［48］Norris T，1985. Diagnostic techniques for shoulder instability. Instr Course Lect，34：239-257.

［49］O'Brien SJ，Schwartz RS，Warren RF，et al，1995. Capsular restraints to anterior-posterior motion of the abducted shoulder：a biomechanical study. J Shoulder Elbow Surg，4（4）：298-308.

［50］Ovesen J，Nielsen S，1985. Experimental distal subluxation in the glenohumeral joint. Arch Orthop Trauma Surg，104（2）：78-81.

［51］Ovesen J，Njelsen S，1985. Stability of the shoulder. Cadaver study of stabilizing structures. Acta Orthop Scand，56（2）：149-151.

［52］Owens BD，Duffey ML，Nelson BJ，et al，2007. The incidence and characteristics of shoulder instability at the United States Military Academy. Am J Sports Med，35（7）：1168-1173.

［53］Pagnani MJ，Warren RF，1994. Stabilizers of the glenohumeral joint. J Shoulder Elbow Surg，3（3）：173-190.

［54］Perthes G，1906. Über operationen bei habitueller schulterluxation. Deutsch Z Chir，85：199-227.

［55］Provencher MT，Bhatia S，Ghodadra NS，et al，2010. Recurrent shoulder instability：current concepts for evaluation and management of glenoid bone loss. J Bone Joint Surg Am，92（suppl 2）：133-151.

［56］Provencher MT，Dewing CB，Bell SJ，et al，2008. An analysis of the rotator interval in patients with anterior，posterior，and multidirectional shoulder instability. Arthroscopy，24（8）：921-929.

［57］Provencher MT，Mologne TS，Hongo M，2007. Arthroscopic rotator interval closure：effect on glenohumeral translation and range of motion in an anterior and posterior stabilization model. American Orthopaedic Society for Sports Medicine annual meeting；Calgary，Canada.

［58］Rebolledo BJ，Nwachukwu BU，Konin GP，et al，2015. Posterior humeral avulsion of the glenohumeral ligament and associated injuries assessment using magnetic resonance imaging. Am J Sports Med，43（12）：2913-2917.

［59］Reider B，2016. Conquering the Hill-sachs. Am J Sports Med，44：2767-2770.

［60］Robinson CM，Aderinto J，2005. Recurrent posterior shoulder instability. J Bone Joint Surg Am，87（4）：883-892.

［61］Rowe CR，Zarins B，Ciullo JV，1984. Recurrent anterior dislocation of the shoulder after surgical repair. Apparent causes of failure and treatment. J Bone Joint Surg Am，66：159-168.

［62］Saleem AM，Lee JK，Novak LM，2008. Usefulness of the abduction and external rotation views in shoulder MR arthrography. AJR Am J Roentgenol，191：1024-1030.

［63］Schaeffeler C，Waldt S，Bauer JS，et al，2014. MR arthrography including abduction and external rotation images in the assessment of atraumatic multidirectional instability of the shoulder. Eur Radiol，24（6）：1376-1385.

［64］Seroyer S，Tejwani SG，Bradley JP，2007. Arthroscopic capsulolabral reconstruction of the type VIII superior labrum anterior posterior lesion：mean 2-year follow-up on 13 shoulders. Am J Sports Med，35（9）：1477-1483.

［65］Shaha JS，Cook JB，Rowles DJ，et al，2016. Clinical validation of the glenoid track concept in anterior glenohumeral instability. J Bone Joint Surg Am，98：1918-1923.

［66］Tung GA，Hou DD，2003. MR arthrography of the posterior labrocapsular complex：relationship with glenohumeral joint alignment and clinical posterior instability. AJR Am J Roentgenol，180（2）：369-375.

［67］Turkel SJ，Panio MW，Marshall JL，et al，1981. Stabilizing mechanisms preventing anterior dislocation of the glenohumeral joint. J Bone Joint Surg Am，63（8）：1208-1217.

［68］von Eisenhart-Rothe R，Mayr HO，Hinterwimmer S，et al，2010. Simultaneous 3D assessment of glenohumeral shape，humeral head centering，and scapular positioning in atraumatic shoulder instability：a magnetic resonance-based *in vivo* analysis. Am J Sports Med，38（2）：375-382.

［69］Weldon EJ，Boorman RS，Smith KL，et al，2004. Optimizing the glenoid contribution to the stability of a humeral hemiarthroplasty without a prosthetic glenoid. J Bone Joint Surg Am，86（9）：2022-2029.

［70］Wellmann M，Blasig H，Bobrowitsch E，et al，2011. The biomechanical effect of specific labral and capsular lesions of posterior shoulder instability. Arch Orthop Trauma Surg，131（3）：421-427.

［71］Wolf BR，Strickland S，Williams RJ，et al，2005. Open posterior stabilization for recurrent posterior glenohumeral instability. J Shoulder Elbow Surg，14（2）：157-164.

［72］Wolf EM，Cheng JC，Dickson K，1995. Humeral avulsion of glenohumeral ligaments as a cause of anterior shoulder instability. Arthroscopy，11：600-607.

［73］Yamamoto N，Itoi E，Abe H，et al，2007. Contact between the glenoid and the humeral head in abduction，external rotation，an horizontal extension：a new concept of glenoid track. J Shoulder Elbow Surg，16：649-656.

［74］Zacchilli MA，Owens BD，2010. Epidemiology of shoulder dislocations presenting to emergency departments in the United States. J Bone Joint Surg Am，92：542-549.

［75］Zhang H，Zhu YM，Lu Y，et al，2020. Establishment of a true en face view in the evaluation of glenoid morphology for treatment of traumatic anterior shoulder instability. Arthroscopy，36（3）：668-679.

第五章

肱二头肌长头腱损伤

第一节　概　述

肱二头肌的肌腱分为长头和短头，短头的起点位于喙突，肱二头肌长头腱（long head of biceps tendon，LHBT）起自盂上结节或上盂唇，同时存在一定的解剖结构变异。肱二头肌长头腱在附着处与上盂唇紧密相连，交织构成肱二头肌盂唇复合体（biceps labrum complex）。长头腱在关节盂起点处宽8.5～7.8 mm，向下逐渐变窄，到肌腱肌肉移行处宽4.5～2.6 mm，总长度约9cm，关节内滑动距离约18mm。肌腱全长分为3个部分：关节内部分，由盂上结节至结节间沟上界；腱鞘部分，即结节间沟内滑膜包围的部分；关节外部分。

在离开肩袖间隙进入结节间沟之前，即在关节内和滑膜外部分界处，肱二头肌长头腱存在30°～40°的转角，并形成稳定的软组织吊索结构，即滑车系统。滑车系统由喙肱韧带、盂肱上韧带和肩胛下肌腱远端组成，位于肩袖间隙。离开关节内间隙后，长头腱进入肱骨结节间沟，其骨槽的深度约4mm，外侧壁为大结节，内侧壁为小结节，结节间沟上缘切线与内壁切线形成的夹角称为内壁角，正常内壁角约为56°，平均深度为4.3mm。结节间沟主要由近端的冈上肌腱和喙肱韧带，以及来自远端的肩胛下肌腱纤维所覆盖，共同构成了一个基本的约束结构。肱二头肌长头腱滑液鞘与关节囊相交通，因此长头腱腱鞘内常含有少量液体。

肱二头肌长头腱主要功能包括屈肩、屈肘与前臂旋后，同时能下压肱骨头，限制其向前上移位，且在屈肘关节或肩关节外展外旋时，起到稳定肩关节前方的作用。

肱二头肌长头腱近端疾病与损伤是造成患者肩部功能异常和产生疼痛的主要原因之一。肱二头肌长头腱有不同的病变类型，按病理分为5类：肌腱炎（41%）、半脱位（8%）、完全脱位（19%）、部分撕裂（23%）和完全断裂（5%）。根据病因可分为原发性和继发性，原发性肱二头肌长头腱病变无其他病变存在；继发性肱二头长头腱病变常合并肩袖损伤。按部位可分为：起点病变、关节内病变、滑车段病变。肱二头肌长头腱损伤机制为"内撞击"学说，即反复过顶动作，肱骨头与上盂唇反复撞击，导致肌腱磨损撕裂，SLAP损伤，滑车损伤及肌腱移位。此外，结节间沟宽度增大、深度变小及内壁角过小与长头腱脱位和半脱位相关。而结节间沟内侧壁和底部的骨刺与长头肌腱慢性肌腱炎有关，反复磨损和炎症导致肌腱炎、磨损变性、部分撕裂至完全断裂。肱二头肌长头腱损伤可发生在近端，也可发生在远端，但以近端损伤最为常见，占90%～97%，其中关节内起点部和腱鞘部分是最常出现病变的部位。临床上常表现为肩关节前部疼痛，外展、后伸及旋转功能受限，结节间沟压痛明显，但其临床症状缺乏特异性，常被伴随的肩袖损伤所掩盖。

肩关节疼痛的病因较多，包括肩峰撞击征、肩袖损伤、肩关节不稳、粘连性肩关节囊炎、血管神经病变等，所有患者均主诉肩关节疼痛、活动障碍等，临床查体假阳性率也较高，诊断有一定的难度。传统的X线及CT能发现外伤后骨折及关节脱位，但无法反映肌腱损伤情况，而MRI具有良好的软组织对比及高空间分辨率等特点，能很好地显示肱二头肌腱附着点的解剖细节及病变情况，并且可以多平面成像，在肌腱损伤的诊断中优势明显。因此MRI是显示肱二头肌长头腱的首选检查方法。MR间接关节造影可使对比剂进入肌腱部分撕裂后的缺损区和撕裂的纤维内，提高了肌腱和周围结构的对比度，达到增加关节腔信号强度的作用，从而提高了肌腱部分撕裂的诊断敏感性。由于长头肌腱斜向走行，需综合多方位图像共同观察，轴位观察肌腱结节间沟部，斜矢状位观察肌腱的关节内部分，斜冠状位观察肌腱的起始部，即盂上结节和上盂唇区。

随着超声的快速发展，正逐渐成为诊断肌腱损伤的新方法。在评估肱二头肌长头腱完全撕裂、脱位及肌腱炎时，MRI 与超声检查有效性相当；在肌腱部分撕裂的准确性方面 MRI 高于超声。超声对肱二头肌长头腱小撕裂容易漏诊或误诊为肌腱炎。并且超声诊断的价值取决于有经验的超声医师或专业的骨骼肌肉超声医师，否则超声诊断的敏感度及特异度会明显下降。肱二头肌长头腱损伤常同时合肩袖损伤，超声在对肩袖撕裂准确评估同样低于 MRI，若超声不能确诊是否为部分撕裂，则可考虑行 MRI 检查。

第二节　肩关节肱二头肌肌腱病

肱二头肌长头腱肌腱病是运动系统中常见的软组织退行性病变，主要表现为肌腱处疼痛、局部肿胀和功能障碍，好发于运动员及肌腱过度劳损的人群，以肱二头肌长头肌腱炎为主。肱二头肌长头肌腱炎是一种慢性的炎症反应，部分与外伤有关。其病理表现为腱鞘充血、水肿、纤维化增厚、囊鞘内积液及肌腱增厚。

【病因】

原发性肌腱炎为单独结节间沟段受累，而无肩袖损伤；继发性肌腱炎为合并肩袖病变的肌腱炎，较原发性更为常见，可能由关节外撞击引起。肱二头肌长头腱由于其走行在结节间沟中的特殊解剖结构，当肩关节内收、内旋及后伸时肌腱滑向上方，而肩关节外展、外旋、屈曲时肌腱滑向下方。肱二头肌长头腱在运动过程中受到牵拉、压力、摩擦力及剪切力的作用，长期反复活动会导致该处肌腱与腱鞘摩擦增加，导致腱鞘管壁增厚、鞘腔变窄，进而引起腱鞘滑膜层急性水肿或慢性损伤性炎症。肱二头肌长头腱炎也可因外伤或劳损而急性发病。肱二头肌长头肌腱炎的发生还与结节间沟形态相关，肱骨头结节间沟宽度、深度与其内壁角明显相关，当内壁角≥90°为结节间沟狭窄，此种情况下在肩关节外展活动时肌腱易受摩擦，进而引起损伤。此外，长头肌腱慢性炎症与肩关节骨关节炎密切相关。Burkhead 将肱二头肌长头肌腱炎分为两种类型：撞击性肌腱炎及磨损性肌腱炎。撞击性肌腱炎更为常见，与肩峰下外侧撞击和肩袖断裂有关。在这种情况下，长头肌腱在上举和旋转肩关节时被挤压在肱骨头、肩峰和喙肩韧带之间，通常不引起滑膜炎症。磨损性肌腱炎常伴有肌腱周围滑膜炎，并可累及肌腱的结节间沟部分。长头肌腱损伤是一个损伤与修复不断交替的过程，长此以往终将导致肌腱结构改变，最终引起肌腱局部撕裂乃至全层撕裂。

【临床表现】

肱二头肌长头肌腱炎和腱鞘炎（伴或不伴肌腱半脱位）的发病率尚不清楚，发病率最高的年龄是40～60岁。通常单侧受累，但也可以是双侧同时受累。

肱二头肌长头肌腱病临床症状缺乏特异性，在需要投掷的球类运动、高尔夫或游泳项目的运动员中可以出现前肩部及结节间沟处疼痛，疼痛缺乏明确定位，疼痛可扩展至上臂或放射至三角肌在肱骨的止点处。因其常伴有肩袖损伤、肩峰撞击及肩关节不稳等而导致本身的症状被掩盖。休息时也可出现疼痛，夜间及活动时症状加重，并可向上臂前外侧放射。急性期不能取患侧卧位，穿脱衣服困难，患手不能触及对侧肩胛骨下角。慢性炎症损伤也可导致肌腱肥大等宏观结构的改变，Boileau 等将"漏斗样肌腱（hourglass tendon）"描述为肱二头肌长头腱自身的病理实体，它的特点是关节内部分长头腱肥大，不能通过滑车复合体进入结节间沟，因此，临床上"漏斗样肌腱"表现为丧失10°～20°被动抬高和结节间沟的压痛。患者查体时常可发现结节间沟有明显压痛。体格检查主要包括 Yergason 试验、Speed 试验、O'Brien 试验等。合并肩周炎或其他疾病者，疼痛范围广，可见肩关节僵硬及肌萎缩。

【影像学表现】

在 X 线片上可见结节间沟骨刺形成，但无法直接诊断肌腱炎或腱鞘炎。MRI 是诊断腱鞘炎的主要方法。

正常肱二头肌长头腱在 T_1WI 及 PDWI 上均呈带状均一低信号影，可在多个成像切面上显示，但在轴面图像上显示最佳。在轴面 PDWIMRI 上，高信号的腱鞘内液体衬托出低信号的肌腱，表现为结节间沟内圆形或稍椭圆形的低信号影，表面光滑，几乎完全充满结节间沟，结节间沟内少量积液（图5-2-1）。肌腱厚度受年龄、性别、职业等因素的影响会发生变化。部分肌腱鞘内含有脂肪，在 MRI 上显示为高信号，有时会误诊为腱鞘炎的液性渗出。因此，MRI 横轴位及斜冠状位扫描均为脂肪抑制序列，腱鞘内脂肪表现为低信号，从而避免误诊为肌腱炎。

肱二头肌长头肌腱炎在 MRI 上常表现为肌腱增粗、内部信号增高，尤其在 FS PDWI 序列上（图5-2-

2），但无液体样明显高信号，可表现为节段性或弥漫性累及，受累肌腱区内部信号增高，呈"靶状"改变；同时常伴有腱鞘内大量积液及滑膜增生。长头肌腱的变性常合并有其他病变，如肩峰下撞击、肩袖损伤等（图5-2-3）。以往的研究认为，肱二头肌的肌腱炎和腱鞘炎在MRI中的表现缺乏特异性。肌腱内的异常信号强度可以提示是肌腱炎，也可以是肌腱撕裂；长头腱腱鞘内出现液体可以是正常表现，但也可以提示炎症，特别是盂肱关节内没有渗出时。有研究认为，肱二头肌长头腱腱鞘内的液体只有在其将肌腱完全包绕

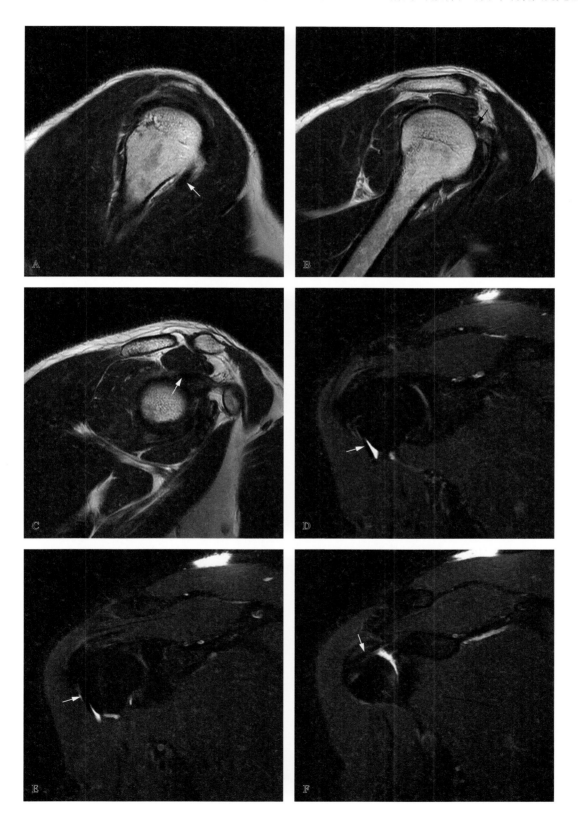

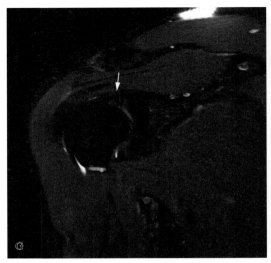
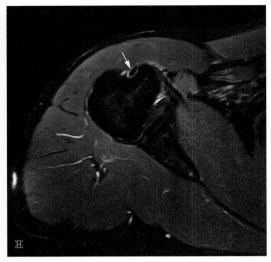

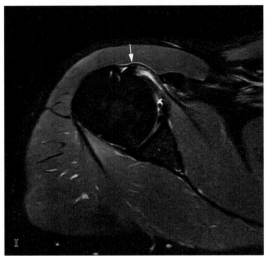

图5-2-1 正常肱二头肌长头腱MRI表现

A～C.斜矢状位T₁WI示肱二头肌长头腱由下往上、由外往内走行，并止于上盂唇；D～G.斜冠状位FS PDWI示粗细均匀、呈低信号的长头腱绕行至上盂唇；H～I.轴位FS PDWI示长头腱走行于结节间沟内

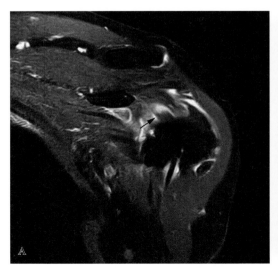
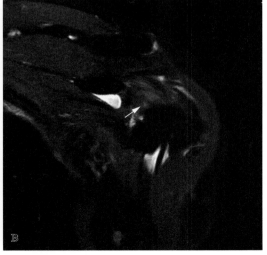

图5-2-2 肱二头肌长头腱近端变性

A～B.斜冠状位FS PDWI示肱二头肌长头腱近端增粗，信号增高

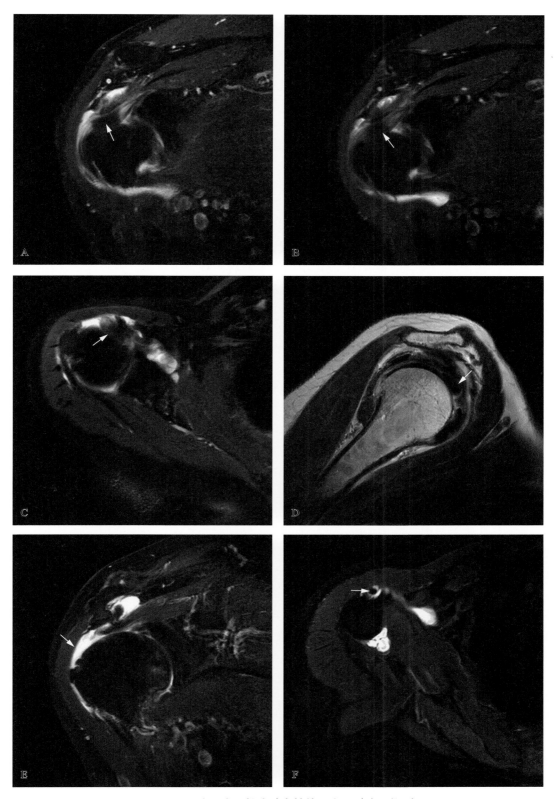

图 5-2-3　肱二头肌长头腱变性伴冈上肌腱全层撕裂

A～C.斜冠状位、轴位 FS PDWI 示肌腱近端增粗、信号增高；D.斜矢状位T₁WI 示肌腱增粗、信号增高；E.斜冠状位 FS PDWI 示冈上肌腱全层撕裂；F.轴位 FS PDWI 示腱鞘周围积液

而且没有大量关节渗出时才考虑为异常，并指出旋肱前静脉的血流缓慢也可以造成结节间沟内这一区域信号强度的增高，这时有可能被误诊为是肌腱炎。肩关节 MR 造影在一定程度上提高诊断的准确度，长头肌

腱炎在造影时肌腱常无对比剂进入，而肌腱撕裂常可见造影剂进入肌腱内。

【治疗】

保守治疗包括改变运动及生活方式、口服非甾体药物和理疗。结节间沟内、肩峰下和盂肱关节腔内注射糖皮质激素和局部麻醉药进行封闭治疗可以取得很好的短期临床效果。但是，对于合并肩袖损伤、肩峰下撞击综合征等疾病的肱二头肌长头腱病变，保守治疗的长期效果欠佳，需考虑手术治疗。

第三节　关节内肱二头肌肌腱撕裂

正常情况下，肱二头肌长头腱可以承受极高的张力，健康的肱二头肌肌腱极少发生撕裂。

【病因】

肱二头肌长头腱撕裂以中老年患者多见，青壮年亦可见；好发部位在肌腱起始下 1.2～3.0 cm 处的血管下区或靠近肌腱肌肉联合的结节间沟处。肱二头肌长头腱的部分和完全撕裂通常与潜在的肌腱病变有关，如肌腱变性、撞击综合征、肩袖撕裂、SLAP 撕裂及肌腱不稳定等有关。在临床上，绝大多数肱二头肌长头腱撕裂源自肩关节撞击综合征，在肱骨头与喙肩弓长期撞击摩擦的基础上，肱二头肌长头腱发生退行性变，进而发生肌腱病理性撕裂。一般致伤暴力小，患者通常无明显疼痛感或感觉轻微，局部无出血及皮下瘀斑。当肘关节屈曲、前臂旋后位，外力突然作用于前臂使肱二头肌处于高度紧张状态，可致长头腱急性损伤性撕裂。如举重物或引体向上时，多见于青壮年。

【临床表现】

肱二头肌长头腱的完全撕裂可伴有响声，而后出现瘀斑和上臂软组织轮廓的改变。急性创伤性肱二头肌长头腱撕裂常多见于运动员，有明确的受伤因素。肌腱撕裂导致肱二头肌不能正常收缩，前臂二头肌肌腹异常隆起畸形，出现典型的"大力水手"征，并伴有屈肘、旋后力量减弱。慢性肱二头肌长头腱病变在发生断裂前的临床表现为肩关节前方疼痛，而撕裂后其肩痛常表现为突如其来的改善。结节间沟压痛具有很高的诊断意义。而长头腱的部分撕裂常缺乏特征性的临床表现。

【分类和分级】

肱二头肌长头腱根据撕裂程度，可将其分为部分撕裂和完全撕裂。部分撕裂指长头腱连续性部分中断；完全撕裂指长头腱关节内部分消失或连续性中断，或结节间沟空虚。

【影像学表现】

MRI 是诊断肱二头肌长头腱撕裂的主要检查方法，具有中度敏感性、较高的特异性和准确性。由于长头肌腱斜向走行，需要结合多方位图像共同观察。一般推荐利用横轴位观察肌腱结节间沟部，而利用斜矢状位观察肌腱的关节内部分。不过，由于肱二头肌长头腱撕裂也可发生于肌腱的起始部（盂上结节和上盂唇区），而斜冠状面是显示此部分的最佳方位，因此需综合评价 3 个扫描方位。

1. 肱二头肌长头腱部分撕裂　肱二头肌长头腱部分撕裂的 MRI 表现与肌腱充血、炎性损伤的表现较为相似，这时主要依靠肌腱的形态改变，即肌腱纤细或粗细不均、PDWI 上信号更高等特征进行鉴别。部分撕裂在 MRI 上表现为肌腱在 PDWI 上信号明显增高或不均匀增高但肌腱尚连续，肌腱纤细或粗细不均，中断部位变细并液体样信号，或肌腱增粗并内部局限性明显高信号（图 5-3-1）。冠状位上可见肌腱形态局部变细，或肌腱周围毛糙，横轴位上可发现肌腱表面失去光滑的边缘。其特征性表现为韧带内的高信号纵向裂隙（图 5-3-2），裂隙同时累及关节囊内和囊外段较为常见，有时可局限于其中一段；近侧端的部分撕裂可合并前上盂唇的损伤（图 5-3-3）。肩关节 MR 造影可见对比剂进入肌腱内部。

2. 肱二头肌长头腱完全撕裂　表现为肌腱关节内部分的连续性中断或消失（图 5-3-4），横轴位示结节间沟空虚，未见连续低信号肌腱影，充满高信号的积液（图 5-3-5），向下的层面可见肱二头肌短头腱。斜冠状位示撕裂的长头肌腱呈波浪状回缩（图 5-3-6），局部高信号，肌腹下移、回缩，表现为"大力水手"征（图 5-3-7），长头腱区正常肌腱信号被液体取代。少数肱二头肌长头腱完全撕裂表现为游离的残端。一般情况下完全撕裂诊断并不困难，但需要注意的是，当患者肩关节外旋不够充分时，位于关节囊内的那部分肌腱显示不清，容易造成漏诊；此外，严重的肌腱炎由于肌腱显示不清易被误诊为肌腱撕裂。

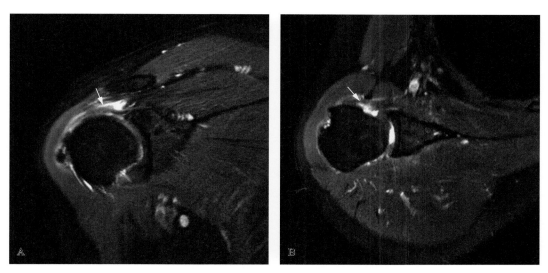

图 5-3-1 肱二头肌长头腱近端部分撕裂
A、B.斜冠状位及轴位 FS PDWI 示肱二头肌长头腱近端信号增高，肌腱粗细不均、表面毛糙

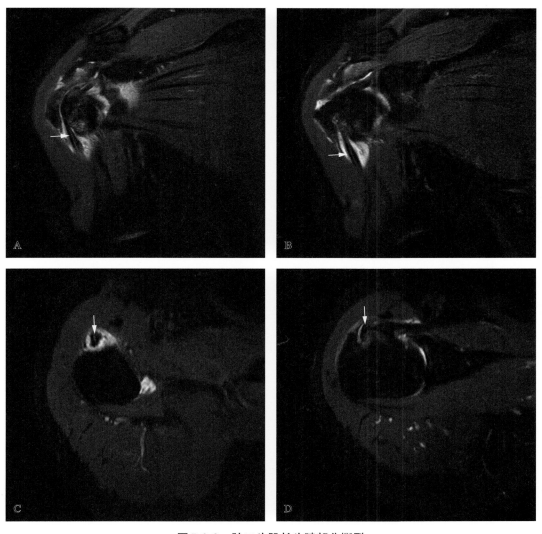

图 5-3-2 肱二头肌长头腱部分撕裂
A、B.斜冠状位 FS PDWI 示长头腱内纵向裂隙；C.轴位 FS PDWI 示肌腱内高信号及周围腱鞘积液

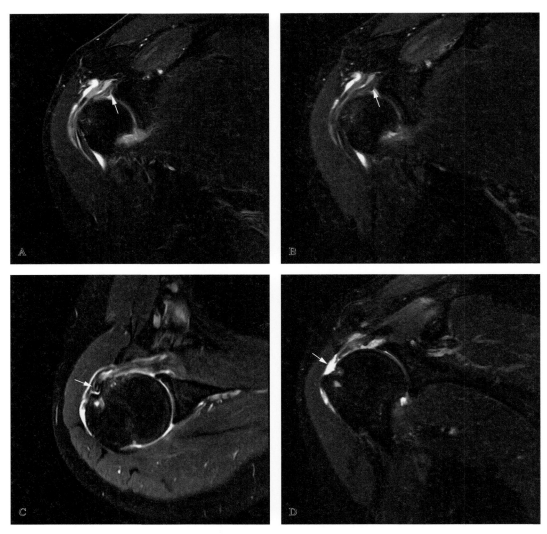

图5-3-3 肱二头肌长头腱部分撕裂伴前上盂唇损伤、冈上肌腱全层撕裂

A、B.斜冠状位FS PDWI示长头腱信号增高，表面毛糙，前上盂唇连续性欠佳；C.轴位FS PDWI示肌腱内高信号纵向裂隙，肩胛下肌腱部分撕裂；D.斜冠状位FS PDWI示冈上肌腱全层撕裂

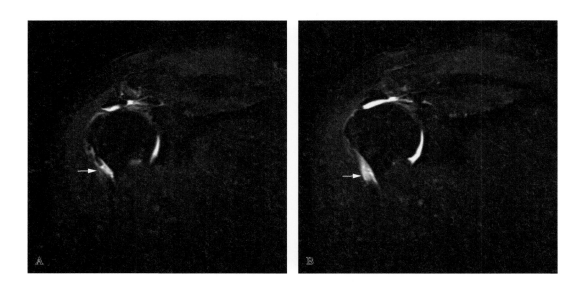

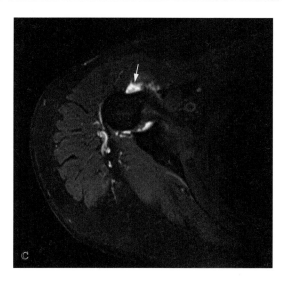

图 5-3-4　肱二头肌长头腱完全撕裂

A、B.斜冠状位 FS PDWI 示长头腱走行消失；C.轴位 FS PDWI 示结节间沟空虚，内充满积液

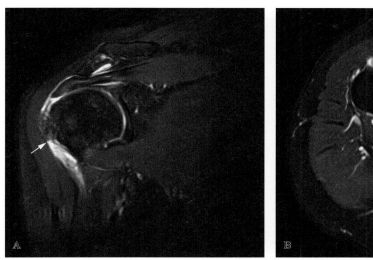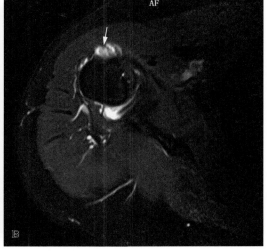

图 5-3-5　肱二头肌长头腱完全撕裂

A、B.斜冠状位、轴位 FS PDWI 示肱二头肌长头腱连续性中断，结节间沟内积液。同时伴有冈上肌腱全层撕裂

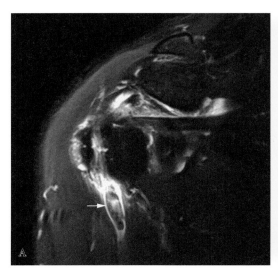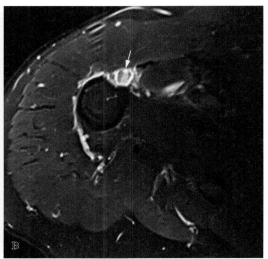

图 5-3-6　肱二头肌长头腱完全撕裂、断端回缩

A、B.斜冠状位、轴位 FS PDWI 示肱二头肌长头腱连续性中断、断端回缩至关节外，信号增高

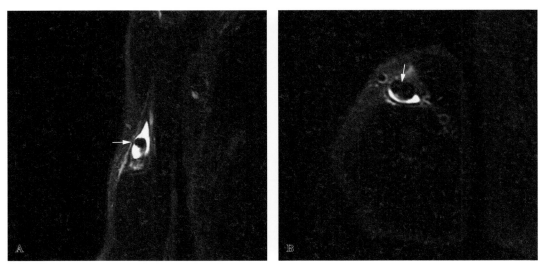

图5-3-7　"大力水手"征
A、B.斜冠状位、轴位FS PDWI示肱二头肌及长头腱回缩、局部隆起

　　肱二头肌长头腱近端部分撕裂或完全撕裂常合并其他肩关节损伤，包括外侧的肩峰下和喙突下撞击，内侧的前上撞击，SLAP损伤，肱二头肌长头腱本身的变性和不稳。除肩袖、盂唇外，损伤亦可累及喙肱韧带、盂肱上韧带及肩袖间隙关节囊。有研究发现，22%合并冈上肌腱撕裂，肩胛下肌腱撕裂28%。

　　有研究表明，肩关节MR直接造影诊断肱二头肌长头腱撕裂的准确性高于常规肩关节MRI。其原因主要可能为：①通过向关节腔内注射对比剂，人为扩张关节腔，使肱二头肌长头腱关节内部分与关节囊、喙肱韧带、上盂肱韧带等相邻结构分界更清，从而更准确地勾画出肌腱的轮廓；②MR造影检查时，通过判断高信号对比剂是否进入低信号肌腱内，从而更易于判断肱二头肌长头腱是否存在部分撕裂。但其诊断价值仍存在争议。在正常的盂肱关节造影中，对长头腱本身和其腱鞘的显示并不恒定不变，偶尔在活动关节前不能显示的腱鞘会在活动后显示出来。

　　当临床上表现为长头肌腱完全断裂时，关节造影检查仍可通过显示腱鞘的变形和未能在造影充盈的腱鞘内发现肌腱来明确诊断。对急性撕裂的病例关节造影诊断完全断裂更为准确；非急性撕裂时，邻近组织的挛缩会使异常表现模糊不清。长头腱的不完全撕裂可造成肌腱宽度的增加和腱鞘的变形。由于肱二头肌长头腱和腱鞘在正常人关节MR造影中的表现会有所变异，因此对于放射科医师来说，在确定是否存在明显异常时不能过分依赖于造影表现。

　　需注意的是，肱二头肌长头腱的先天性纵行分叉可误认为撕裂，但先天性纵行分叉常延伸至关节盂以下，而纵向撕裂常局限于肱二头肌腱的较上方一段。

【治疗】

　　对于撕裂＞50%、撕裂＜50%但经非手术治疗无效、所有的LHB不稳及年轻且有运动需求的肌腱自发性断裂，可考虑行手术治疗，手术方式包括长头腱切除术和长头腱固定术等。肱二头肌长头腱急性外伤性撕裂应尽早行手术治疗修补，延缓治疗者修补困难、功能恢复较差。发生退行性变的长头腱因外伤或用力收缩所致肌腱病理性撕裂，手术治疗时不仅需要缝合肌腱，而且需要消除肩峰撞击因素。

第四节　肱二头肌肌腱脱位

　　肱二头肌长头腱不稳又称滑车损伤，滑车系统能稳定肩关节，这种吊索结构损伤可导致长头肌腱慢性半脱位和脱位，并会增加慢性长头肌腱炎的风险。另外，滑车损伤也会对肩关节的其他结构产生相关的影响，多项研究显示，滑车损伤与肩袖撕裂高度相关，尤其与冈上肌和肩胛下肌肌腱撕裂有关，且普遍认为滑车损伤的进一步发展可导致肩袖部分或全层撕裂。滑车病变可分为4种类型。I

型：单纯盂肱上韧带损伤；Ⅱ型：盂肱上韧带损伤伴部分关节侧冈上肌腱撕裂；Ⅲ型：盂肱上韧带损伤伴部分关节侧肩胛下肌腱撕裂；Ⅳ型：盂肱上韧带损伤伴合并部分关节侧冈上肌腱和肩胛下肌腱撕裂。

肱二头肌长头腱不稳包括半脱位和完全脱位，可作为单独的损伤出现，但经常与肩袖撕裂合并发生，约70%的完全脱位与肩袖巨大撕裂包括冈上肌腱和冈下肌腱撕裂有关。长头肌腱的内侧脱位可以与肩胛下肌腱的撕裂或撕脱合并出现，脱位后肌腱可自行回位，但由于结节间沟内瘢痕组织形成，更为多见的是肌腱维持在内侧脱位的位置上。

【病因】

肱二头肌长头腱腱鞘段有腱鞘包围，并有关节囊伴随，前方有横韧带保护，以防止滑脱。长头腱脱位其主要原因是由其稳定结构即滑车系统损伤造成的，如周围肌腱韧带变性、松弛及撕裂。盂肱上韧带损伤的患者中89.9%伴有长头腱损伤和脱位，肩胛下肌腱断裂使得长头腱无阻碍地向内侧滑动，越过小结节而进入盂肱关节。上臂突然外旋或已外旋的上臂猛力前屈可致肩横韧带断裂，肱二头肌长头腱移位于结节间沟前方或小结节内侧。上臂在水平面上反复地用力内旋可使滑车系统、肩胛下肌肌腱、前上盂缘发生撞击，从而造成滑车系统的损伤，称为肩关节前上撞击综合征，最终可导致长头腱不稳，发生脱位。此外，先天性肱骨小结节发育不良、结节间沟变浅等解剖方面的因素同样容易引起肱二头肌长头腱脱位。在正常人中，长头腱被压在结节间沟的内侧壁上，内侧壁发育不良也可以造成肌腱的半脱位或完全脱位。长头腱的外侧脱位少见，后方脱位可由大结节骨折使得肌腱向后滑动达到肱骨的后方所致，也可与盂肱关节脱位并发出现。

【临床表现】

伤后局部疼痛、肿胀，上臂呈内旋位，肘关节屈曲，患者常用健手托扶伤肢前臂，保持肘关节屈曲位以使疼痛减轻，当伸肘外旋前臂时肩部疼痛加重。将上臂外展外旋时，可触及该肌腱偏离结节间沟（多位于小结节内侧），压痛明显；上臂由前屈位至外展外旋位时，可触摸到长头腱在小结节上滑动并闻及弹响声，肩部疼痛亦加重。

【分类和分级】

肱二头肌长头腱脱位根据脱位程度可分为半脱位和完全脱位，完全脱位指肌腱完全脱离结节间沟；半脱位指肌腱的一部分仍与结节间沟关系密切。

在完全脱位中，根据肱二头肌长头腱脱位的方向可将其分为内侧脱位及外侧脱位。内侧脱位为长头腱移位于结节间沟前方或小结节内侧；外侧脱位为长头肌腱移位于结节间沟外侧。外侧脱位较为少见，一般多并发于肩关节脱位、肱骨大结节骨折等。

脱位的肱二头肌长头腱一般移向内侧，可位于肩胛下肌腱的前方（关节外）、肩胛下肌腱内、肩胛下肌腱后方（关节内），与肩胛下肌腱状态有关，包括：①肩胛下肌腱部分或完全撕裂；②肩胛下肌腱从小结节处剥离；③肩胛下肌腱完整；④肩胛下肌腱部分撕裂或剥离。其中，前两者可造成长头腱关节内脱位，后两者可造成长头腱关节外脱位。在第一种脱位方式中，肩胛下肌腱部分或完全撕裂，从而造成关节的开放；第二种类型中，肩胛下肌腱从肱骨小结节处剥离，但由于一些腱性纤维（横韧带）延续至大结节，所以其作用仍得以保留，长头腱脱位至肩胛下肌的深面。在关节外脱位的第一种类型中，肌腱的稳定结构破裂（冈上肌腱和喙肱韧带撕裂），使得肌腱脱位至内侧而位于完好的肩胛下肌的前方。第二种关节外脱位是肩胛下肌腱表层纤维的部分撕裂伴长头腱脱入已撕裂的肩胛下肌内。

【影像学表现】

超声、关节造影和MRI都可以用来评价肱二头肌长头腱内侧脱位。关节造影的诊断是建立于对显影的肱二头肌腱腱鞘的直接观察上，其典型位置是小结节的内侧，而不是结节间沟内，可以改善对肌腱的观察效果，进而有助于对长头肌腱脱位的诊断。MRI也可对长头腱脱位进行诊断，在小结节内侧可见脱位的肌腱，肌腱可出现增粗和异常的信号增高，腱鞘周围可出现液体，还可能出现肩袖的一个或多个成分和喙肱韧带的断裂。肱二头肌长头腱脱位在MRI横断位和斜冠状位上易于诊断，尤其是轴位。

1.肱二头肌长头腱半脱位　在MRI上表现为结节间沟空虚，肌腱向内移位至肱骨小结节前方，肌腱可受压变扁，并可伴有肌腱变性（图5-4-1，图5-4-2），斜冠状面上可见肌腱走行异常（图5-4-3），且常合并关节囊损伤。外伤是引起长头肌腱半脱位的重要原因之一，因此MRI上常可见肩关节外伤，如骨折、关节脱位等（图5-4-4）。

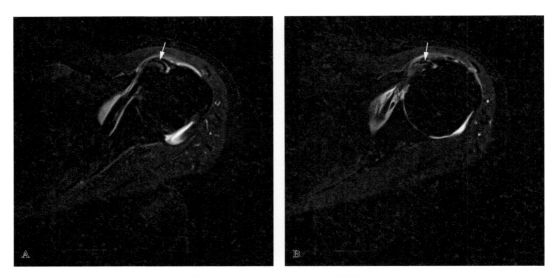

图5-4-1　肱二头肌长头腱半脱位

A、B.轴位FS PDWI示肩胛下肌腱远端部分连续性中断，肱二头肌长头腱向内移位，位于肩胛下肌腱内、肱骨小结节前方，肌腱受压变扁、信号增高

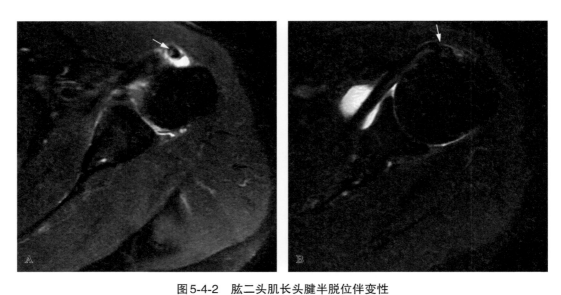

图5-4-2　肱二头肌长头腱半脱位伴变性

A、B.轴位FS PDWI示肱二头肌长头腱向内移位至肱骨小结节前方，肌腱信号明显增高、结节间沟内积液

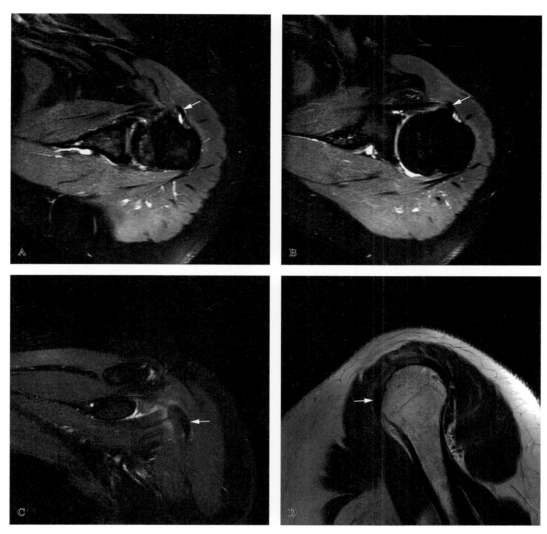

图 5-4-3　肱二头肌长头腱半脱位

A、B.轴位FS PDWI示长头腱位于小结节前方，C、D.斜冠状位FS PDWI及斜矢状位T₁WI示肌腱异常走行

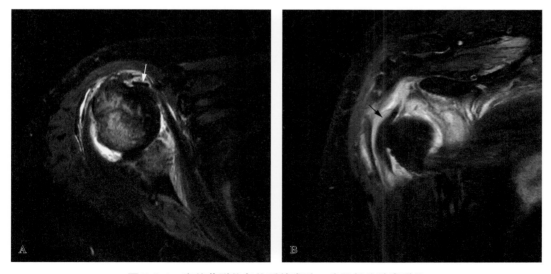

图 5-4-4　肩关节脱位复位后伴发肱二头肌长头腱半脱位

A、B.轴位、斜冠状位FS PDWI示肩关节脱位复位后改变，肱二头肌长头腱向内侧移位至小结节前方

2.肱二头肌长头腱完全脱位　肱二头肌长头腱滑脱至关节囊内者常合并不同程度的肩胛下肌腱损伤，结节间沟空虚，长头腱在关节积液的衬托下显示清晰，但应注意与盂肱中韧带鉴别。肱二头肌长头腱滑脱至关节囊外时，表现为结节间沟韧带（横韧带）连续性中断、消失，长头腱位于肩胛下肌腱前方（图5-4-5）。

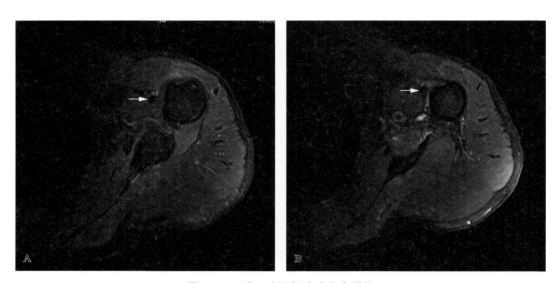

图5-4-5　肱二头肌长头腱完全脱位
A、B.轴位FS PDWI示肱二头肌长头腱完全向内侧移位，结节间沟空虚

3.关节外侧脱位　外侧脱位表现为长头肌腱向外侧移位至结节间沟外侧。外侧脱位较为少见，一般多并发于肩关节脱位、肱骨大结节骨折等（图5-4-6，图5-4-7）。

4.关节内脱位

（1）肩胛下肌腱部分或完全撕裂：此类型常伴有肩袖的巨大撕裂，造成关节的开放，使得脱位的长头肌腱滑至关节内（图5-4-8）。

（2）肩胛下肌腱从小结节处剥离：长头腱滑向内侧位于剥离的肩胛下肌后下方（图5-4-9）。

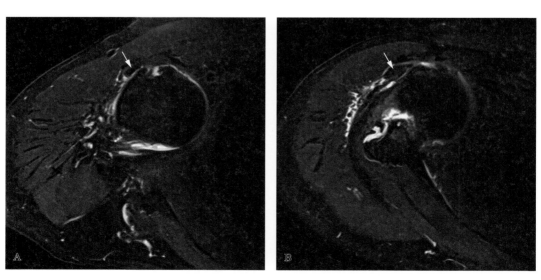

图5-4-6　肩关节前下脱位伴肱二头肌长头腱外侧脱位
A、B.轴位FS PDWI示肩关节前下脱位，肱二头肌长头腱向外侧移位至结节间沟外侧

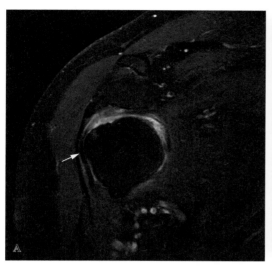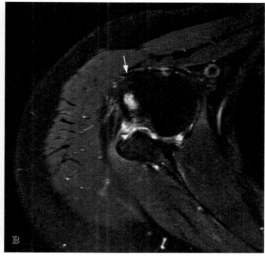

图5-4-7　肩关节前下脱位伴肱二头肌长头腱外侧脱位

A.斜冠状位FS PDWI示肱二头肌长头腱位于肱骨头外侧；B.轴位FS PDWI示肩关节前下脱位，肱二头肌长头腱向外侧移位至结节间沟外侧

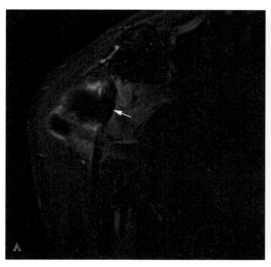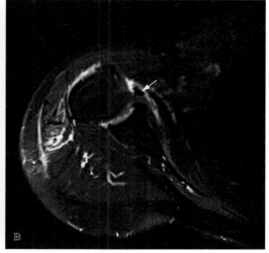

图5-4-8　肩胛下肌腱撕裂伴肱二头肌长头腱关节内脱位

A.斜冠状位FS PDWI示肱二头肌长头腱走行异常，向内侧移位；B.轴位FS PDWI示肩胛下肌腱完全撕裂，肱二头肌长头腱向内侧移位至关节内

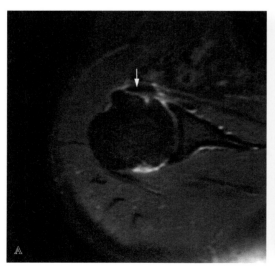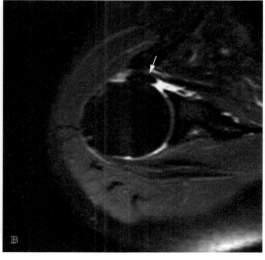

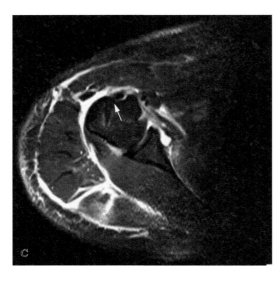

图5-4-9　肩胛下肌腱小结节处剥离伴肱二头肌长头腱关节内脱位

　　A～C.轴位FS PDWI示肩胛下肌腱小结节处剥离，长头腱向关节内脱位；C.轴位FS PDWI长头腱脱位术后

5. 关节外脱位

（1）肩胛下肌腱完整：罕见类型，脱位的长头肌腱位于肩胛下肌前方，冈上肌腱常撕裂（图5-4-10）。

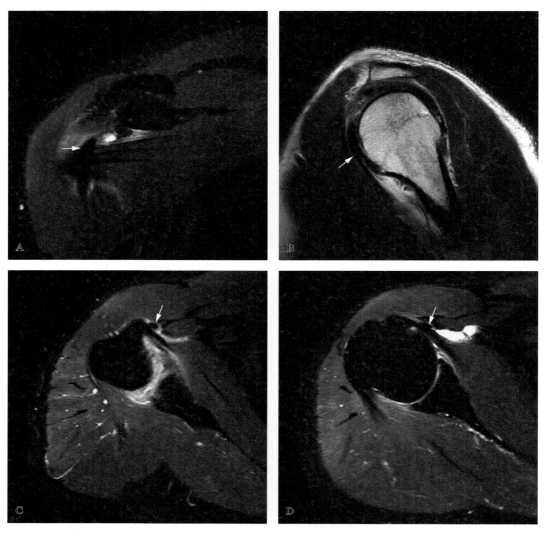

图5-4-10　肩胛下肌腱完整，肱二头肌长头腱关节外脱位

　　A.斜冠状位FS PDWI示肱二头肌长头腱走行异常、向内侧移位；B～D.斜矢状位T₁WI、轴位FS PDWI示肩胛下肌腱信号均匀，肱二头肌长头腱向内侧移位至肩胛下肌腱前方

（2）肩胛下肌腱部分撕裂或剥离：肩胛下肌腱表面撕裂使得长头肌腱向内侧移位至关节外（图5-4-11，图5-4-12）。

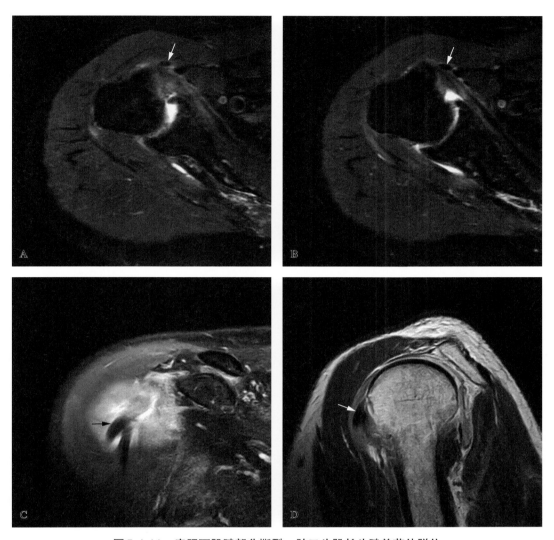

图5-4-11　肩胛下肌腱部分撕裂，肱二头肌长头腱关节外脱位
A、B.轴位FS PDWI示肩胛下肌腱信号增高，部分连续性中断，肱二头肌长头腱向内移位至肩胛下肌腱前方；C、D.斜冠状位FS PDWI、斜矢状位T₁WI示肱二头肌长头腱走行于肩胛下肌腱前方

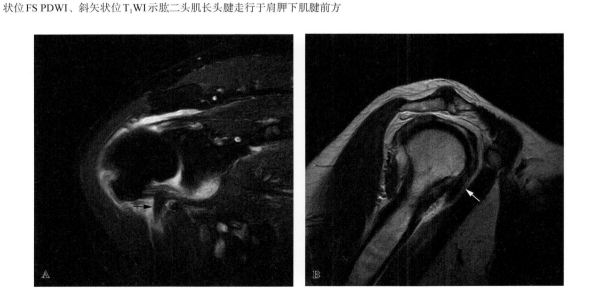

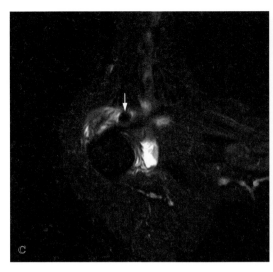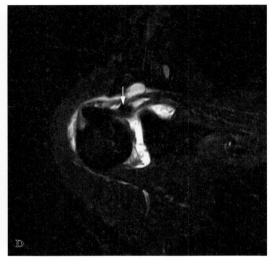

图5-4-12　肩胛下肌腱部分撕裂伴肱二头肌长头腱关节外脱位

A.斜冠状位FS PDWI示长头腱走行于肱骨前方内侧；B.斜矢状位T₁WI示肌腱走行异常；C、D.轴位FS PDWI示肩胛下肌腱部分撕裂，长头腱位于撕裂的肩胛下肌腱内

【治疗】

对于肱二头肌长头腱半脱位可行手法复位、休息、冰敷、减少运动等保守治疗；而对于保守治疗无效的习惯性半脱位及完全脱位，特别是当合并肩袖及其他肌腱损伤时，需考虑行手术治疗，对长头肌腱进行固定。

第五节　肩袖间隙撕裂

肩袖间隙（rotator interval，RI）是肩关节的一部分，此区域是一个三角形解剖区域，喙突位于基底部，冈上肌前缘构成了其上界，肩胛下肌的上缘构成了其下界，结节间沟近端和其上的肱骨的横韧带构成其外侧界。肩袖间隙关节囊被关节外的喙肱韧带和关节内的上盂肱韧带加强，而肱二头肌长头腱横穿此区域，因此该区域对盂肱关节和肱二头肌长头腱的稳定性都起到重要的作用。肩袖间隙存在两个重要的功能结构：肱二头肌长头腱稳定结构和喙肱韧带（coracohumeral ligament，CHL）复合体，前者主要是发挥稳定肱二头肌长头腱，维持其在正常解剖位置的作用；后者发挥协调盂肱关节活动和维持关节稳定性的功能。肩袖间隙的重要解剖结构包括：①喙肱韧带（GHL）；②上盂肱韧带（superior glenohumeral ligament，SGHL）；③肩袖间隙关节囊（rotator interval capsule，RIC）。喙肱韧带内侧部分伸入盂肱上韧带形成盂肱上及盂肱中韧带复合体，包绕关节内长头腱的内侧和下侧，并与关节囊韧带及肩胛下肌腱上束纤维混合。

喙肱韧带是相对恒定存在的结构，起于喙突水平部位的外侧缘至距离喙突尖1cm的范围，分别止于肱骨大、小结节，覆盖在由冈上肌前缘和肩胛下肌上缘构成的肩袖间隙上面。喙肱韧带对肩胛下肌起一定的固定作用。

上盂肱韧带是盂肱关节囊的局部增厚部分，也是相对恒定存在的结构，大部分起于盂上结节，止于小结节上的深层部分。与覆盖长头腱的喙肱韧带浅层部分，形成了滑轮结构，该结构与其内侧的肩胛下肌腱有直接联系。有研究认为盂肱上韧带很可能与SLAP损伤，滑轮损伤有关系。

肩袖间隙关节囊是非常菲薄的结构，厚度1.7～2.0mm，PDWI或MR关节造影扫描时在肩关节腔高信号液体或造影剂内可见薄层低信号带，若该低信号带轮廓不光滑或连续性中断则提示关节囊损伤。病变的肩袖间隙关节囊也会影响盂肱关节的稳定性和活动。

肩袖间隙其主要功能为在肩关节外展时，防止肱骨头的下脱位。肱二头肌长头腱关节内部分穿过肩袖间隙，因此肱二头肌肌腱的稳定性和功能取决于周围支撑结构的完整性。肩袖间隙周边稳定肱二头肌腱长头的滑轮结构创伤性病变包括肩胛下肌腱、SGHL-MCHL复合体、外侧CHL等损伤。上盂肱韧带和喙肱韧带被认为是能稳定长头腱的结构，撕裂会给长头腱带来不稳，甚至向内侧半脱位。同时肩袖间隙的结构对肩关节的稳定性和正常的生物力学功能都很重要。

肩袖间隙撕裂（rotator interval tears）是冈上肌与肩胛下肌之间肌间隙顺肌腱纤维方向的纵行撕裂。与一般的肩袖损伤相比，病因、病理及预后都有不同的特点。肩袖间隙病变与肱二头肌长头不稳、肩关节不稳及粘连性关节囊炎均具有相关性。但文献报道肩袖间隙撕裂的发病率较低。

肩袖间隙解剖结构小而复杂，使得成像难以评估，因此对疾病的诊断和治疗造成了巨大挑战。超声和MRI被认为是评估肩袖间隙最为精确的检查方式，而MRI相对更为普遍。MRI检查具有软组织分辨率高、可进行多参数、多方位成像等优势，并且其专用表面线圈、强梯度和高场强磁共振扫描仪可以使信噪比最大化，并且随着MRI技术的改进使得对该区域成像越来越清晰。肩袖间撕裂在常规MRI平扫时较难显示，而斜矢状位非脂肪抑制T_1WI序列扫描可以进行较好的对比成像以区分低信号的肩袖间隙内结构和高信号的囊外脂肪组织。肩关节MR造影是目前诊断肩袖间撕裂的有效方法，能够清晰地显示肩袖撕裂的位置、撕裂口的大小及关节囊周围的情况。此外，除非临床检查或影像学发现提示有肩袖间隙损伤，否则肩袖间隙常规不需要行关节镜检查。

【病因】

肩袖间隙的异常包括后天性和先天性。多种不同的因素，如急性创伤、反复的微损伤、退行性改变都会导致肩袖间隙损伤，从而导致盂肱关节后向或下向不稳、肱二头肌长头腱病或者不稳等疾病。肩袖间隙损伤多见于上肢活动为主的劳动者和运动员，肩袖间隙的撕裂常继发于暴力导致的肩关节过度内旋。Nobuhara等最早描述了肩袖间隙的损伤，表现为具有特征性伴随肩关节前部不稳的肩关节疼痛，包括两个亚型。Ⅰ型：痉挛状态，特点是肩袖间隙损伤之后，喙肱韧带浅表炎症后的痉挛和肩峰下滑囊的积液，临床表现为外旋受限。一些学者认为，Ⅰ型损伤实际上是喙突下撞击综合征的一部分表现。Ⅱ型：主要发生在年轻人，特点是肩关节不稳，伴有肩袖间隙深部的炎症，延伸至关节囊、喙肱韧带和盂肱上韧带。单纯的肩袖间隙撕裂较为少见。肩袖间隙损伤多为慢性功能紊乱的结果，如反复脱位所致的前部不稳，急性外伤或者是伴随肩袖撕裂的弥漫变性的一部分。

【临床表现】

肩袖间隙是肩袖结构的薄弱部位，主要作用是维持盂肱关节稳定性。由于肩袖间隙结构有限制肱骨头下移的作用，当间隙损伤时，会出现肩关节不稳。例如，反复的盂肱关节前脱位与肩袖间隙缺损、间隙增宽及损伤密切相关。肩袖间隙一旦撕裂，冈上肌与肩胛下肌在上臂上举过程中的合力作用将减弱，易使盂肱关节发生松弛与滑脱。盂肱关节不稳定又可造成肩胛下滑囊的炎症和粘连，可继发关节挛缩。肩袖间隙撕裂疼痛常向肩关节前方和远处放射。

【分类和分级】

肩袖间隙根据撕裂程度可分为部分撕裂和完全撕裂。

【影像学表现】

肩袖间隙内的肌腱和韧带都很细小、纤薄，且肩袖间隙内的结构在处于中立位时常表现为松弛状态，并紧贴于关节盂上。因此，在传统的脂肪抑制序列的MRI中很难观察到肩袖间隙内的结构。在MRI中，肩袖间隙内结构的显示主要取决于关节内是否存在积液及液体量的多少。在正常情况下，肩关节腔和肩峰三角肌下囊内不会存在积液，在斜矢状位上对肩袖间隙韧带的显示欠佳；而当肩关节内存在足量的液体可以使关节囊膨胀、扩张，并将盂肱韧带从关节盂表面分离开来时，可清晰显示出韧带和肌腱的轮廓。多数研究认为直接进行肩关节MR造影扫描是显示肩袖间隙结构的最佳方法，肩袖间隙小的损伤或者在常规MRI不能确定的撕裂，均可在MR关节造影中清晰显示。一方面，大量造影剂注入肩关节内形成关节囊充盈状态，使得肩袖间隙内结构舒展、分离，有助于结构的显示；另外，虽然可能对于正常肩袖间隙内结构的显示并没有特异性，但应用钆对比剂行脂肪抑制T_1WI序列扫描可以增加信号噪声比。此外，脂肪抑制技术对MR关节造影同样重要。

在斜矢状位上正常肩袖间隙表现为薄而光滑的均匀一致的低信号影。

肩袖间隙撕裂在常规MRI上可见肩袖间隙关节囊增厚，结构不规则、紊乱，上盂肱韧带-喙肱韧带复合体撕裂、信号增高，喙肱韧带粗细不均，盂肱上韧带显示不清，肩峰下及喙突下关节囊积液，常伴有肱二头肌长头腱脱位或半脱位、邻近冈上肌腱撕裂，可伴有滑膜增生。肩关节正常部位出现大量积液时，高度提示肩袖间隙的损伤。当喙突下滑囊明显积液时，间接提示肩袖间隙损伤，或邻近肩胛下肌腱的损伤，或两种损伤共存。在肩峰下-三角肌下滑囊无明显积液时，此征象诊断肩袖损伤或肩胛下肌腱损伤更具有特征性。

肩关节MR造影为诊断肩袖间隙损伤更有效的方法。肩关节造影剂进入任何一个周围关节囊且不存在肩袖损伤，同时排除其他损伤时，提示肩袖间隙缺损。肩关节MR造影剂外渗是肩袖间隙撕裂的特征性表现，肩袖间隙关节囊的缺损口于肩关节大量积液时可被观察到。

肩袖间隙损伤MR关节造影主要征象：①肩袖间隙关节囊撕裂表现为关节囊变薄、不规则、不连续，肩关节造影时造影剂外溢（即使肩袖完整）；②肩袖间隙结构的紊乱，肩胛下肌腱上缘、冈上肌前缘形态不规则；③慢性损伤所致的肩袖间隙撕裂可见肱二头肌长头腱、喙肱韧带周围不规则增生、粘连的软组织信号影，在 T_1WI 及 PDWI 上均呈等信号；④肱二头肌长头腱的脱位或半脱位；⑤易合并盂肱中、上韧带、喙肱韧带，以及冈上肌、肩胛下肌腱的损伤（图 5-5-1）。

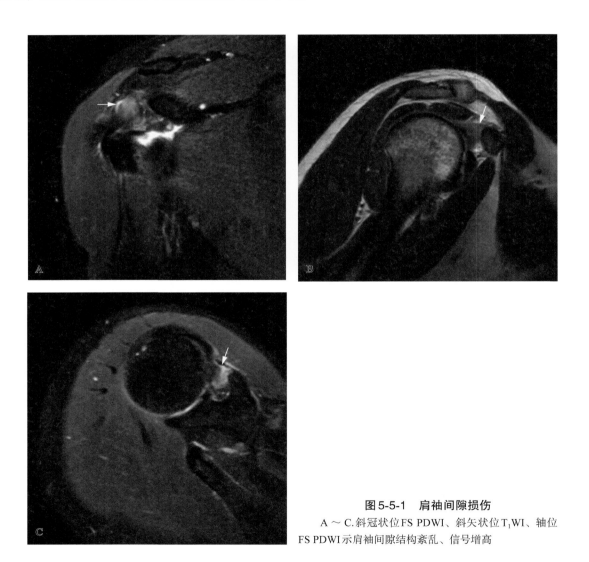

图 5-5-1　肩袖间隙损伤
A ～ C.斜冠状位 FS PDWI、斜矢状位 T_1WI、轴位
FS PDWI 示肩袖间隙结构紊乱、信号增高

肩袖间隙损伤需与粘连性关节囊炎相鉴别，粘连性关节囊炎常表现为肩关节僵硬、活动受限，MRI上可见盂肱韧带增厚（＞4mm）、肩袖间隙关机囊增厚（＞7mm）及滑膜增生/瘢痕组织形成等。

【治疗】

对于轻度的肩袖间隙撕裂可考虑镇痛、休息等保守治疗；而对于重度肩袖间隙撕裂，因其常导致肱二头肌长头不稳、肩关节不稳及粘连性关节囊炎等并发症，可考虑行手术治疗。

（李　梅　颜方方　徐海芸）

参 考 文 献

［1］陈丽，高玉龙，马震胜，等，2016. MRI在肱二头肌腱长头腱近端疾病与损伤中的诊断价值. 中国骨与关节损伤杂志，31（5）：539-540.

［2］郝大鹏，2018. 肩袖间隙的MR平扫和MR关节造影对比研究. 青岛：青岛大学硕士学位论文.

［3］胡爱华，何地平，2014. 高场MRI在肱二头肌长头腱损伤诊断中的应用价值. 中国卫生标准管理，5（6）：1-4.

［4］李海燕，张红，马晓文，等，2017. 磁共振与超声在肱二头肌长头腱损伤的诊断价值比较. 实用放射学杂志，33（8）：1241-1243.

［5］李震，陈贞月，李景银，等，2019. 肱二头肌长头肌腱的研究进展. 中国矫形外科杂志，27（16）：1491-1496.

［6］娄路馨，程克斌，于爱红，等，2013. 肱二头肌长头腱撕裂和脱位的MRI表现. 中医正骨，25（10）：43-44，47.

［7］田春艳，郑卓肇，李选，等，2010. 肱二头肌长头腱撕裂的肩关节MRI评价. 中华放射学杂志，44（1）：70-73.

［8］杨晓，姜庆军，郁冰冰，等，2012. MRI肩关节造影在肩袖间撕裂诊断中的临床应用价值. 医学影像学杂志，22（3）：502-504.

［9］易刚，张磊，杨静，等，2019. 肱二头肌长头肌腱病变与肩袖损伤的相关性及临床意义分析. 中国临床解剖学杂志，37（2）：196-200，205.

［10］张红，霍晓明，康汇，等，2016. 高频超声与MRI检查在肩袖撕裂诊断中的比较研究. 实用放射学杂志，32（3）：400-402，410.

［11］赵晖，2011. 肩袖损伤的MR诊断进展. 医学影像学杂志，21（3）：442-444.

［12］郑屹峰，姚伟武，何碧媛，等，2011. 肩关节肱二头肌肌腱损伤的MRI表现. 医学影像学杂志，21（6）：914-917.

［13］钟名金，柳海峰，彭亮权，等，2019. 肱二头肌长头腱病变的诊疗进展. 中国运动医学杂志，38（5）：429-433.

［14］Allen H，Chan BY，Davis KW，et al，2019. Overuse injuries of the shoulder. Radiol Clin North Am，57（5）：897-909.

［15］Arai R，Mochizuki T，Yamaguchi K，et al，2010. Functional anatomy of the superior glenohumeral and coracohumeral ligaments and the subscapularis tendon in view of stabilization of the long head of the biceps tendon. J Shoulder Elbow Surg，19（1）：58-64.

［16］Arai R，Nimura A，Yamaguchi K，et al，2014. The anatomy of the coracohumeral ligament and its relation to the subscapularis muscle. J Shoulder Elbow Surg，23（10）：1575-1581.

［17］Beall DP，Williamson EE，Ly JQ，et al，2003. Association of biceps tendon tears with rotator cuff abnormalities：degree of correlation with tears of the anterior and superior portions of the rotator cuff. AJR Am J Roentgenol，180（3）：633-639.

［18］Beltran LS，Beltran J，2014. Biceps and rotator interval：imaging update. Semin Musculoskelet Radiol，18（4）：425-435.

［19］Bennett WF，2001. Subscapularis，medial，and lateral head coracohumeral ligament insertion anatomy. Arthroscopic appearance and incidence of "hidden" rotator interval lesions. Arthroscopy，17（2）：173-180.

［20］Bigoni BJ，Chung CB，2006. MR imaging of the rotator cuff interval. Radiol Clin N Am，44（4）：525-536，viii.

［21］Boesmueller S，Fialka C，Pretterklieber ML，2014. The arterial supply of the tendon of the long head of the biceps brachii in the human：A combined anatomical and radiological study. Ann Anat，196（6）：449-455.

［22］Boileau P，Ahrens PM，Hatzidakis AM，2004. Entrapment of the long head of the biceps tendon：the hourglass biceps--a cause of pain and locking of the shoulder. J Shoulder Elbow Surg，13（3）：249-257.

［23］Burke CJ，Mahanty SR，Pham H，et al，2019. MRI，arthroscopic and histopathologic cross correlation in biceps tenodesis specimens with emphasis on the normal appearing proximal tendon. Clin Imaging，54：126-132.

［24］Cervilla V，Schweitzer ME，Ho C，et al，1991. Medial dislocation of the biceps brachii tendon：appearance at MR imaging. Radiology，180（2）：523-526.

［25］Christoph S，Simone W，Konstantin H，et al，2012. Lesions of the biceps pulley：diagnostic accuracy of MR arthrography of the shoulder and evaluation of previously described and new diagnostic signs. 264（2）：504-513.

［26］Chul YJ, Geethan I, Dongjun P, et al, 2017. The influence of bicipital groove morphology on the stability of the long head of the biceps tendon. J Orthop Surg（Hong Kong）, 25（2）: 2309499017717195.

［27］Chung CB, Dwek JR, Cho GJ, et al, 2000. Rotator cuff interval: evaluation with MR imaging and MR arthrography of the shoulder in 32 cadavers. J Comput Assist Tomogr, 24（5）: 738-743.

［28］Collier SG, Wynn-Jones CH, 1990. Displacement of the biceps with subscapularis avulsion. J Bone Joint Surg Br, 72（1）: 145.

［29］Cooper DE, O'Brien SJ, Arnoczky SP, et al, 1993. The structure and function of the coracohumeral ligament: an anatomic and microscopic study. J Shoulder Elbow Surg, 2（2）: 70-77.

［30］Gaskin CM, Anderson MW, Choudhri A, et al, 2009. Focal partial tears of the long head of the biceps brachii tendon at the entrance to the bicipital groove: MR imaging findings, surgical correlation, and clinical significance. Skeletal Radiol, 38（10）: 959-965.

［31］Gaskin CM, Golish SR, Blount KJ, et al, 2007. Anomalies of the long head of the biceps brachii tendon: clinical significance, MR arthrographic findings, and arthroscopic correlation in two patients. Skeletal Radiol, 36（8）: 785-789.

［32］Giaroli EL, Major NM, Lemley DE, et al, 2006. Coracohumeral interval imaging in subcoracoid impingement syndrome on MRI. AJR Am J Roentgenol, 186（1）: 242-246.

［33］Guckel C, Nidecker A, 1998. MR arthrographic findings in tenosynovitis of the long bicipital tendon of the shoulder. Skeletal Radiol, 27（1）: 7-12.

［34］Heuberer PR, Kölblinger R, Buchleitner S, et al, 2016. Arthroscopic management of massive rotator cuff tears: an evaluation of debridement, complete, and partial repair with and without force couple restoration. Knee Surg Sports TraumatolArthrosc, 24（12）: 3828-3837.

［35］Jung JY, Yoon YC, Yi SK, et al, 2009. Comparison study of indirect MR arthrography and direct MR arthrography of the shoulder. Skeletal Radiol, 38（7）: 659-667.

［36］Kaplan PA, Bryans KC, Davick JP, et al, 1992. MR imaging of the normal shoulder: variants and pitfalls. Radiology, 184（2）: 519-524.

［37］Kask K, Poldoja E, Lont T, et al, 2010. Anatomy of the superior glenohumeral ligament. J Shoulder Elbow Surg, 19（6）: 908-916.

［38］Khil EK, Cha J G, Yi JS, et al, 2017. Detour sign in the diagnosis of subluxation of the long head of the biceps tendon with arthroscopic correlation. Br J Radiol, 90（1070）: 20160375.

［39］Klaus W, 2015. Rotator interval. Semin Musculoskelet Radiol, 19（3）: 243-253.

［40］McNally EG, Rees JL, 2007. Imaging in shoulder disorders. Skeletal Radiol, 36（11）: 1013-1016.

［41］Miller SL, Gladstone JN, Cleeman E, et al, 2003. Anatomy of the posterior rotator interval: implications for cuff mobilization. Clin Orthop Relat Res,（408）: 152-156.

［42］Mirowitz SA, 1991. Normal rotator cuff: MR imaging with conventional and fat-suppression techniques. Radiology, 180（3）: 735-740.

［43］Murthi AM, Vosburgh CL, Neviaser TJ, 2000. The incidence of pathologic changes of the long head of the biceps tendon. J Shoulder Elbow Surg, 9（5）: 382-385.

［44］Nobuhara K, Ikeda H, 1987. Rotator interval lesion. Clin Orthop Relat Res,（223）: 44-50.

［45］Palmer WE, 1997. MR arthrography of the rotator cuff and labral-ligamentous complex. Semin Ultrasound CT MR, 18（4）: 278-290.

［46］Pierce JL, Nacey NC, Jones S, et al, 2016. Postoperative shoulder imaging: rotator cuff, labrum, and biceps tendon. Radiographics, 36（6）: 1648-1671.

［47］Sipola P, Niemitukia L, Kroger H, et al, 2010. Detection and quantification of rotator cuff tears with ultrasonography and magnetic resonance imaging-a prospective study in 77 consecutive patients with a surgical reference. Ultrasound Med Biol, 36（12）: 1981-1989.

［48］Tadros AS, Huang BK, Wymore L, et al, 2015. Long head of the biceps brachii tendon: unenhanced MRI versus direct MR arthrography. Skeletal Radiol, 44（9）: 1263-1272.

［49］Vangsness CT, Jorgenson SS, Watson T, et al, 1994. The origin of the long head of the biceps from the scapula and glenoid labrum. An anatomical study of 100 shoulders. J Bone Joint Surg Br, 76（6）: 951-954.

［50］Waka N, Sakura K, Akifumi F, et al, 2011. Biceps pulley: normal anatomy and associated lesions at MR arthrography. Radiographics, 31（3）: 791-810.

［51］Woon LR，Soo-Jung C，Ho LM，et al，2016. Diagnostic accuracy of 3T conventional shoulder MRI in the detection of the long head of the biceps tendon tears associated with rotator cuff tendon tears. Skeletal Radiol，45（12）：1705-1715.

［52］Yusuhn K，Woo LJ，Mo AJ，et al，2017. Instability of the long head of the biceps tendon in patients with rotator cuff tear：evaluation on magnetic resonance arthrography of the shoulder with arthroscopic correlation. Skeletal Radiol，46（10）：1335-1342.

第六章

关节囊及附属结构损伤

第一节　盂肱韧带损伤

盂肱韧带（g1enohumeral ligament，GHL）是关节囊增厚形成的，是肩关节重要静态稳定结构，分为上盂肱韧带、中盂肱韧带和下盂肱韧带。上盂肱韧带起于盂上结节，位于肱二头肌长头腱的前方，止点位于肱骨小结节。中盂肱韧带起于盂唇前上方1～3点钟的位置，纤维混入肩胛下肌腱，约在内侧2 cm止于肱骨小结节。下盂肱韧带是其中力量最大的韧带，由几层纤维组织组成，分为前、后两束，分别从前下和后下2/3盂唇发出，附着于肱骨解剖颈下缘，一般前束比后束粗。前后束之间由横形的松弛的腋囊相连，形成吊床样结构，常称为下盂肱韧带复合体，可防止肩关节过度活动时脱位。当肩关节外展、外旋时，下盂肱韧带的前束成为唯一的前向稳定因素，后束在上臂屈曲内旋时保持稳定。盂肱韧带损伤最常见的为下盂肱韧带损伤，在前向不稳的肩关节损伤约占9.3%。

【病因】

下盂肱韧带损伤好发于年轻人，常见于有冲撞的运动，男性多见。发生于肩关节前脱位时肩关节被动外展过度和前臂外旋。单纯的盂肱韧带损伤少见，经常合并Bankart损伤、Hill-Sachs损伤及冈上肌腱、冈下肌腱、肩胛下肌腱损伤。挛缩的盂肱下韧带后束可导致内撞击和上唇剪切力的增加。

【临床表现】

盂肱韧带损伤常发生于肩关节前脱位后，前下盂肱韧带撕裂经常导致肩关节前向不稳，部分患者有肩关节复发性前脱位，常伴有持续肩部疼痛，恐惧试验阳性。

【分类和分级】

前下盂肱韧带从肱骨附着处撕裂称为盂肱韧带肱骨侧撕脱（humaeral avulsion of inferior glenohumeral ligament，HAGL），伴有肱骨附着处的骨性撕脱时称为盂肱韧带肱骨骨性撕脱（bony humeral avulsion of the glenohumeral ligament，BHAGL），常伴有肩胛下肌撕裂，常由肩关节前脱位导致肩关节不稳定。约有20%的病例伴有Bankart损伤，下盂肱韧带呈漂浮状。下盂肱韧带后束肱骨侧的撕脱称为RHAGL（reverse HAGL）损伤，可见于肩关节后脱位，常伴有反Hill-sachs、反Bankart损伤，上盂唇前后部的损伤（superior labrum anterior and posterior，SLAP）损伤、后上肩袖撕裂及骨软骨损伤。韧带从前下盂唇的连接处撕裂称为盂肱韧带盂唇侧撕脱（Glenoid avulsion of the glenohumeral ligament，GAGL），下关节盂骨性撕脱也不少见。前盂唇韧带骨膜袖套样撕脱（anterior ligamentous periosteal sleeve avulsion，ALIPSA）损伤，比较少见。下盂肱韧带的损伤还可以发生于其实质部和（或）腋囊的损伤（axillary pouch tear），一般扭伤比撕裂更常见。下盂肱韧带前束在肱骨颈及关节盂附着处均发生撕裂为AIGHL（anterior inferior glenohumeral ligament avulsion，AIGHL），韧带呈漂浮状，发生率非常低。文献显示，下盂肱韧带盂唇附着处（GAGL）的撕裂约占40%，实质部的撕裂占35%，肱骨附着处（HAGL）的撕裂占25%。

盂肱韧带损伤程度可分为下述3级。

1级损伤：扭伤，在肩关节前脱位中占15%～30%，表现为韧带水肿，无明显撕裂，损伤后保守治疗可以完全愈合或者轻度松弛。

2级损伤：部分撕裂，表现为韧带部分连续性中断，撕裂的纤维松弛。

3级损伤：韧带完全撕裂，连续性中断，断端可回缩。比较少见。

【影像学表现】

盂肱韧带损伤时X线和CT可显示关节囊肿胀和（或）关节腔积液，通过盂肱韧带的轮廓间接评估其损伤。但在显示肱骨颈及关节盂附着处的撕脱骨折时CT较MRI更敏感。MRI是显示盂肱韧带损伤最佳的检查方法，其诊断敏感度、特异度。斜冠状面FS T_1W/PDW序列是主要的常规检查序列。MR关节直接造影（MRA）可直接显示盂肱韧带，包括大部分关节内病变和相关的关节囊病变，完全撕裂时可见造影剂外渗，有助于提高盂肱韧带损伤的诊断准确率。

1.下盂肱韧带扭伤 盂肱下韧带由胶原纤维组成，肱骨侧、关节盂侧韧带及腋囊形成的复合体在MRI上显示"U"形均匀低信号，扭伤时表现为韧带增粗，T_1WI等高信号，FS T_2W/PDWI信号增高，连续性存在，周围软组织无明显渗出（图6-1-1）。

2.下盂肱韧带部分/完全撕裂

（1）HAGL：部分撕裂，肱骨颈侧的部分撕脱使断端韧带回缩下移，正常低信号"U"形纤维成为"J"形，关节积液渗入肱骨侧，在FS T_2W/PDWI上呈高信号（图6-1-2）。完全撕裂时断端回缩下移，可呈漂浮状。关节积液沿着肱骨干向关节囊外渗出，呈大片高信号，周围软组织有肿胀（图6-1-3）。MRA可见造影剂外渗。

（2）反HAGL：部分撕裂的下盂肱韧带后束肱骨侧低信号纤维束回缩，高信号关节积液渗出。完全撕裂时断端回缩下移，关节积液沿着肱骨干向关节囊外渗出，周围软组织肿胀（图6-1-4）。

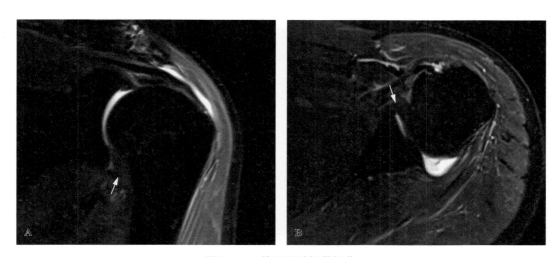

图6-1-1 前下盂肱韧带扭伤

A、B.斜冠状位和横轴位FS PDWI示前下盂肱韧带轻度增粗，信号稍高

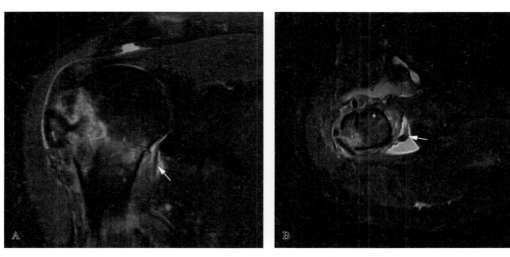

图6-1-2 HAGL下盂肱韧带肱骨侧的部分撕脱

A、B.斜冠状位及横轴位FS PDWI显示下盂肱韧带肱骨侧部分连续性不佳，断端增粗，信号增高，关节盂侧韧带呈低信号，"J"征

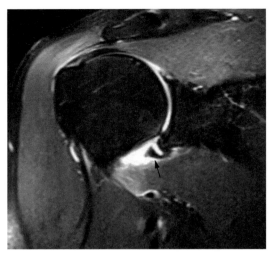

图6-1-3   HAGL前下盂肱韧带肱骨侧的完全撕脱

斜冠状位FS PDWI示韧带肱骨附着处撕脱，断端回缩，"J"征，关节液渗出

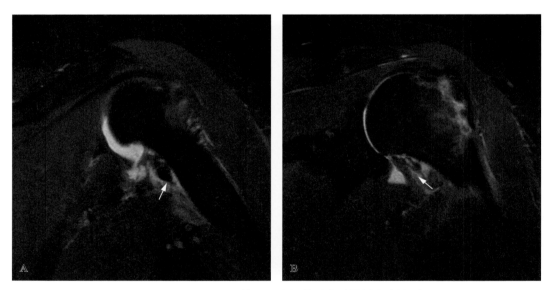

图6-1-4   RHAGL：前下盂肱韧带后束肱骨侧完全撕裂

A、B.斜冠状位FS PDWI示前下盂肱韧带后束肱骨附着处撕脱，断端有回缩（箭），腋囊也有部分撕裂（箭），关节积液沿肱骨干渗出

（3）GAGL：关节盂侧的韧带撕脱，断端松弛，回缩下移，扭伤的韧带增粗伴信号增高，关节盂侧软组织水肿在FS T_2W/PDWI上呈高信号（图6-1-5）。MRA可见造影剂在关节盂侧渗出。

（4）ALIPSA：关节盂侧韧带撕脱伴骨膜套剥离，断端不连续，盂唇旁骨皮质毛糙，前下盂唇未见异常（图6-1-6）。

（5）AIGHL：肱骨侧及关节盂侧韧带均撕脱，韧带呈漂浮状，双侧关节积液/造影剂渗出，周围软组织肿胀（图6-1-7）。

（6）腋囊损伤：肱骨侧及关节盂侧之间的实质部分呈现高信号，经常累及肱骨侧（图6-1-8）。

（7）上、中盂肱韧带撕裂：韧带从肱骨侧撕脱，断端回缩（图6-1-9）。

（8）伴随征象：与肩关节脱位相关，尤其是前脱位，约有65%的发生率，包括肱骨大结节骨折，肩胛下肌肌腱撕裂，Hill-Sachs损伤，Bankart损伤和前上盂唇损伤等（图6-1-9）。

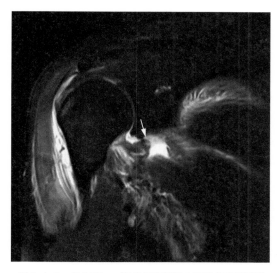

图6-1-5　GAGL：关节盂侧的下盂肱韧带撕脱

斜冠状位FS PDWI示下盂肱韧带于关节盂附着处撕脱，断端松弛，回缩下移，关节液渗出。肱骨侧韧带亦见部分撕裂

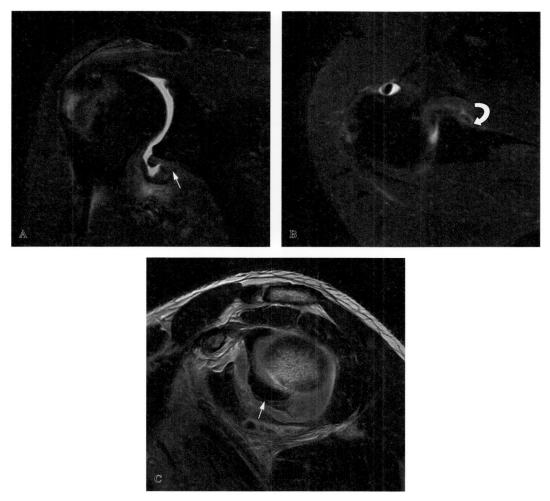

图6-1-6　ALIPSA：下盂肱韧带关节盂侧的撕脱

A、B.斜冠状位及横轴FS PDWI示前下盂肱韧带于关节盂附着处撕脱（直箭），同时伴有骨膜套剥脱（弯箭）；C.斜矢状位增强T$_1$WI示断端松弛呈飘带样

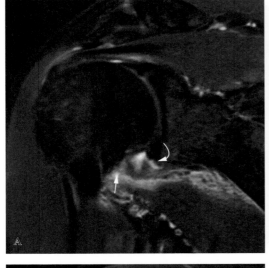
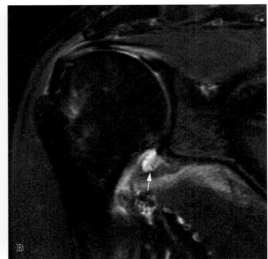
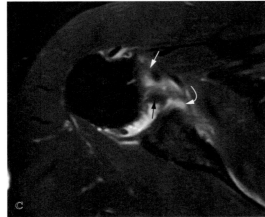

图6-1-7　AIGHL前下盂肱韧带肱骨侧及关节盂侧韧带撕脱

A、B、C.斜冠状位及横轴位FS PDWI示前下盂肱韧带肱骨侧（白直箭）及盂唇侧（弯箭）韧带均有撕裂，实质部（腋囊）呈漂浮状（黑箭）

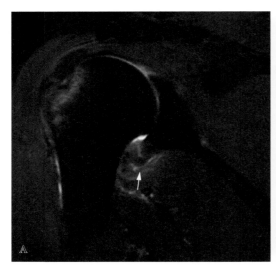
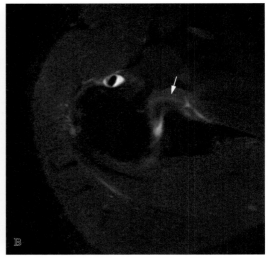

图6-1-8　下盂肱韧带实质部（腋囊）部分撕裂

A、B.斜冠状位及横轴位FS PDWI示下盂肱韧带实质部增粗，边缘模糊，部分连续性不佳，松弛，信号增高

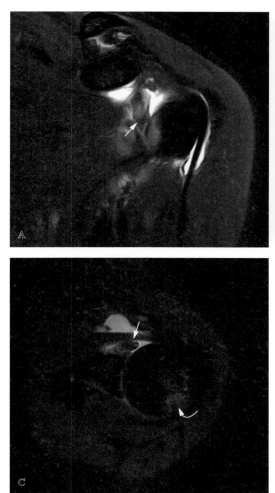
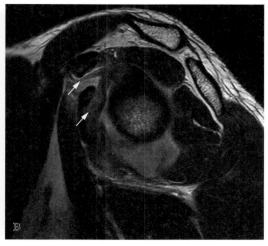

图 6-1-9 中盂肱韧带撕裂

A、B、C.斜冠状位 FS PDWI、斜矢状位 T$_1$WI 增强（间接造影）及横轴位 FS PDWI 示中盂肱韧带撕裂（白直箭），断端回缩，松弛呈飘带样，信号增高；上盂肱韧带扭伤，信号增高（黑箭）；同时可见肱骨头 Hill-Sachs 损伤（弯箭）

【治疗】

前下盂肱韧带扭伤可采取保守治疗。严重撕裂或者撕脱者需在关节镜下行关节囊修补术，将下盂肱韧带重新修补至肩盂侧或肱骨的止点处，如同时存在前下盂唇损伤则同时进行 Bankart 修补术；如存在显著 Hill-Sachs 损伤，则同时进行 Remplissage 术。

第二节　粘连性肩关节囊炎

粘连性肩关节囊炎（adhesive capsulitis of the shoulder，AC）以往又被称为"肩周炎（periarthritis of shoulder）""冻结肩（frozen shoulder）"，1945 年 Nevasier 应用了"粘连性肩关节囊炎"来命名这种疾病，并逐渐为大家所接受和熟悉。粘连性肩关节囊炎是一类引起盂肱关节僵硬的粘连性关节囊炎。为免疫介导的滑膜炎症性反应，继发滑膜、关节囊的纤维化，导致非细菌性炎性充血和滑膜异常增厚，引起肩关节囊腔狭窄、粘连。以肩部进行性疼痛，肩关节活动度受限为临床特点，具有自限性。

【病因】

粘连性肩关节囊炎的发病机制尚未确定，迄今为止还没有哪一种学说能够全面地揭示其发病原因、机制，以及解释其临床自愈的现象。致病危险因素常包括手术、创伤、糖尿病、长期制动、甲状腺疾病、脑卒中、心肌梗死及自身免疫性疾病等。约 11% 的患者在肩关节外科手术后发生了粘连性关节囊炎。还有研究表明，糖尿病患者容易患粘连性肩关节囊炎，其中 1 型糖尿病 10 年以上的患者原发粘连性囊炎的发生率更高，双侧发病者多见。甲状腺疾病也是该病的危险因素之一，Milgrom 等报道 13.4% 的粘连性肩关节囊炎患者存在甲状腺功能障碍。最近的证据表明，血清细胞因子水平升高可能导致粘连性肩关节囊炎患者出现持续的、强烈的、持久的炎症/纤维化反应，影响滑膜和关节囊韧带复合体。患有掌腱膜挛缩症（Dupuytren挛缩）的患者其粘连性关节囊炎的发病率也较高，因此后者也可能与结缔组织病相关。年龄也被认为是一个危险因素，粘连性肩关节囊炎通常发生在40～70岁的个体。

【临床表现】

粘连性肩关节囊炎多发生于中老年人，约70%的患者为女性，单侧肩多见，20%～40%可累及对侧。临床表现为逐渐进展的肩关节周围疼痛，夜间加重，影响睡眠，合并逐渐进展的肩关节主动、被动活动受限。该病的临床诊断主要依靠病史和体格检查，患者在上举和旋转方面存在疼痛，静息时明显，主动、被动活动度的受限，以屈曲，外展，外旋，内旋明显，至少持续1个月。随后病情趋于严重，后期可缓解。由于疼痛和（或）僵硬，伸举过头、向后够背或向侧方伸手等功能性活动变得越来越困难。当体格检查增大活动范围时，可以有剧烈的锐痛发生，摸背试验（apley scrach test）阳性。

根据病情进展程度，临床上可将粘连性肩关节囊炎分为4期。

第1期为粘连前期，持续约3个月。患者描述在肩关节活动末的疼痛、静息疼痛和睡眠障碍。在此阶段，关节镜检查显示弥漫性滑膜反应，无粘连或挛缩。因为几乎没有活动范围（range of motion，ROM）的受限，在病程早期常被误诊为肩峰下肩撞击，但部分患者也可表现为外旋动作活动度的轻度丧失，可作为早期粘连性肩关节囊炎的标志。

第2期为疼痛期，持续3～9个月，表现为肩部慢性疼痛，所有方向上的活动度逐渐受限。关节镜检查显示侵袭性滑膜炎，血管增生，关节囊滑膜层纤维增生，在麻醉状态下一些运动度的丧失。

第3期为"冻结期"，持续9～15个月，以疼痛和运动障碍为特征。在此阶段，滑膜炎及血管增生减少，但在麻醉下行关节镜检查时发现关节囊韧带的进行性纤维化，从而导致腋囊挛缩和ROM的丧失。

第4期为"缓解期"，其特征是疼痛开始消退，关节僵硬、活动范围逐步改善，持续15～24个月。关节镜检查显示关节囊韧带纤维化减少，滑膜受累减轻。

虽然粘连性肩关节囊炎最初被认为是一个持续12～18个月的自限性过程，但轻度症状可能持续数年，这取决于纤维组织增生的程度和随后的再吸收。糖尿病患者可能需要较长时间的恢复且预后较差。

【分类和分级】

粘连性肩关节囊炎分为原发性和继发性。原发性粘连性肩关节囊炎无明显诱发因素，与全身状况或损伤史无关，呈自然发病，即尚未发现明确病因。继发性粘连性肩关节囊炎可分为3个子类：系统性、外在性和内在性。系统性包括糖尿病性相关和甲状腺疾病性相关。外在性与一类引起肩部疼痛僵硬肩但肩关节病理无异常的疾病相关，如心肌梗死、慢性阻塞性肺疾病、颈椎病、肢体远端骨折等。内在性继发性粘连性肩关节囊炎是一种以盂肱关节软组织或结构的病理变化为特征的疾病，如肩锁关节病变、二头肌腱病变、钙化性肌腱炎、肩锁关节或盂肱关节病变、肱骨近端或肩胛骨折。

粘连性肩关节囊炎的病情可分为轻、中、重度，多项肩关节功能评价量表可作为辅助工具为患者作临床评估，如美国肩肘外科-标准肩关节评分（ASES）、肩关节主动/被动活动范围（ROM）、视觉疼痛评分（VAS）。

轻度：

a.报告最低程度的疼痛（VAS≤3）

b.无夜间或静息性疼痛

c.报告最低程度的功能障碍

d.疼痛发生在当过度压力施加于被动活动范围末

e.主动ROM与被动ROM相同

中度：

a.报告中度疼痛（VAS为4～6）

b.间歇性夜间或静息性疼痛

c.报告中度的功能障碍

d.疼痛发生在主动或被动活动范围末

e.被动ROM与主动ROM相似

重度：

a.报告高水平的疼痛（VAS≥7）

b.持续夜间或静息性疼痛

c.报告高度的功能障碍

d.疼痛发生在主动或被动运动范围末之前

e.由于疼痛，主动ROM明显小于被动ROM

【影像学表现】

粘连性肩关节囊炎患者的X线片一般无异常发现，有时可以显示伴发的骨异常，如盂肱关节骨关节炎。X线肩关节造影主要表现为盂肱关节容量减小（7～10 ml），注射时阻力增大，肩胛下隐窝及腋囊变小或消失，肱骨附着处关节囊毛糙。但属于有创检查，已经基本被淘汰。MRI是显示粘连性肩关节囊炎的最佳影像学检查方法，其表现与临床分期密切相关，能反映其病理表现，如滑膜炎症，血管增生，以及包膜纤维化。主要表现为喙肱韧带增厚，肩袖间隙增厚，关节囊前后部及腋囊（下盂肱韧带复合体）增厚及喙突下脂肪三角闭塞。斜矢状位及斜冠状位分别是显示肩袖间隙结构及腋囊的最佳扫描方位，FS T$_2$WI/PDWI序列有助于在早期发现关节囊水肿和滑膜增生。有研究发现，喙肱韧带厚度≥4mm对诊断粘连性肩关节囊炎具有高度特异度（95%）。肩袖间隙的变化表现为关节囊增厚，而体积缩小。腋囊厚度也与临床分期相关，于第2期时最厚，平均7.5mm，在FS T$_2$WI/PDWI上信号也最高。粘连性关节囊炎的早期（1期和2期）比晚期（3期和4期）更容易见到喙突下脂肪三角的消失，可能是早期炎症反应活跃时特有的征象。增强MRI包括静脉注射造影剂的间接造影，以及向关节腔内注射造影剂的直接造影（MRA）。间接造影MRI可以反映病变的滑膜炎症和血管增生，表现为明显强化的肩袖间隙关节囊及腋囊，以脂肪抑制T$_1$WI为最佳。MRA除了可发现肩袖间隙关节囊、喙肱韧带和腋囊增厚，以及喙突下脂肪三角消失，还可显示肩关节腔容积减小，常小于10～12ml，而正常肩关节囊可容纳15～18ml关节液。

粘连性肩关节囊炎各期MRI表现：

第1期：腋囊（下盂肱韧带复合体）水肿，在FS T$_2$WI/PDWI上显示稍高信号，喙突下脂肪三角模糊，肩袖间隙关节囊可有轻度增厚（图6-2-1）。

第2期（疼痛期）：腋囊（下盂肱韧带复合体）及肩袖间隙水肿较第1期更明显，在FS T$_2$WI/PDWI上信号显著增高。肩袖间隙关节囊及腋囊厚度增加，间接造影增强后在FS T$_1$WI显示强化明显。喙肱韧带增厚，喙突下脂肪三角模糊、消失（图6-2-2）。

第3期（冻结期）：关节囊水肿较前期吸收，信号较前减低，在FS T$_2$WI/PDWI呈等高信号，腋囊厚度较第2期减少，间接造影FS T$_1$WI增强后强化较前期减轻。喙肱韧带增厚、挛缩，可有喙突下脂肪三角模糊、部分消失（图6-2-3）。

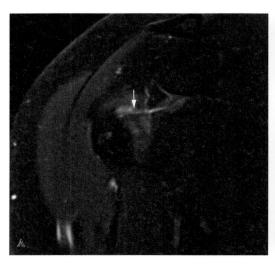
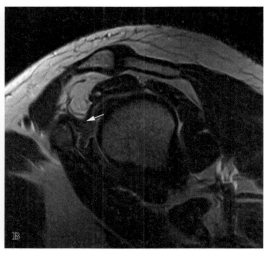

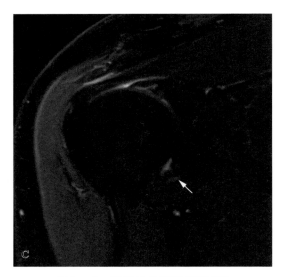

图6-2-1　粘连性关节囊炎第1期

A.斜冠状位FS T₁WI示肩袖间隙斑片状高信号强化影（箭）。B.斜矢状位T₁WI增强（间接造影）示肩袖间隙关节囊增厚，喙肱韧带略增粗，喙突下三角脂肪间隙减少（箭）。C.斜冠状位FS PDWI示腋囊稍增厚，信号稍高，周围少许炎性渗出（箭）

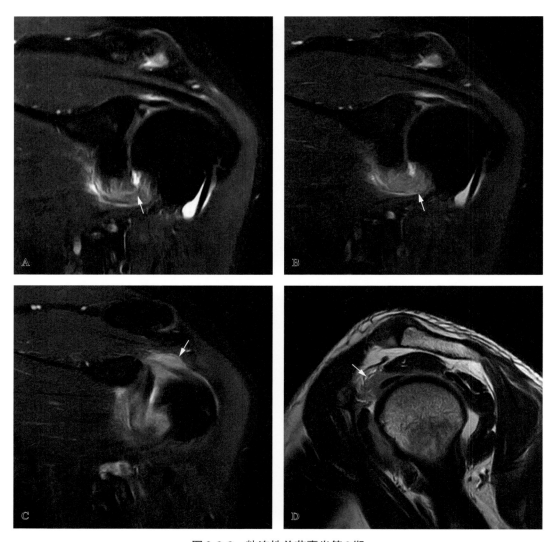

图6-2-2　粘连性关节囊炎第2期

A、B.斜冠状位FS PDWI和FS T₁WI增强（间接造影）示腋囊明显增厚，呈高信号，强化明显（箭）。C、D.斜冠状位FST₁W增强（间接造影）和斜矢状面T₁WI增强（间接造影）示肩袖间隙关节囊增厚强化（箭），喙肱韧带信号增高，喙突下三角脂肪间隙模糊第4期（缓解期）：腋囊厚度较前期明显减轻，关节囊水肿不明显，在T₂WI/PDWI上显示等低信号，无明显强化。喙肱韧带增厚、挛缩，可有喙突下脂肪三角模糊、部分消失（图6-2-4）。

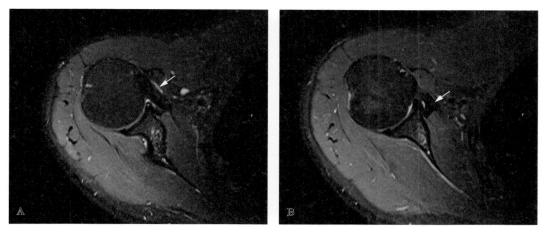

图6-2-3　粘连性关节囊炎第3期
A、B.横轴位FS PDWI示前下盂肱韧带肥厚，挛缩

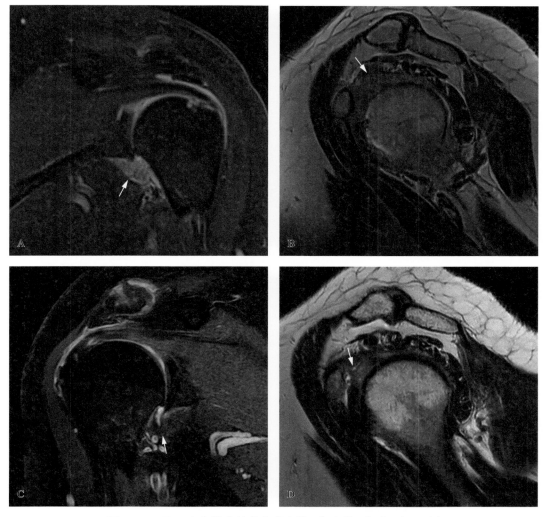

图6-2-4　同一患者粘连性关节囊炎第2期和第4期（7个月后）
A、B.斜冠状位FS T₁WI增强和斜矢状位T₁WI增强（间接造影）分别示腋囊、肩袖间隙关节囊增厚，均匀强化，喙肱韧带未见显示，喙突下三角脂肪间隙消失（箭）。C、D.斜冠状位FST₁W增强和斜矢状位T₁WI增强（间接造影）分别示腋囊无明显增厚，无异常强化，喙突下三角脂肪间隙部分显示，喙肱韧带和肱二头肌长头腱信号稍高（箭）

　　伴发征象：粘连性肩关节囊炎的患者大多伴有肩关节退变，肩袖肌腱变性和撕裂，肱二头肌长头腱的增厚，肩胛下隐窝积液也经常出现在患者中（图6-2-5）。手术、外伤作为粘连性肩关节囊炎的病因，其征象也对诊断有提示作用（图6-2-6）。

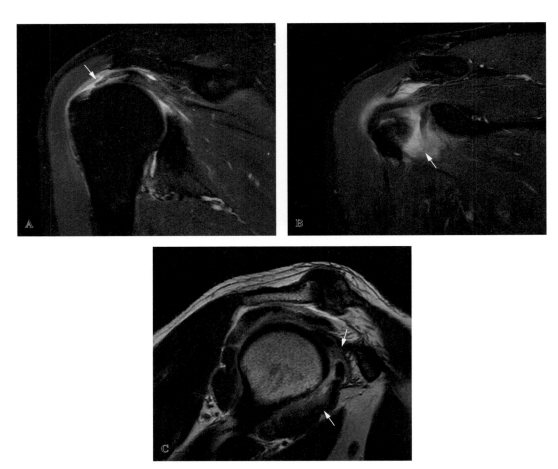

图6-2-5　肩峰下撞击综合征伴粘连性关节囊炎

A.斜冠状位FS PDWI示肩峰下间隙狭窄，冈下肌腱撕裂（箭）；B.斜冠状位FS T₁WI增强（间接造影）示腋囊增厚强化（箭）；C.斜矢状面T₁WI增强（间接造影）示肩袖间隙斑片状强化（箭）及腋囊强化（箭）

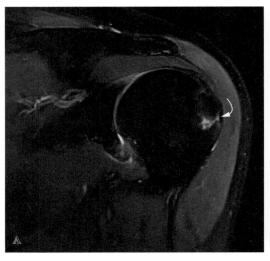
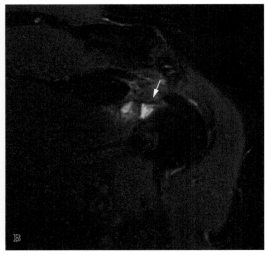

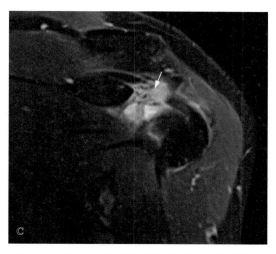

图6-2-6 肱骨大结节骨折后伴粘连性关节囊炎

A、B.斜冠状位 FS PDWI 示肱骨大结节陈旧性骨折（弯箭），肩袖间隙关节囊增厚（直箭）；C.斜冠状位 FS T_1WI 增强（间接造影）示肩袖间隙斑片状强化（直箭）

【鉴别诊断】

1.肩峰下撞击综合征　以中老年人为主，多数患者有反复肩部上举过头动作病史，临床症状一般为肩部疼痛，肩关节乏力，活动受限等。体格检查异常征象有肩峰下间隙压痛，痛弧征，Neer撞击试验阳性。MRI显示冈上肌腱异常高信号，部分或全层撕裂，肩峰下-三角肌下滑囊积液。

2.肩袖损伤　多见于中老年人，男性稍多于女性，以冈上肌腱部分撕裂最为常见，可无明显临床症状，也可出现肩部疼痛和活动障碍（外展和外旋为著）。疼痛常呈间歇性，劳动后和夜间卧位时加重，休息后减轻。体格检查时肩峰前下方与大结节之间间隙可有压痛，痛弧征阳性，MRI显示肌腱部分或全层连续性中断，信号增高，肩峰下间隙狭窄及肩峰-三角肌下滑囊积液。

3.肱二头肌长头腱损伤　以中老年患者多见，青壮年亦可见，男性多于女性，表现为肩关节前部疼痛，外展、后伸及旋转功能受限，结节间沟压痛明显。MRI显示肌腱滑车段或结节间沟段信号增高，部分连续性可中断。完全断裂时结节间沟段空虚，被积液填充。断端回缩，见"大力水手"征。

【治疗】

原发性粘连性肩关节囊炎可自行好转，临床上以保守治疗为主，对于少数的长期僵硬的病例，保守治疗效果不佳，可以进行手术治疗。

1.保守治疗　包括物理治疗、关节内扩张术、口服非甾体抗炎药物及痛点注射类固醇药物等。其中物理治疗被作为一线治疗方式被广泛应用，即应用热疗、肩关节负重钟摆牵张训练和被动牵张训练来恢复肩关节的柔韧性。

2.手术治疗　目前临床上较多开展肩关节镜下关节囊松解术。肩关节镜可以全面探查肩关节腔，了解病变情况，同时可以在关节镜直视下对关节囊的挛缩、病变部位进行相应的处理，较手法松解更有针对性，减少了手术创伤。且关节镜手术过程中关节囊处于高压生理盐水的持续灌洗之下，通过液体均匀而柔和的压力，可以分离囊内粘连，逐渐扩张挛缩的关节囊，使关节腔容积在一定程度上得以恢复。对于粘连性肩关节囊炎，保守治疗6个月无效后，即可考虑行关节镜下关节囊松解术。

粘连性肩关节囊炎是一种自限性疾病。如果给予足够的时间、坚持牵张训练，大多数患者肩关节的柔韧性能够逐渐恢复。绝大多数患者可恢复关节活动度的95%～100%。对于胰岛素依赖性糖尿病患者和关节活动度丢失接近正常的50%的患者可考虑行肩关节扩张术和激素注射，此类患者恢复不完全和永久性僵硬的风险性高。肩关节关节镜下关节囊松解术，取代了在全身麻醉下行关节推拿的古老方式，适合于顽固性的粘连性关节囊炎的治疗。

（李　梅　颜方方　徐海芸）

参 考 文 献

［1］齐明东，黄丽萍，袁飞，等，2014. 肩关节盂肱韧带损伤的3.0T MRI表现. 医学影像学杂志，24（1）：116-118.

［2］Bunker TD，Reilly J，Baird K S，et al，2000. Expression of growth factors，cytokines and matrix metalloproteinases in frozen shoulder. J Bone Joint Surg Br，82（5）：768-773.

［3］Burkart AC，Debski RE，2002. Anatomy and function of the glenohumeral ligaments in anterior shoulder instability. Clin Orthop Relat Res，（400）：32-39.

［4］Carlson CL，2004. The "J" sign. Radiology，232（3）：725-726.

［5］Emig EW，Schweitzer ME，Karasick D，et al，1995. Adhesive capsulitis of the shoulder：MRI diagnosis. Am J Roentgenol，164：1457-1459.

［6］Hannafin JA，Chiaia TA，2000. Adhesive capsulitis：a treatment approach. Clin Orthop，372：95-109.

［7］Kelley M J，Shaffer MA，Kuhn JE，et al，2013. Shoulder pain and mobility deficits：adhesive capsulitis. J Orthop Sports Phys Ther，43（5）：A1.

［8］Mengiardi B，Pfirrmann CWA，Gerber C，et al，2004. Frozen shoulder：MR arthrographic findings. Radiology，233（2）：486-492.

［9］Milgrom C，Novack V，Weil Y，et al，2008. Risk factors for idiopathic frozen shoulder. Isr Med Assoc J，10（5）：361-364.

［10］Passanante GJ，Skalski MR，Patel DB，2017. Inferior glenohumeral ligament（IGHL）complex：anatomy，injuries，imaging features，and treatment options. Emerg Radiol，24（1）：65-71.

［11］Pouliart N，Boulet C，Maeseneer MD，et al，2014. Advanced imaging of the glenohumeral ligaments. Semin Musculoskelet Radiol，18（4）：374-397.

［12］Rebolledo BJ，Nwachukwu BU，Konin GP，et al，2015. Posterior humeral avulsion of the glenohumeral ligament and associated injuries：assessment using magnetic resonance imaging. Am J Sports Med，43（12）：2913-2917.

［13］Ryan V，Brown H，Minns Lowe C J，et al，2016. The pathophysiology associated with primary（idiopathic）frozen shoulder：a systematic review. BMC Musculoskelet Disord，17（1）：340.

［14］Sofka CM，Ciavarra GA，Hannafin JA，et al，2008. Magnetic resonance imaging of adhesive capsulitis：correlation with clinical staging. HSS J，4：164-169.

第七章

肩周肌肉病变

第一节 概 述

【肌肉解剖学】

肩部、肩胛骨和盂肱关节周围有许多肌肉。从临床角度来看，最重要的是三角肌和肩袖组肌肉。三角肌是一个巨大的肌肉，起自肩胛骨从锁骨外侧1/3处、肩峰和肩胛冈的突出。三角肌纤维向远端和外侧会聚，附着于肱骨上部外侧的三角肌粗隆上。三角肌是肱骨强有力的外展肌。冈上肌是评估肩袖撕裂患者的重要肌肉和肌腱单元。

冈上肌起自肩胛冈上窝及被覆筋膜，其近端部分由斜方肌覆盖。当肌肉外周伸展，它穿过肩峰、喙锁韧带和肩锁关节下方，附着于肱骨大结节的三个平面中最上面的一个。冈上肌腱较宽，覆盖肩顶，与上关节囊融合。冈上肌的主要功能是协助三角肌外展肱骨。由肩胛上神经（C_4、C_5、C_6）支配。

冈下肌起自肩胛骨冈下窝、肩胛冈、深筋膜，向外侧延伸，常被一个有时与肩关节相连的滑囊与肩胛骨分离。肩胛冈将冈下肌和冈上肌分开。冈下肌腱形成肩袖的上后部，并附着于肱骨大结节后部即冈上肌腱附着点下方。由肩胛上神经（C_4、C_5、C_6）支配。冈下肌的主要功能是使肱骨外旋。

小圆肌起自于肩胛骨外侧缘的中上部分，以斜向上的方向延伸，以一扁平肌腱附着在大结节的下部。由腋神经（C_4、C_5、C_6）支配。同冈下肌一样，小圆肌主要是使肱骨外旋。

肩胛下肌起自肩胛骨的前下表面，其纤维会聚并向侧面延伸，以一个宽肌腱或束带止于肱骨小结节和结节下方的骨嵴。大片状三角状肌肉形成腋窝后壁，腋窝内主要有腋血管和臂神经丛通过。肩胛下囊或隐窝位于肩胛下肌和肩胛骨颈部之间，可与肩关节相连。由臂神经丛后束神经分支（C_4、C_5、C_6）支配。肩胛下肌的主要功能是使肱骨内旋。

大圆肌位于小圆肌的下侧，其下缘为背阔肌上缘遮盖，起于肩胛骨下角背面，肌束向外上方集中，止于肱骨结节间沟内侧小结嵴。大圆肌是肱骨的一个额外的内旋肌，当与背阔肌一起作用时，它也充当肱骨的伸肌和内收肌。肌肉由肩胛下神经（C_6、C_7）支配。

肩部其他肌肉起自脊柱或胸壁，止于肩胛骨或肱骨上。其中斜方肌和背阔肌完全覆盖背部的深层肌肉组织。斜方肌起自枕骨上颈项线、颈背韧带和上胸椎棘突。上部纤维插入锁骨远端的后上方，中部纤维插入肩峰和肩胛骨冈的边缘，下部不规则的肌腱附着于肩胛骨冈基部。下部肌腱和肩胛骨之间通常有一个小的滑囊。斜方肌对肩胛骨牵开和提升作用。由副脊神经和C_3、C_4的根支配。背阔肌是第二宽起源的肌肉，起自于第6胸椎棘突和腰骶上椎棘突。上部肌肉起源被斜方肌的下部纤维所覆盖。宽阔的三角形肌肉向上沿着肱二头肌结节间沟的内侧壁附着，在背阔肌肌腱和大圆肌之间有一个囊，在MRI上可见一个清晰的高强度区域，背阔肌的主要功能是内收、内旋和外展。肌肉由胸背神经（C_6、C_7、C_8）支配。

肩胛提肌起源于颈椎第$1 \sim 4$横突的后结节，肌肉从后下方向斜行进入肩胛内侧缘的上角。深至胸锁乳突肌上、下斜方肌，主要功能是抬高肩胛骨缘。肌肉由C_3、C_4的颈深丛支配。

菱形肌通常分为小肌群和大肌群；然而，实际上，特别是在MRI上，肌肉很难分为两组。肌肉从颈项韧带和$C_2 \sim T_5$的棘突广泛起源，向外侧延伸并附着于肩胛骨后内侧，靠近肩胛骨冈基底部。这些肌肉的主要功能是收缩肩胛骨，由肩胛背神经支配，该神经主要来自C_5。

前锯肌是一个大的扁平肌肉，它横向覆盖胸廓并主要作用于肩胛骨，由近端$8 \sim 9$个肋骨的外表面延伸，并围绕胸廓的侧部延伸，以插入肩胛骨的前内侧。该肌肉的主要功能是向前伸展或牵引肩胛骨。肌肉由胸长神经和颈神经共同支配。

胸肌由三块肌肉组成。这些肌肉包括胸大肌、胸小肌和锁骨下肌。胸大肌是一个巨大的、三角形的，覆盖上胸部大部分的肌肉。胸大肌广泛起源于锁骨内侧、胸骨外侧缘和上肋骨的软骨连接处。这块肌肉的纤维会聚成一个宽肌腱，刚好穿过喙突和肱二头肌的前面。然后肌肉深入三角肌的前缘插入大结节的顶部或结节间沟的侧面。胸大肌是肱骨的强大内收肌，由两条神经支配，胸外侧和内侧（胸前）神经（C_5、C_6支配锁骨部，C_7、C_8、T_1支配胸肋骨部）。

胸小肌位于胸大肌的深部，由第2～5肋骨的前部产生。肌肉向上和斜的方向通过，插入肩胛骨的喙突。其主要作用是降低肩胛骨的角度。神经通过胸内、外侧神经支配（C_8～T_1）。

锁骨下小肌从第1肋骨和关节软骨的交界处开始，向上和横向穿过，插入锁骨中段的下方。此肌肉被胸大肌覆盖，由锁骨下神经的小分支支配。在矢状面图像上，常被视为锁骨下的一个中等密度的小结构，不应与软组织肿块混淆。

【影像学表现】

MRI是显示肩部肌肉损伤的最佳影像学检查方法。

急性超负荷引起的急性肌肉超负荷损伤常见于由运动活动引起的，包括肌肉超载和伸长。相反，涉及肌肉缩短的肌肉收缩活动很少导致损伤。临床症状为运动期间即出现症状的损伤疼痛（劳损、挫伤）和延迟发作的损伤（1～2天后）［延迟发作的肌肉酸痛（DOMS）］之间有区别。两种类型的损伤可以在MRI中进行鉴别。

1.急性肌肉拉伤　肌肉拉伤首先可以被识别为在肌肉T_2/PDWI脂肪抑制图像上表现为高信号（图7-1-1，图7-1-2），而在T_1WI上通常看不到变化，肌肉拉伤常发生于肌腱连接处。在T_2/PDWI上观察到的信号强度的变化在愈合过程中完全减退，变化的正常化通常先于临床症状的消失。

2.迟发性肌肉酸痛　在T_2WI上表现为受影响肌肉的高信号，被认为是水肿性改变的原因。

（1）最初1～3天后，信号强度明显均匀增加（图7-1-3）。

（2）信号持续上升，3～6天后达到峰值。因此，增加的信号强度与临床表现的相关性很差，在疼痛已经缓解时出现最大的高信号强度。

（3）在症状和先前升高的肌酶浓度得到减轻后，肌肉中信号强度的增加仍持续（持续数周）。

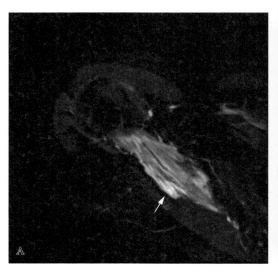
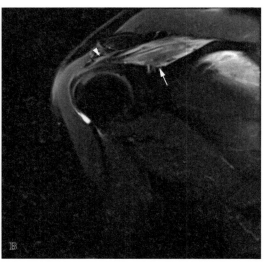

图7-1-1　急性肌肉拉伤水肿

A.轴位FS T_2WI示冈上肌肌腹信号增高、肿胀（箭）；B.斜冠状位FS PDWI示冈上肌肌腹信号增高（箭），肌腱连续（无尾箭）；外伤大结节撕脱骨折未展示

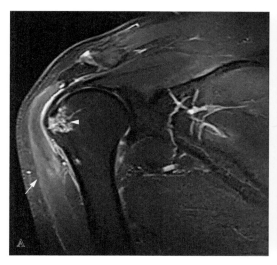
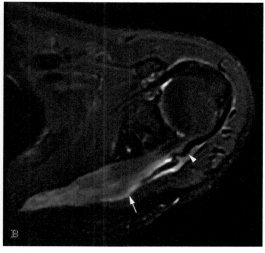

图7-1-2 急性肌肉拉伤水肿

A.斜冠状位FS T₂WI示三角肌肌肉片状信号增高（箭），三角肌下滑囊积液，大结节骨髓水肿（无尾箭）；B.轴位FS T₂WI示冈下肌肌腹信号增高，肌腱增粗纤曲

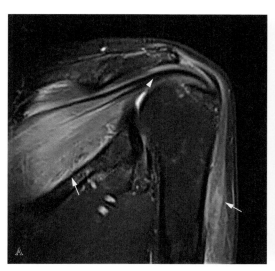
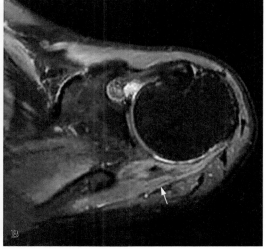

图7-1-3 冈下肌及三角肌损伤

A、B.斜冠状位、轴位FS T₂WI示冈下肌及三角肌信号增高（箭），肌腱连续（无尾箭）

　　信号强度的变化不一定累及参与肌肉动作的整个肌肉群，可能只有一个肌肉或肌腹受到影响。此外，各肌肉肌腱插入处附近损伤最常见。严重情况下也可见肌外信号强度变化，这种变化被认为是由微出血或水肿引起的。这些肌外信号强度的变化常表现为环绕受影响肌肉的高信号（图7-1-3），与观察到的和张力和纤维断裂有关的肌外变化相似。评估因负荷过重导致的肌肉损伤所引起的疼痛外，MRI还可诊断肌肉出血或筋膜疝。

　　3.肌肉纤维撕裂　肌肉纤维撕裂的患者有疼痛症状，但没有任何肌肉功能丧失。影像学上可见离散性改变；在MRI上，有局部水肿、出血/血肿，可能还有肌肉内和筋膜周围的积液，以及后期瘢痕肉芽组织。

　　4.肌肉全层撕裂　主要见于肌腱和肌肉之间的交界处，导致肌肉力量丧失。如果出现骨骼肌收缩，可见肌肉等强度团块（与对侧比较）；还可见撕裂处液体填充缺损。未修复的全层撕裂最终会导致骨骼肌萎缩（详见第二章第五节）。

　　5.撕脱　"撕脱"一词用于肌肉腱从其骨附着处撕裂的情况。撕脱伤涉及撕裂的骨碎片，可以很容易地用X线摄片检测到。如果只有肌腱撕脱，没有骨受累，可以在MRI上作出明确诊断。在肌腱附着位置发现缺损和软组织水肿，并且可以在沿着肌肉的走行径路观察到收缩的肌腱残余（增厚、重叠）。临床表现包括肌力下降和功能丧失（详见第二章第四节）。

6.肌肉疝　包裹肌肉的筋膜的外伤性撕脱伤有时会导致筋膜下方肌肉通过该缺损疝出。临床上表现为占位性肿块，其大小由所施加的应力决定。在MRI上也可见肌肉等强度的突出肿块。肌肉疝很少引起症状。

7.慢性超负荷损伤

（1）肌腱炎：慢性肌肉负荷过重可引起炎症反应，通常影响肌腱肌肉连接处。肌腱炎在T₂WI上显示为相应肌腱内的高信号区域。典型的例子包括冈上肌腱（见第二章第二节）、网球肘和打字机腕等。

（2）外伤性骨化性肌炎：可能是软组织损伤的后遗症，在世界卫生组织（WHO）的分类系统中被归类为肿瘤样病变。总共有四种类型的骨化性肌炎，其中外伤型占75%。

1）外伤性骨化性肌炎（图7-1-4）。

2）局部（局限性）骨化性肌炎。

3）骨化性肌炎伴截瘫。

4）进行性骨化性纤维发育不良。

在损伤的前两周内，局部出现疼痛性肿胀的临床症状。MRI显示肌内肿块状结构，T₁WI信号均匀，T₂WI信号不均匀。在随后的几周内（创伤后3～8周），可见明显的钙化，从周围开始并向中心发展。钙化引起不均匀的低信号区域，而骨化区被视为信号缺失区。由于骨化过程开始于周围，病变的特征是低信号晕和不均匀的高信号中心。随着骨化过程的进一步可能会发生脂肪变性和坏死。骨化过程在5～6个月后完成，现在显示出软组织内骨块形成。病变可能缩小，甚至在少数情况下被吸收。脂肪和同心圆状分层

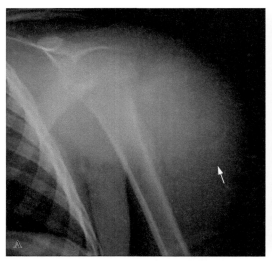

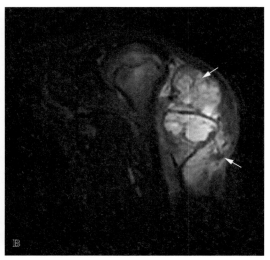

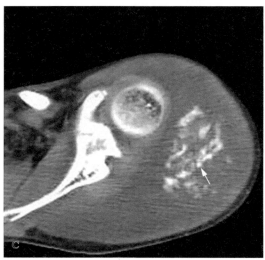

图7-1-4　外伤性骨化性肌炎

X线正位片（A）、冠状位FS T₂WI（B）和轴位CT（C），外伤1个月余，左肩部肿块，X线显示肩部三角肌密度增高肿胀，冠状位T₂WI信号混杂肿块（箭），周围肌肉水肿，CT显示肿块内片絮状钙化（箭）

是区分骨化性肌炎与骨旁、骨膜和骨外骨肉瘤、软骨肉瘤、骨瘤和软骨瘤的重要诊断指标。

第二节　胸肌损伤

【解剖】

胸大肌是一个粗大的三角形肌肉，从头端到尾端的纤维长度逐渐增加。肌肉起源于锁骨、胸骨和上6个肋骨软骨。肌肉纤维会聚止于肱骨上骨干肱二头肌沟的外侧边缘。胸大肌双端肌腱是由胸大肌的胸肋头和锁骨头形成的。胸肌使手臂内收，也起到内侧旋转的作用。胸肌由臂神经丛内侧和外侧索产生的胸内侧和外侧神经支配。胸小肌起源于第3～5肋骨，并插入喙突。这块肌肉有助于肩胛骨向内侧、向前和向下运动。

【病因】

胸肌撕裂是不常见的，临床较难诊断。大多数损伤发生在举重、特殊的加压动作或摔跤、滑水和足球，最常见的受伤情景是卧推训练。通常是20～40岁年龄组的男性运动员。

【临床表现】

典型的症状是听到肩部爆裂声、肩部剧烈灼痛。胸部可有肿胀和臂部瘀斑。当完全撕裂，做念佛动作（双手合十）时回缩的肌肉呈肿块样凸起，可以触及腋窝前壁胸大肌肌腱不对称，肩部内收力也可能减弱。

【分类和分级】

撕裂的范围包括部分或完全撕裂，撕裂的位置包括肌腱附着、肌肉肌腱连接或肌肉。MRI可以提供有关肌肉或肌腱损伤的部位和损伤程度的有价值的信息。轴向 FS T₂WI 或 STIR 序列对水肿和出血显示更为明显，比较双侧胸壁肌肉有助于发现细微或部分病变。胸小肌撕裂较少见。

【影像学表现】

胸大肌最好使用斜冠状面图像与胸大肌平行的专用胸大肌序列进行评估。正常肌肉、肌腱在 T₁WI 和 T₂WI 上呈等或低信号。

胸大肌肌腱肱骨上段附着处的撕裂可在常规肩关节 MR 检查的偏下轴位图像上显示（图7-2-1），肱骨干近端肱二头肌腱附近出现水肿和出血。胸大肌肌腱部分撕裂合并胸骨和锁骨头受累是最常见的表现。大多数损伤涉及肌腱连接或远端肌腱附着。FS-PD-FSE 图像发现包括锁骨、胸骨或肋骨骨髓水肿；肱骨近端（肱二头肌沟外侧）附着处信号强度增高；肌肉撕裂部位、筋膜周围区和皮下脂肪内的高信号水肿和出血。轴侧图像显示患侧胸肌不对称。胸大肌的完全撕裂可能会收缩并发生纤维化，导致可见的胸壁畸形。

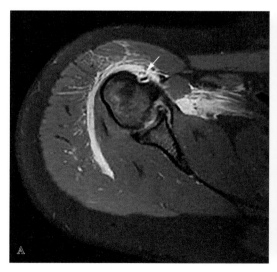
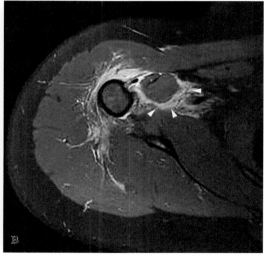

图 7-2-1　胸大肌肱骨上段附着处撕裂

A、B.轴位 FS T₂WI 示胸大肌肱骨上段结节间沟外侧附着处撕裂高信号（箭），三角肌深部、喙肱肌周围环状高信号（无尾箭）

慢性撕裂可能导致肌肉萎缩、低信号强度瘢痕和脂肪萎缩。

【治疗】

胸大肌损伤的治疗方案根据撕裂的程度和位置，以及患者的身体状况决定。对于肌腹部分肌肉纤维损伤和肌腱部分断裂，以及肌腱完全断裂的低运动需求或久坐的老年患者可以采用保守治疗，包括休息、冰敷、直通、肩关节内收内旋悬吊固定。保守治疗的患者功能恢复良好，日常生活能力均能恢复。保守治疗胸大肌损伤的并发症有异位骨化、血肿伴假性囊肿、力量下降、美观等问题。对于年轻、爱好运动的完全胸大肌肌撕裂的患者，是立即手术修复的指征，无论撕裂部位在肌腱－肌肉交界处、肌腱撕裂、肌腱止点撕裂、胸骨侧或者锁骨侧胸大肌腱完全断裂。在90%以上的病例中，急性期修复都能成功地恢复患者的力量和功能。尽管有症状的慢性破裂手术结果通常也令人满意，但由于肌肉肌腱挛缩，增加手术显露区域，分离回缩瘢痕和肌腱，由于直接修复困难，必要时需要采用自体或异体移植物加固重建。手术的并发症包括感染、手术瘢痕、再断裂、关节僵硬等。因此早期诊断和治疗可改善患者手术效果。

第三节　三角肌损伤

【解剖】

三角肌是肩关节周围最重要的肌肉之一，几乎是肩部所有运动的原动肌。三角肌包绕和支持着肩关节，其羽状排列的纤维、很大的横截面积和广泛的附着点在肩关节联合运动中起着重要作用，最主要的作用是使肩关节外展，三角肌中部在上臂外展中的作用仅次于冈上肌，前部和中部在上臂前屈和后伸过程中起主要作用。三角肌由腋神经三角肌支支配。三角肌起点广泛，起自锁骨外侧1/3的前缘、肩峰外侧缘、肩胛冈，止于肱骨体外侧面的三角肌粗隆。正常的三角肌形态圆润、饱满，分为前束（锁骨部）、中束（肩峰部）和后束（棘突部），中束较大，前束和后束较小。在横断位轴位图像上肱骨头和肩袖肌肉的前、侧和后方可见三角肌组成的弧状肌肉束，羽状肌纤维呈短线样低信号。

【病因】

在肱骨外科颈骨折、肩关节脱位、肩袖损伤及腋下拐杖使用不当时，三角肌可以被拉伤或撕裂，三角肌萎缩可导致肩关节稳定性降低，引起继发关节损伤、疼痛和功能障碍，或者在神经病变的背景下显示出失神经的变化。三角肌挛缩症通常是由反复肌内注射、外伤或是不明原因所造成。肩峰下滑囊和三角肌滑囊为一个连续的较大的滑囊，其内囊液交通，故也可称为肩峰下/三角肌滑囊，由肩峰、三角肌、喙肩韧带、肩袖（主要是冈上肌腱）围成，其功能主要是在三角肌与肩袖之间润滑从而减少冈上肌腱的摩擦力。肩峰下撞击综合征、肩袖损伤等是均可导致肩峰下/三角肌滑囊积液增多、滑膜增生，形成肩峰下/三角肌滑囊炎。

【临床表现】

三角肌拉伤或撕裂主要表现为肩部肿胀疼痛，抬肩活动受限。三角肌挛缩自幼发病，可致肩关节内收功能障碍、屈曲外展挛缩、三角肌内明显的纤维索条、翼状肩胛骨、纤维索条处皮肤凹陷。三角肌中纤维索条结构是诊断三角肌挛缩症的重要征象。肩峰下/三角肌滑囊炎表现为肩部疼痛、活动受限等肩峰下撞击综合征、肩袖损伤相关症状。

【影像学表现】

三角肌损伤不少见。当它们发生时，通常与肩袖损伤有关。MRI表现为肌腱肌肉交界处信号增强，肌腱附着处骨髓和骨膜水肿或完全撕脱。肌纤维撕裂常导致筋膜下肌内血肿，在T_2WI上呈高信号（图7-3-1）。撕裂的纤维本身有时可以在图像上识别为肌内缺陷。肌肉萎缩导致肌肉体积缩小和脂肪沉积。导致了T_1WI中肌肉内部分高信号强度的特征条纹。三角肌附着处慢性撕脱伤影像学表现包括皮质增厚和三角肌结节不规则，伴有或不伴有邻近软组织水肿。

三角肌挛缩的MRI诊断特征包括三角肌纤维索，特别是其中部，从肩峰附着延伸至三角肌粗隆，肩胛骨翼角角度增加。典型的影像学特征包括外展性挛缩，肩胛骨翼状，肩峰外侧下倾，肩峰上骨质增生骨赘形成等。

肩峰下/三角肌滑囊炎，表现为肩峰下/三角肌滑囊内T_2WI高信号积液，沿着三角肌向远端延伸（图7-3-2，图7-3-3）。

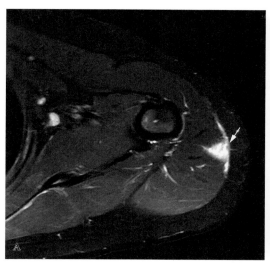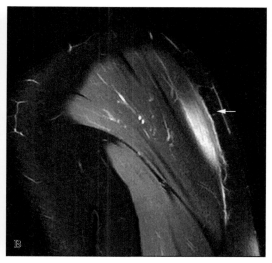

图7-3-1　三角肌损伤

轴位（A）、斜矢状位（B）FS T₂WI示三角肌片状信号增高水肿

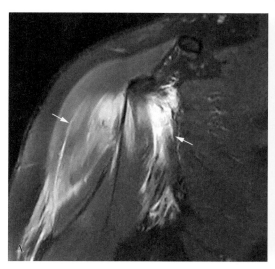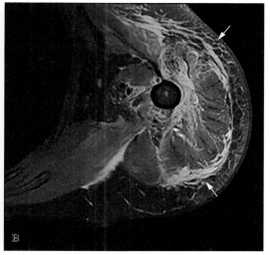

图7-3-2　三角肌损伤

斜冠状位（A）、轴位（B）FS T₂WI示三角肌片状、羽毛状信号增高，周围筋膜水肿

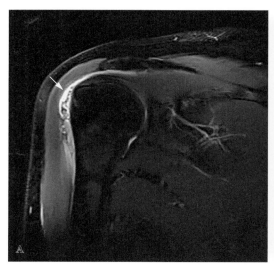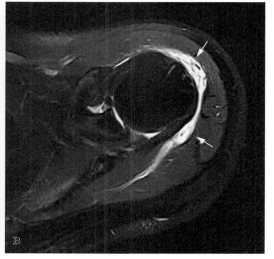

图7-3-3　三角肌下滑囊炎

斜冠状位（A）、轴位（B）FS PDWI显示肩峰下/三角肌滑囊内高信号积液及滑膜增生

【治疗】

三角肌损伤急性期冰敷、制动，休息保护，避免抬肩或者是屈伸活动。48小时后才可进行适当的热敷，并进行按摩等治疗；撕裂较重者需要尽快手术缝合。三角肌挛缩患者可进行三角肌松解术，纤维索切除等手术治疗，可在关节镜下进行。

第四节　三头肌近端损伤

【解剖】

肱三头肌为上臂后群的伸肌。起端有三个头：长头起自肩胛骨的盂下结节；外侧头和内侧头都起自肱骨的背面。三个头向下共续于一个腱，止于尺骨鹰嘴。此肌功能为伸前臂，并助内收上臂，受桡神经（颈6～颈8）支配，作用是伸肘。

【病因】

当肌肉主动收缩或被拉长而超过其所能承担的能力则可引起肌肉拉伤，肱三头肌长头起自肩胛骨的盂下结节，盂下结节撕脱骨折时常伴有肱三头肌长头肌近端损伤。由于肱三头肌长头腱反复被牵扯可致肱三头肌长头腱末端病。肱三头肌受到突然猛烈的间接外力的牵扯将肌腱撕断。

【临床表现】

肩后部疼痛，可向三角肌放射、局部麻木感或其他感觉异常。临床体征：上臂外展位肱三头肌长头腱在肩胛盂下缘粗隆起点处压痛；伸肘抗阻痛阳性；被动极度内收上臂诱发肱三头肌疼痛。

【影像学表现】

肱三头肌长头近端损伤不常见。当它们发生时，通常与关节下盂损伤有关。MRI表现为肌腱信号增强，附着处骨髓和骨膜水肿或完全撕脱（图7-4-1）。在沿着肌肉的走行径路可见回缩的肌腱残余及周围积液、软组织水肿。

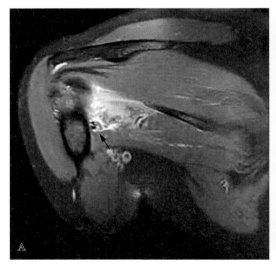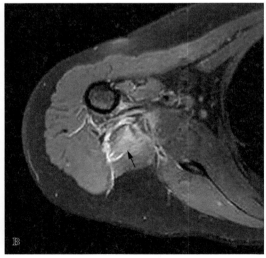

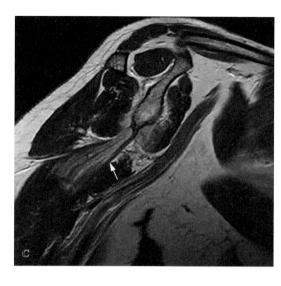

图7-4-1 肱三头肌长头近端损伤

斜冠状位（A）、轴位（B）FS T₂WI及斜矢状位
（C）T₂WI示肱三头肌长头关节盂下附着处肌腱部分不
连续、信号增高，周围软组织肿胀（箭）

【治疗】

对于轻度的肱三头肌拉伤，可以采取保守治疗的方式，对患肢进行伸直位的石膏或者支具固定，时间
为3～4周，之后可行患侧的伸屈功能锻炼。对于严重的肱三头肌拉伤，一般需要手术切开，从而对撕裂
的肱三头肌进行重新缝合或者是重建的手术治疗。

第五节　盂旁囊肿

肩关节盂旁囊肿并不少见，盂旁囊肿有重要的临床意义。首先，一些研究显示盂唇撕裂与盂旁囊肿有
关，推测后者可能是前者引起的。其次，肩胛上切迹或冈盂切迹囊肿引起的肩胛上神经卡压。

【病因】

盂旁囊肿的发病机制尚不清楚。盂旁囊肿可以是滑膜囊肿、腱鞘囊肿或假性囊肿。滑膜囊肿由滑膜
细胞排列，形成于关节囊或关节旁滑囊。腱鞘囊肿可能来自关节囊、韧带、肌腱或软骨下骨。假性囊肿其
原因被认为是盂肱关节内液体通过撕裂关节盂挤压进入邻近软组织。并因单向活瓣作用致液体积聚逐渐增
多，最终导致囊肿形成。其发病机制与半月板囊肿相似。盂旁囊肿与盂唇撕裂关系密切，也可能与肩关节
退行性关节炎、盂肱关节不稳有关。损伤机制包括肩部跌倒的创伤、牵引伤、举重（也与腋下神经的小圆
肌分支的牵引损伤有关）、运动特别是投掷运动等。

【临床表现】

盂旁囊肿通常与盂唇撕裂并存，表现为肩部深度疼痛或肌肉紧绷伴进行性无力，但也可能与退行性关
节炎有关。肩胛上切迹囊肿压迫肩胛上神经，导致冈上肌和冈下肌的疼痛和无力，冈上肌和冈下肌水肿或
萎缩。冈盂切迹囊肿与冈下肌水肿或萎缩有关。下盂唇旁囊肿向下延伸至四边孔与腋窝神经受压（三角肌
和小圆肌无力与腋神经去神经），详见下文的四边孔综合征的相关内容。

【部位及分类】

盂旁囊肿可发生在下列任何部位：因盂唇撕裂的位置不同，盂旁囊肿可位于关节盂上方、下方、前方
或后方。其中累及二头肌-盂唇复合体相连的SLAP Ⅱ或累及后上唇的后剥离型SLAP Ⅱ病变多发，故后
部盂旁囊肿常见。唇旁囊肿沿着阻力最小的路径发展，因此沿着肩胛上神经周围纤维脂肪组织向冈上肌和
冈下肌之间延伸至冈盂切迹及肩胛上切迹。在肩胛上窝水平，肩胛上神经穿过肩胛上切迹。延伸至肩胛上
切迹的囊肿可导致继发于肩胛上神经卡压，导致冈下肌和（或）冈上肌萎缩。在较后和较下位置的冈盂切
迹囊肿可压迫导致冈下肌萎缩。

【影像学表现】

囊肿在T₁WI上与肌肉相比呈等强度或低强度，在T₂WI上呈均匀高强度，并显示增强边缘薄壁增强。

大多数盂旁囊肿，包括但不限于后上囊肿，与盂唇撕裂相通（图7-5-1）。后上盂旁囊肿常见，与后上盂唇撕裂及后囊损伤有关，包括SLAP损伤。这些囊肿的位置应仔细描述。后上盂旁囊肿表现为T₂WI上关节盂旁类圆形、均匀高信号边界清晰的团块影，中等大小的囊肿常向内侧冈上肌和冈下肌之间的纤维脂肪间隙延伸（图7-5-2），通常累及冈盂切迹，位于肩胛上切迹的后面，是肩胛上神经绕肩胛冈外侧缘后方的位置。多数盂旁囊肿位于冈盂切迹；较大囊肿向头侧、向前延伸至肩胛上切迹（图7-5-3）。后上盂旁囊肿常与SLAP Ⅱ病灶相关联，并在轴向和冠状倾斜T₂WI上识别相关的盂唇撕裂。

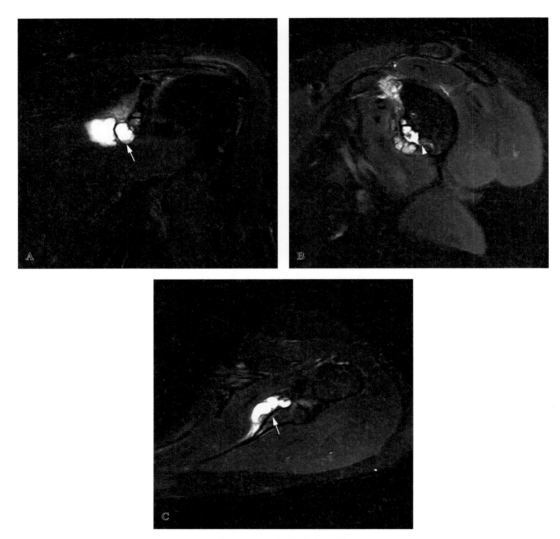

图7-5-1　前下盂旁囊肿

斜冠状位（A）、斜矢状位（B）及轴位（C）FS T₂WI示前下盂旁多房液性高信号（箭），向内侧肩胛下肌深部延伸。斜矢状位显示前下盂唇撕裂（无尾箭）

　　MR关节造影可显示盂旁囊肿与盂肱关节的直接联系。然而，MR关节造影也必须与常规的FS-PD-FSE序列一起进行，以确定关节内对比剂缓慢、延迟进入盂旁囊肿。

　　由于盂旁囊肿对肩胛上神经的压迫，冈上肌和冈下肌萎缩与神经卡压有关。在肩胛上神经损伤的初期，冈上肌、冈下肌水肿的特点是T₁WI呈低至中等信号强度，T₂WI、FS-PD-FSE或GRE T₂*WI呈轻度高信号强度。慢性压迫可导致脂肪肌萎缩，表现为肌肉内T₁WI上脂肪沉积高信号。

　　盂旁囊肿应与冈上肌内囊肿、冈上窝脂肪瘤等相鉴别。

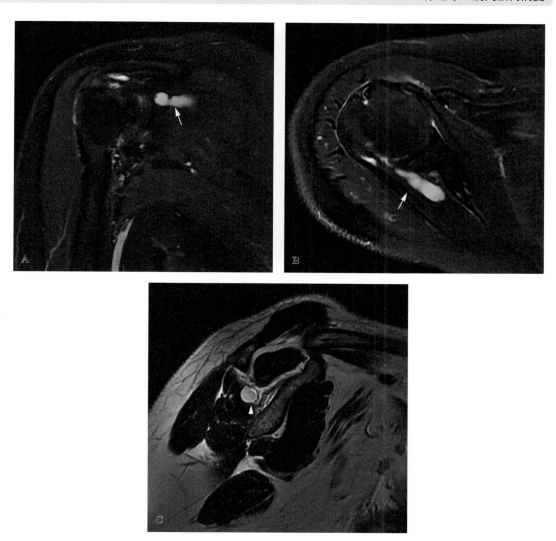

图 7-5-2　冈盂切迹囊肿

　　斜冠状位（A）、轴位（B）FS T₂WI 及斜矢状位（C）T₂WI 示关节盂后方液性高信号（箭），向内侧冈下肌深部延伸。斜矢状位显示囊肿冈盂切迹（无尾箭）

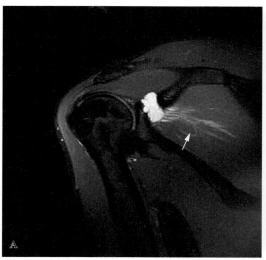
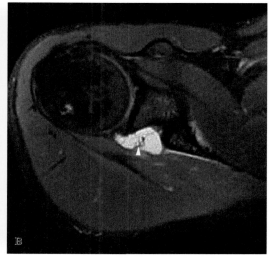

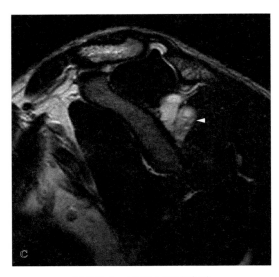

图7-5-3　肩胛上切迹囊肿

斜冠状位（A）、轴位（B）FS T₂WI及斜矢状位（C）T₂WI示关节盂后上方囊性高信号（无尾箭），向内侧、头侧侵入肩胛上切迹并压迫肩胛上神经。斜冠状位显示冈下肌腹条片状高信号水肿（箭）

【治疗】

初始治疗是保守的，对于有症状的患者，可以囊肿抽吸或肩胛上韧带手术松解。囊肿抽吸可在CT引导下进行，可减轻部分患者症状，无须关节镜检查。然而，相关的盂唇撕裂相关症状可能仍存在，对盂唇撕裂可行关节镜下修补。

第六节　肩袖去神经综合征

肩胛上神经卡压导致肩部肌肉去神经病变。

【解剖】

肩胛上神经是一种混合运动和感觉的周围神经，起源于臂神经丛上干。它起源于C₅和C₆的根，在Erb点（即锁骨上2～3cm，约在胸乳肌后一横指处）有一个来自C₄的变异。神经在通过肩胛切迹进入冈上窝之前位于肩胛舌骨和斜方肌深部。通过肩胛切迹进入冈上窝后，运动神经支配冈上肌，接受来自肩锁关节、肩袖和关节囊后2/3的感觉分支。肩胛上横韧带形成肩胛切迹顶部，肩胛上血管亦通过此切迹。然后，神经绕着肩胛冈走行，经过冈盂切迹进入冈下窝，在冈下窝是支配冈下肌纯运动神经。肩胛下横韧带（冈盂韧带）横跨冈盂切迹顶部。肩胛上神经的解剖结构使它特别容易受到压迫，即使是小的占位性病变。这种脆弱性反映了它在肩胛骨上横韧带和冈盂韧带下相对固定的位置，以及它与盂肱关节的距离近。肩胛切迹和冈盂切迹及其各自的跨韧带形成狭窄的纤维骨性隧道，使肩胛上神经容易发生压迫性神经病变。

【病因及机制】

1959年，Kopell和Thompson首次描述了肩胛上神经在肩胛上切迹中的卡压。1982年，Aiello等描述了肩胛上神经被增厚的冈盂韧带卡压在冈盂切迹处。已经确定了压迫性神经病变的几种原因包括外伤，如肩胛骨和肱骨骨折和肩关节前脱位；肩胛上横韧带异常、增厚或钙化及医源性损伤。在棒球、排球和举重等运动中，重复的头顶活动和有力的旋转运动可能在潜在的固定点产生牵引或拉伸。外源性压迫也可能是由于占位性病变，最常见的是囊肿，以及血肿、静脉曲张、脂肪瘤和恶性肿瘤，包括尤因肉瘤、转移性肾细胞癌和软骨肉瘤等。盂肱关节周围的盂旁囊肿随着认识增加而发生率增高。Ticker等在79具尸体肩部中发现1%的发病率。大多数盂旁囊肿与盂唇撕裂有关。由于后上关节囊的相对薄弱，使得滑液可以挤入肩胛上切迹和冈盂切迹的纤维脂肪组织内形成囊肿，因此盂旁囊肿通常是后上关节和上关节盂旁。大多数唇旁囊肿仅在冈盂切迹处压迫肩胛上神经，因为在此处神经在肩胛盂缘21mm范围内通过。

【临床表现】

肩胛上神经压迫是一种相对少见的情况，临床很少被诊断出来。通常表现为非特异性肩痛和无力。它是慢性肩痛鉴别诊断的一部分，包括颈神经根病、肩袖和唇撕裂、钙化性肌腱炎、肩关节和肩锁关节炎、不稳定、滑囊炎和粘连性关节炎。

肩胛上神经卡压的诊断基于临床检查、肩关节和颈椎摄片、有或无关节造影的MRI和电生理检查。肌电图可显示肩胛上神经损伤或障碍的间接证据，但不能确定确切的病因或压迫部位。而MRI是无创性的，可以精确定位外部压迫MRI性病变，并且可以排除更多常见的肩痛原因。

【影像学表现】

压迫性神经病变的MRI表现包括神经卡压直接征象（图7-6-1）和肌肉去神经间接征象。周围神经卡压的直接征象包括受影响神经的信号强度、大小和位置的异常。形态学原因可能包括占位性病变，如盂旁囊肿或肿瘤，或骨异常，如骨刺、骨折碎片和纤维瘢痕。根据蛋白质含量不同，囊肿在T$_1$WI上与肌肉相比呈等信号或低信号（图7-6-2），在T$_2$WI上呈均匀高信号（图7-6-1），并显示增强边缘薄壁强化。肌肉信号可提供有关压迫持续时间的信息，并能确定神经损伤的部位。急性失神经时在液体敏感序列表现为冈上肌和冈下肌或冈下肌高信号（图7-6-1，图7-6-2）。慢性压迫表现为肌肉体积减少和受累肌肉的脂肪浸

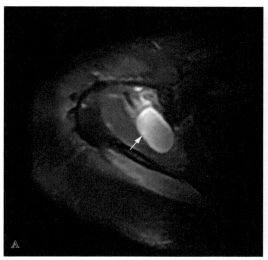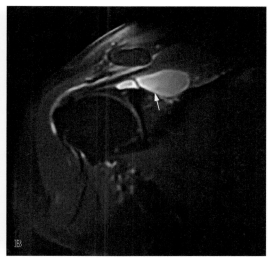

图7-6-1 肩胛上切迹囊肿致肩胛上神经卡压

A、B.轴位和斜冠状面FS PDWI示肩胛上切迹椭圆形囊性高信号（箭），并压迫肩胛上神经，冈上、冈下肌信号增高水肿

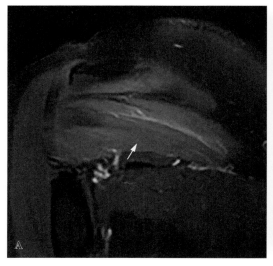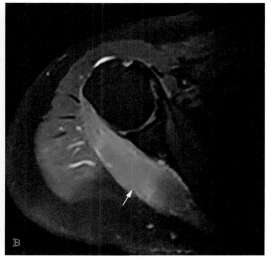

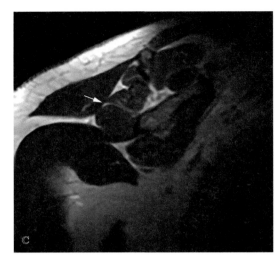

图7-6-2　肩胛上神经卡压冈上、冈下肌水肿
（与上图同病例）

A、B.斜冠状面和轴位FS PDWI示冈下肌片状高信
号水肿；C.斜矢状面T₁WI显示冈下肌部分萎缩脂肪变性

润。冈上肌和冈下肌的受累反映了肩胛上切迹处的近端压迫，而孤立的冈下肌失神经提示冈盂切迹处的压迫。

【治疗】

治疗取决于症状的持续时间、卡压的部位和原因，对于继发于反复过头动作运动的患者，采用保守治疗和休息康复等大部分病例可恢复。但是，肌肉一旦出现萎缩，即使手术也无法恢复原状。因此，如果保守无效尽早进行手术探查和松解减压。与肩胛上切迹压迫有关的肩胛上神经病变可以通过切除肩胛上横韧带来治疗同样，对于单纯的冈下肌功能障碍，可以切除冈盂韧带治疗。对于外源性压迫可能需要切除肿块和修复骨折。盂旁囊肿可采用关节镜下或开放性手术治疗，修复相关的盂唇撕裂和囊肿减压或切除。

第七节　四边孔综合征

四边孔综合征是腋神经在四边孔内的压迫导致神经病变。

【解剖】

腋神经起源于（C₅，C₆）臂神经丛后索。在通过伴有旋肱后动脉的四边孔之前，它向下降至肩胛下动脉的前面。四边孔位于肩胛盂肱关节的下后位，上缘为小圆肌、下缘为大圆肌、内侧肱三头肌长头和外侧肱骨颈围成。腋神经穿过四边孔间隙后，分为前后干。前干的分支供应三角肌的前部和中部。腋神经的后支与关节盂和下关节囊下极相邻，然后分为小圆肌支和上臂外侧皮神经支。分支也供应肱骨的盂肱关节和外科颈。

【病因与机制】

四边孔综合征是一种孤立性腋神经压迫性神经病。该综合征最早由Cahill和Palmer于1983年描述，腋窝神经和肱旋后动脉的神经血管束在通过四边孔间隙时被增厚纤维束带压迫，常见于小圆肌和三角肌去神经水肿或萎缩的患者，通常发生在25～35岁的年轻运动员身上，没有明显的外伤史。四边形纤维束带的形成可能与反复的头顶运动（如投掷）造成的微创伤有关。虽然纤维束带压迫是该综合征最常见的病因，但文献中已描述了其他几种病因。Robinson等首次报道一例唇旁囊肿引起的四边孔综合征。肩胛旁囊肿常发生在大关节附近，是肩部肩胛上压迫性神经病变的原因。肩胛盂唇囊肿它们最常见于关节的上、后区，不常见于关节的下侧面。当下盂唇囊肿较大时，可对紧束缚的四边形空间内的神经血管束产生压迫效应。四边孔间隙肿块，如血肿和软组织肿瘤也被报道导致这种综合征。其他腋神经损伤的原因包括外伤（肱骨颈或肩胛骨骨折）、盂肱关节半脱位或前脱位，以及外科手术或关节镜干预。四边形空间相对固定的位置使腋神经特别容易受到影响，这种损伤通常会影响小圆肌和三角肌。

【临床表现】

肩关节前外侧局部疼痛，前臂前屈、外展疼痛和外旋疼痛、功能受限。这种疼痛通常与肩后小圆肌插入处附近的点压痛有关。腋神经感觉分布的皮肤感觉异常（覆盖三角肌）。小圆肌和三角肌的萎缩或无力也可能发生。

【影像学表现】

仅凭临床特征可能难以诊断四边孔综合征，通常是排除性的。典型的肩关节局部疼痛可能与肩袖损伤或撞击混淆。当在影像学上发现明显的结构性病变时，如纤维带或肿块时，诊断相对简单。然而，MRI通常显示四边形空间内无结构异常，但可能显示失神经性肌病的间接特征。这些特征包括小圆肌萎缩和三角肌萎缩，这被视为肌肉体积缩少和脂肪浸润伴慢性压迫。脂肪浸润在 T_1WI 上最为明显，但在 T_2WI 上也可被视为肌腹内异常高信号强度。在早期和亚急性期可能有肌肉水肿。三角肌和小圆肌的脂肪萎缩在慢性期发展。相关异常包括下唇撕裂伴唇旁囊肿、脂肪瘤性肿块、扩大的静脉延伸至四边孔间隙。

Cahill和Palmer提倡使用锁骨下动脉造影诊断四边孔综合征，并在有症状的肢体（外展和外旋）阻断旋肱后动脉。四边孔综合征是肩部疼痛的潜在可逆原因。当发现有或无三角肌受累的选择性小圆肌萎缩或信号改变时，应予以考虑。在没有明显原因的情况下，其他导致肌肉萎缩或神经源性水肿，如腋神经、臂神经丛或神经根的创伤性损伤，也必须考虑。

【治疗】

保守治疗成功率达到90%左右。在排除四边孔占位性病变或者可确认的病变后，对短暂性发作的运动性麻痹，很少或没有感觉或自主神经功能障碍的患者主要以保守治疗。保守治疗包括停止投掷、对症治疗。康复集中在对肩关节和躯干的柔韧性、力量、投掷的方式进行调整。对于保守治疗无效的患者，纤维束带减压手术可以对四边孔综合征患者症状改善。包括唇旁囊肿在内的占位性肿块切除加盂唇修补术是有效的。

第八节　Parsonage-Turner 综合征

Parsonage-Turner综合征是一种急性臂神经炎（急性肩痛）或非创伤性神经病变，涉及肩带肌肉组织的特发性失神经综合征。失神经主要影响臂神经丛和（或）个别神经或神经分支的下运动神经元。

【病因】

与免疫介导的神经纤维炎症反应有关。感染、手术、创伤、分娩、接种疫苗和全身疾病都是可能的原因。前臂、手腕和手可能涉及。

【临床表现】

Parsonage-Turner综合征的特征是急性疼痛性臂神经炎。早期和亚急性期肌肉失神经和肿胀，持续3～6个月。脂肪萎缩见于慢性期。

【影像学表现】

MR检查显示受影响肌肉群模式：冈上肌和冈下肌受累，表明肩胛上神经受累；冈上肌、冈下肌和三角肌受影响，表明肩胛上神经和腋神经受累；冈下肌和小圆肌受影响，表明肩胛上和腋神经受累。

在急性和亚急性期，FS-PD-FSE和STIR图像有助于识别影响冈上肌和冈下肌（肩胛上神经受累）与三角肌（腋神经受累）的弥漫性高信号肌肉水肿（图7-8-1）。慢性肌肉变化可能导致肌肉体积的全面减少。患者中1/3可能出现双侧受累的慢性Parsonage-Turner综合征，矢状位PD-FSE图像上，冈下肌和小圆肌显示脂肪萎缩。Parsonage-Turner综合征通常与肌肉脂肪浸润无关，更常见的表现是肌肉萎缩和肌肉体积减少。此外对冈上肌、冈下肌和小圆肌的去神经支配是由外伤性后脱位引起的直接引起神经损伤，这种可能性也应被认为是单侧Parsonage-Turner综合征的鉴别诊断。

【治疗】

治疗包括必要时给予镇痛剂，理疗和康复训练。理疗重点在于维持肩关节的正常活动范围及恢复肌力。

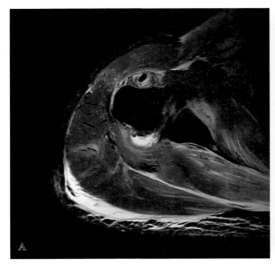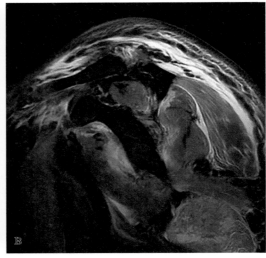

图 7-8-1 急性疼痛性臂神经炎 Parsonage-Turner 综合征

A、轴位和 B.斜矢状面 FS T_2WI 患者急性肩部疼痛 3 天，上肢肌力 0 度，肌酸肌酶明显升高，示三角肌、冈上、冈下肌、肩胛下肌弥漫性高信号肌肉水肿

（杜联军）

参 考 文 献

[1] 娄路馨，程晓光，于爱红，2018. MRI 在儿童三角肌挛缩诊断中的应用价值. 中医正骨，30（1）：41-43.

[2] Berquist TH，2013. MRI of the Musculoskeletal System. 6th ed. Philadelphia：Lippincott Williams & Wilkins.

[3] Blankenbaker DG，Davis KW，2016. Diagnostic Imaging：Musculoskeletal Trauma. 2nd ed. Philadelphia：Elsevier.

[4] Chen CK，Yeh L，Chen CT，et al，1998. Contracture of the deltoid muscle：imaging findings in 17 patients. AJR Am J Roentgenol，170（2）：449-453.

[5] Donnelly LF，Helms CA，Bisset GS，1999. Chronic avulsive injury of the deltoid insertion in adolescents：imaging findings in three cases. Radiology，211（01）：233-236.

[6] Robinson P，White LM，Lax M，et al，2000. Quadrilateral space syndrome caused by glenoid labral cyst. AJR Am J Roentgenol，175（4）：1103-1105.

[7] Sonin A，Manaster BJ，Andrews B J，et al，2018. 创伤性骨肌诊断影像学. 赵斌，林祥涛，译. 济南：山东科学技术出版社.

[8] Stoller DW，2007. Magnetic Resonance Imaging in Orthopaedics and Sports Medicine. 3rd ed. Philadelphia：Lippincott Williams & Wilkins.

[9] Tung GA，Entzian D，Stern JB，et al，2000. MR imaging and MR arthrography of paraglenoid labral cysts. AJR Am J Roentgenol，174（6）：1707-1715.

第八章

肩关节常见疾病的术后影像学评价

在肩关节常见疾病的治疗中，手术是常用的治疗方案之一。手术效果的评价、术后并发症及再损伤的诊断是对患者进行术后随访、康复指导中重要的一环，需要密切结合临床症状、查体和影像学检查。但肩关节手术方式的多样性、肩关节的解剖变异、植入物伪影和术后组织学变化特点，对影像科室医师进行术后评价提出了挑战。本章节将对肩关节常见疾病的术后正常、异常影像学表现进行阐述。

第一节　肩袖撕裂与肱二头肌长头腱术后的影像学评价

肩袖撕裂的手术治疗是最常见的肩关节手术，其目的为缓解患者疼痛并恢复患者的肩关节功能。手术通常是对撕裂的肩袖肌腱进行清理、修复，当存在肩峰下撞击时，则进行肩峰下间隙减压、肩峰成形术，合并肱二头肌长头腱损伤时，还可进行肱二头肌长头腱的切断固定。

一、肩袖撕裂修复的术后评价

肩袖撕裂目前主要通过关节镜进行手术，手术方式包括局部清理和肩袖缝合。局部清理是指仅清除局部的撕裂及质量较差的肌腱组织。肩袖缝合则是在局部清理的基础上，在肱骨大结节肩袖止点处安置锚钉，并于肩袖残端处穿线，缝合于锚钉处。对质量较差的肌腱，术中可采用切断残余的肌腱组织，使其转为全层撕裂再进行缝合。根据锚钉安置部位和数量的差异，肩袖缝合的固定方式可分为单排固定和双排固定。单排固定通常仅在大结节内缘放置锚钉，双排固定则在大结节内缘、外缘均放置锚钉（图8-1-1）。由于愈合效果更好，双排固定目前使用更为广泛。肩袖缝合术中放置的锚钉，根据材料可分为金属锚钉和非金属锚钉，非金属锚钉由于无磁敏感伪影，更适合通过MR复查，近年来在临床中使用较多。

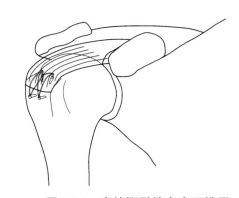

图8-1-1　肩袖撕裂缝合术双排固定示意图（赵宇晴　绘）

对肩袖撕裂修复术后的影像学评价，首先应进行X线检查。在肩关节AP位及肩胛骨Y位上，与手术前的图像对照，评价肱骨头和关节盂对位关系变化，以及缩窄的肩峰下间隙是否恢复正常水平（大于7mm）。X线还能用于评价金属锚钉的位置。

肩袖撕裂修复术后的进一步评价主要依赖MR。缝合后的肩袖将在腱骨结合部发生愈合，但仅有10%的肩袖肌腱能在术后恢复为均匀一致的低信号。多数患者的肩袖修复处存在着中高T_2信号，这通常是局部的新生肉芽组织，可能持续数月至数年（图8-1-2）。肩袖撕裂修复术中安置在肱骨大结节的锚钉，根据手术方式的不同，锚钉的数量、位置可不同，但均应完全位于肱骨骨质内。对采用非金属锚钉的患者而言，MR还可以清晰地显示锚钉周围的情况。在术后约2年内，锚钉周围会存在紧邻锚钉的少量液体信号，这一现象由锚钉发生的水解反应引起，随着骨质的长入将逐步被骨髓信号替代。在该层信号外侧的骨质内，通常还存在一层环形稍长T_2信号，为局部骨髓水肿引起，持续可达数年（图8-1-3）。金属锚钉周围结构的信号由于磁敏感伪影的影响，无法准确观察到上述改变。

肩袖撕裂修复术后最常见的并发症是术后再撕裂。典型的术后再撕裂表现与术前类似，为撕裂局部的液体样高信号，并可能伴有断端回缩（图8-1-4）。但部分患者再撕裂的断端局部可能存在滑膜及肉芽组织，T_2WI呈稍高信号，在MR平扫中难以与术后愈合形成的肉芽组织鉴别。在MR关节造影中，术后再撕裂区

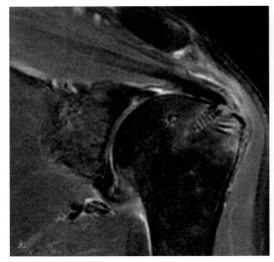
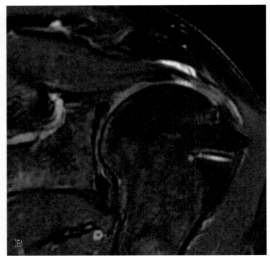
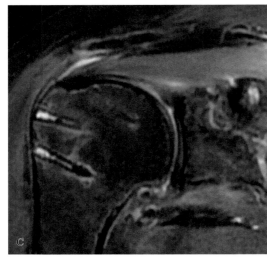

图8-1-2 肩袖缝合术后止点信号多样

MR FS T₂WI斜冠状位。50岁男性,术后3个月腱骨结合部呈稍高信号,提示肉芽组织形成(A);59岁男性,术后3个月腱骨结合部呈与肌肉相近的信号(B);60岁女性,术后3个月腱骨结合部呈明显低信号,提示纤维瘢痕形成(C)

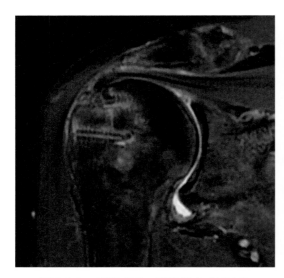
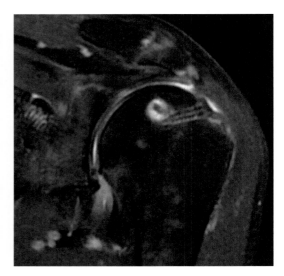

图8-1-3 肩峰成形、肩袖缝合术后1年

MR FS T₂WI斜冠状位示在肩峰外缘及肱骨大结节固定物周围可见条片状高信号分布,提示骨髓水肿;肩峰下滑囊信号增高,提示仍存在少许肩峰下滑囊炎

图8-1-4 肩袖缝合术后再撕裂伴回缩

MR FS T₂WI斜冠状位。70岁男性术后1年复查,冈上肌腱断端明显回缩至肱骨头上方水平

域可见明显的对比剂填充，而愈合的肉芽组织处则没有对比剂聚集，能有效对二者进行鉴别（图8-1-5）。但需要注意的是，由于修复的肩袖肌腱止点不具有液体密闭性，因此在未发生再撕裂患者的MR关节造影中，虽然肩袖缝合处不会出现明显的对比剂填充，但肩峰下-三角肌滑囊内可观察到对比剂进入（图8-1-6）。此外，术后相应肌肉的萎缩和脂肪化持续进展也提示肩袖出现再撕裂。

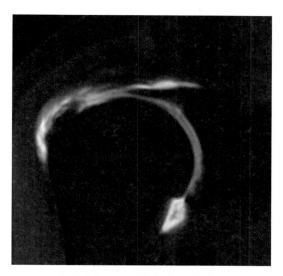

图8-1-5 肩袖缝合术后再撕裂

MR造影FS T₁WI斜冠状位。53岁女性术后1年复查，冈上肌腱连续性中断，局部可见对比剂溢出，断端回缩不明显

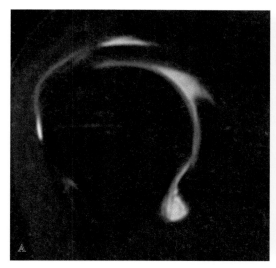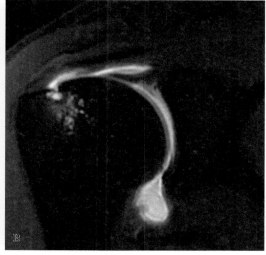

图8-1-6 肩袖缝合术后液体密封性不一致

MR造影FS T₁WI斜冠状位。50岁女性术后1年复查，肩峰下-三角肌滑囊可见对比剂进入，但肩袖未见全层撕裂（A）；28岁男性术后1年复查，肩峰下-三角肌滑囊未见对比剂进入，肩袖未见全层撕裂（B）

在通过MR评价术后肩袖的完整性时，国际上主要采用2007年提出的Sugaya分型。该分型将MR T₂WI中修复术后肩袖的外形分为5型：Ⅰ型指修复的肩袖厚度正常，在各层面上均为均匀一致的低信号；Ⅱ型指修复的肩袖厚度正常，但存在部分信号增高区；Ⅲ型指修复的肩袖厚度不足，但不存在连续性中断；Ⅳ型指在一个以上的层面存在较小的不连续，提示存在小范围肩袖撕裂；Ⅴ型指在所有包含该肌腱的层面上均存在较大的不连续，提示存在中到大范围的肩袖撕裂。

锚钉异常也是常见的术后并发症之一。评价锚钉时，应特别注意动态观察患者的术后复查结果。如锚钉的位置较前次复查发生变化，特别是高于肱骨骨皮质时，应考虑锚钉移位（图8-1-7）。对非金属锚钉而言，周围的液体信号进行性增多，骨道进行性增宽，应考虑锚钉松动。

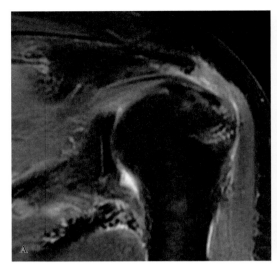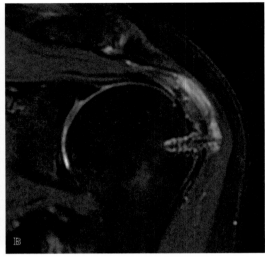

图 8-1-7　肩袖缝合术后锚钉脱落

MR FS T$_2$WI斜冠状位。56岁女性术后3个月复查，锚钉位置良好，位于肱骨皮质内（A）；术后1年复查锚钉明显外移，邻近三角肌损伤（B）

二、肩峰下间隙减压

对肩峰下撞击引起肩袖损伤的患者，进行肩峰下间隙减压可直接去除肩袖上表面受压及局部撞击因素，改善患者的症状。在临床工作中，最常使用的方式是肩峰成形术，即切除或磨削肩峰前部的骨刺及部分下表面骨质。由于患者常存在肩峰下-三角肌滑囊炎，局部渗出明显，因此在手术时也常进行肩峰下-三角肌滑囊及邻近脂肪垫切除。对由严重肩锁关节炎引起的肩峰下间隙狭窄，可使用锁骨远端切除术（Mumford技术）减少局部的骨结构，以达到减压的目的。

肩峰成形的骨质改变通过X线片即可进行评价。理想的肩峰成形术应完整切除肩峰骨刺，同时将肩峰下表面打磨平直，呈Ⅰ型肩峰（图8-1-8）。MR平扫检查则可进一步评价肩峰对肩袖上表面的压迫较术前是否改善（图8-1-9）。在长期随访中，还应关注患者喙肩弓的形态，肩峰下缘是否形成新的骨刺，以及是否出现逐渐进展的肩锁关节炎，再次对肩袖形成压迫。少数患者可能因肩峰成形中过度切削，在活动中发生肩峰骨折，对术后突发疼痛的患者应警惕此类情况。手术局部骨质可在术后数月内均存在骨髓水肿（图

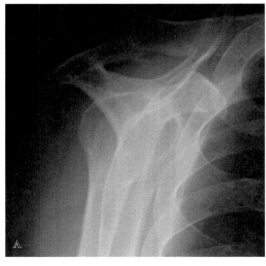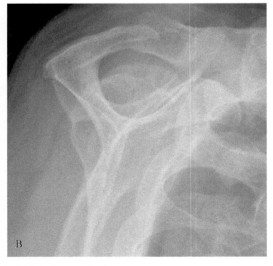

图 8-1-8　肩峰成形、肩袖缝合术后X线对比

肩峰成形术前（A）与术后（B）肩胛骨Y位，可见肩峰下缘原有的骨质增生已经切除，术后肩峰下缘呈Ⅰ型；由于使用非金属材质锚钉，X线下锚钉不显影

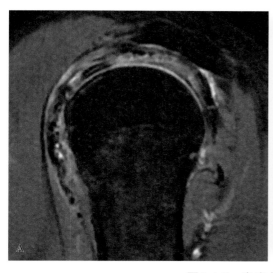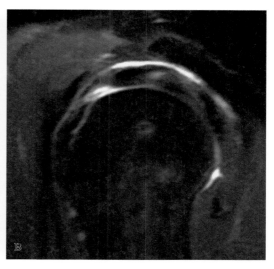

图 8-1-9 肩峰成形术后 MR 对比

FS T$_2$WI 斜矢状位示肩峰成形术前（A）与术后 3 个月（B），可见肩峰下缘原有的骨质增生已经切除，术后肩峰下缘呈 I 型

8-1-3）。由于手术过程中使用磨钻等工具对肩峰进行成形，在肩关节周围会产生散在的微小金属碎屑，这些碎屑在 X 线及 CT 中不显影，但在 MR 中会形成磁敏感伪影，呈低信号。

采用锁骨远端切除术方案的患者表现为明显的肩锁关节间隙增宽，可达 2.5cm，应注意与肩锁关节脱位鉴别。在进行肩峰下间隙减压术时，常同时进行肩锁关节囊松解，这会导致肩峰下 - 三角肌滑囊与肩锁关节囊相通，局部可见连续的液体信号，进行关节造影时亦可见连续的对比剂分布。肩峰下 - 三角肌滑囊清理或切除术后，局部会存在积液及肉芽组织增生，因此局部的 T$_2$WI 高信号持续可达数年（图8-1-3）。

三、肱二头肌长头腱的术后改变

肱二头肌长头腱损伤常伴随肩袖撕裂出现，同时部分学者认为肱二头肌长头腱损伤是引起术后肩关节疼痛的重要原因之一，因此在手术治疗时通常一并处理。除了对肌腱周围进行清理外，常用处理方案是肱二头肌长头腱切断 - 固定术。切断术是将肱二头肌长头腱自盂唇腱锚复合体处切断，并任其自然回缩。固定术则是在切断术的基础上将肱二头肌长头腱固定于肱骨近端。在关节镜手术中，肱二头肌长头腱通常固定于胸大肌附着处近端的结节间沟内。目前认为，固定术后肱二头肌功能损失小，且不会出现肱二头肌长头腱切断的"大力水手征"，适合对上肢功能要求高的患者；仅进行切断而不进行固定的手术方式并发症少，恢复快，亦不需要固定物，在临床中多用于高龄人群。

肱二头肌长头腱术后主要通过 MR 进行评价。由于肱二头肌长头腱在盂唇腱锚处切断后回缩，因此在MR 平扫及造影中，关节腔及结节间沟内不显示肱二头肌长头腱结构（图8-1-10）。但肱二头肌长头腱断裂的影像学表现与此相似，因此应注意明确患者的手术史以鉴别。原肱二头肌长头腱附着处盂唇表面毛糙，呈浅表撕裂或磨损样改变，属于正常术后改变。

与肩袖撕裂修复和盂唇撕裂缝合不同，肱二头肌长头腱固定处使用的固定物常略高于骨皮质，固定物以远可见肱二头肌长头腱走行（图8-1-11）。如果固定物完全嵌入肱骨形成局部凹陷，则高度提示局部固定肌腱断裂。

需要注意的是，肱二头肌长头腱固定处的位置可能位于常规肩关节 MR 扫描范围边缘或范围外，影响对术后固定位置的影像学评价，对此类患者应适当扩大扫描范围。固定物的松脱亦是术后复查中需要关注的并发症，在影像学中表现为固定物周围的骨道增宽、固定物的位置变化及 MR 中较多的液性信号聚集。少数患者术后可能出现结节间沟压痛，在 MR 中可以在压痛部位发现明显的滑膜增生，考虑为滑膜炎引起。

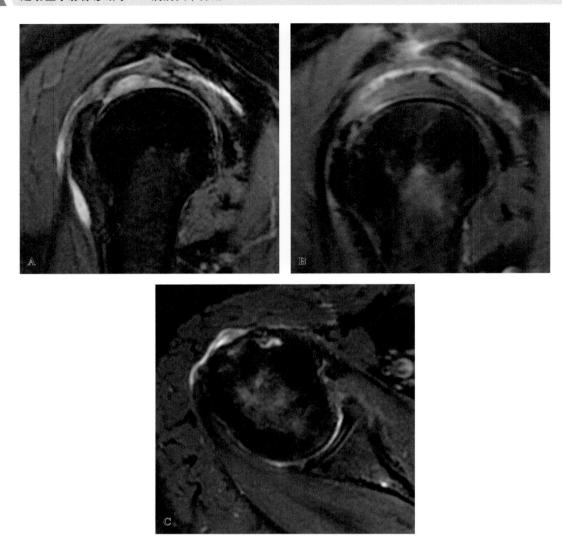

图 8-1-10　肱二头肌长头腱切断术

MR FS T$_2$WI 术前斜矢状位可见明显肿胀、信号增高的肱二头肌长头腱（A）；术后斜矢状位未见肱二头肌长头腱显示（B）；术后轴位结节间沟内亦未见肱二头肌长头腱显示（C）

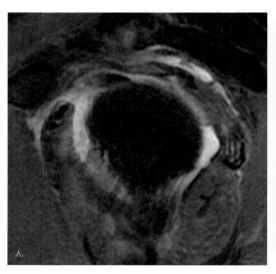

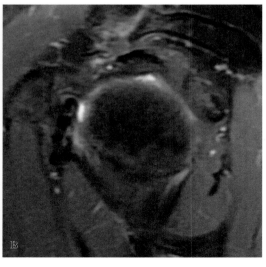

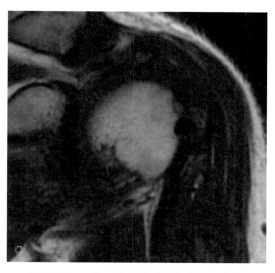

图 8-1-11　肱二头肌长头腱切断 - 固定术

MR 术前 FS T_2WI 斜矢状位可见信号增高的肱二头肌长头腱（A）；术后 FS T_2WI 斜矢状位未见肱二头肌长头腱显示（B）；术后 T_1WI 斜冠状位可见位于结节间沟区的固定物及与之相连的肱二头肌长头腱（C）

第二节　盂唇撕裂与肩关节不稳的术后影像学评价

肩关节盂唇撕裂的手术治疗是通过对撕裂盂唇进行清理及固定，以恢复其功能，改善患者症状。在肩关节不稳的手术治疗中，除了对关节盂唇损伤的处理外，还包括对关节囊、骨性关节盂和肱骨头的损伤的处理，以加固肩关节的稳定结构，稳定肩关节，防止脱位和半脱位的复发。盂唇撕裂和肩关节不稳的手术效果、术后合并症、术后再损伤需要综合患者的症状、体征和影像学表现进行评价。

一、盂唇损伤的修复、清理与关节囊缝合

肩关节盂唇损伤的手术治疗根据其损伤程度有所区别。对于磨损或浅表撕裂的关节盂唇，手术中通常对损伤部位进行清理，清除损伤组织及增生滑膜。针对非浅表性的盂唇撕裂，则采用盂唇缝合的方法来进行手术，即将关节盂唇固定于骨性关节盂缘。在开放手术中，固定方法通常是在关节盂边缘钻孔，将缝合线穿过孔道与关节盂唇以缝合固定。近年来，盂唇缝合主要通过关节镜手术进行。在关节镜下于关节盂边缘放置锚钉，将盂唇缝合固定于锚钉上（图 8-2-1）。随着材料技术的发展，盂唇缝合术使用的锚钉逐步从金属锚钉过渡至生物可吸收材料。

最早的关节囊缝合术采用开放方式进行，手术方式为从关节囊前方以"T"字切口切开关节囊，将上下两部分关节囊提拉重叠并缝合，以此缩小关节囊容积以加固肩关节。目前关节囊缝合则多采用关节镜进行，其操作与盂唇缝合类似，对需要盂唇缝合的患者，二者可同时完成。在进行盂唇缝合时，将邻近的关节囊提拉，与盂唇一起缝合。

肩关节盂唇的术后影像学评价主要通过 MR 进行。盂唇缝合及清理术后，其形态无法恢复为锐利的三角形，通常较为圆钝，体积较正常缩小（图 8-2-2）。盂唇表面可毛糙，表现为轻度的表面撕裂，这通常与缝线穿过有关，是正常的术后表现（图 8-2-3）。术后盂唇通常无法恢复为完全均匀一致的低信号，盂唇内会混杂片状的稍长 T_2 信号，这通常是由于局部的肉芽组织增生导致的（图 8-2-4）。但大范围的稍长 T_2 信号可能与术后反复撕裂引起的大量肉芽组织增生有关，可通过 MR 关节造影检查加以鉴别。

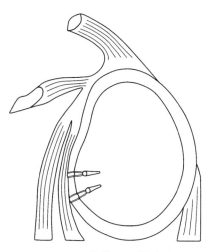

图 8-2-1　关节盂唇缝合术模式图（关节盂正面观）（赵宇晴　绘）

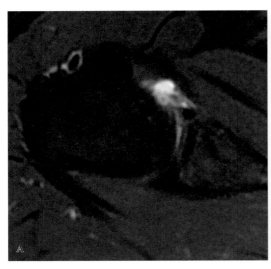
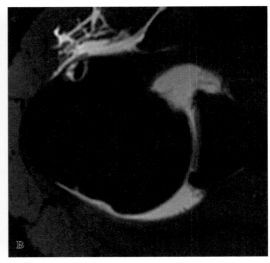

图 8-2-2　前方不稳盂唇撕裂修复术正常表现

　　MR平扫FS T₂WI轴位可见前方盂唇体积缩小，周围可见稍长 T₂ 信号环绕（A）；关节造影FS T₁WI轴位可见盂唇与关节盂贴合良好，未见对比剂进入（B）

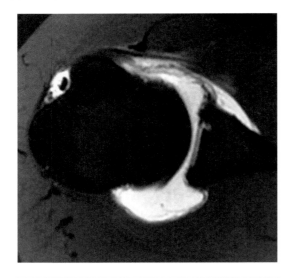

图 8-2-3　前方不稳盂唇撕裂修复术后盂唇毛糙

　　MR关节造影FS T₁WI轴位可见前方盂唇表面毛糙，表面可见少许稍长 T₂ 信号，但盂唇内未见大量对比剂进入

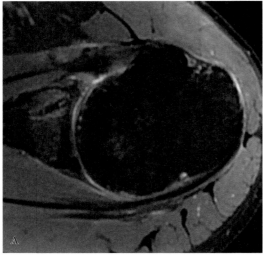
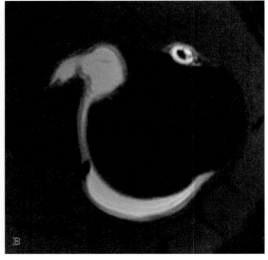

图 8-2-4　前方盂唇撕裂修复术后盂唇信号增高

　　MR平扫FS T₂WI轴位可见前方盂唇整体T₂信号增高，难以明确是否出现撕裂（A）；MR关节造影FS T₁WI轴位可见前方盂唇信号良好，盂唇内未见对比剂进入，提示平扫中信号增高为肉芽组织增生（B）

与肩袖缝合术后不同，盂唇缝合术后通常有较好的液体密闭性，因此正常的盂唇缝合术后影像中，其根部及盂唇内不应出现明显的对比剂或液体信号进入。如出现液体和对比剂的进入，则应考虑术后再撕裂（图8-2-5）。另外，如果出现术后盂唇的分离、移位或新的唇旁囊肿形成，也提示术后发生再撕裂。

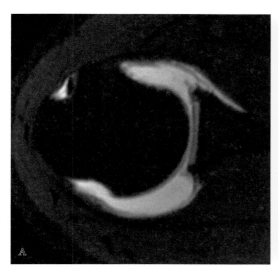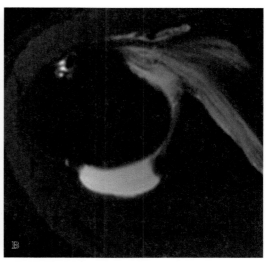

图8-2-5　前方不稳盂唇撕裂术后再撕裂

MR关节造影FS T$_1$WI轴位术后6个月复查图像可见前方盂唇毛糙，但未见对比剂进入（A）；术后12个月复查图像可见盂唇较前缩小，与关节盂分离，根部间对比剂进入，提示术后再撕裂（B）

术后锚钉的位置可以通过斜矢状位进行整体观察，明确进行缝合的范围（图8-2-6）。术后观察锚钉时，要注意锚钉周围有无明显的骨吸收或新发的囊变，这都提示锚钉有脱落的风险。脱落的锚钉漂浮于关节腔内表现为游离体。此外，突出关节软骨面的锚钉会损伤关节软骨，加速退变，应着重观察（图8-2-7）。

关节囊缝合会引起局部关节囊及盂肱韧带的水肿增厚，但仍保持连续性，轴位亦可存在少量肉芽组织。由于手术引起关节囊紧缩，在MR检查，特别是进行MR关节造影检查时，可观察到肩关节腔的容积明显缩小，腋隐窝缩小、消失（图8-2-8）。但上述表现应注意与合并冻结肩相鉴别。冻结肩的关节囊增厚范围通常更弥漫，在未进行手术操作的部位也存在渗出及水肿。

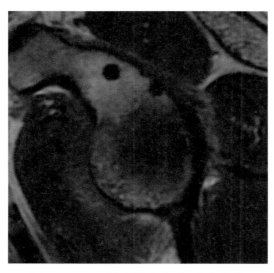

图8-2-6　盂唇撕裂缝合术后固定物位置

MR T$_1$WI斜矢状位关节盂唇上方、后上方可见骨道及植入物显示，提示患者的盂唇缝合范围为上方至后上盂唇

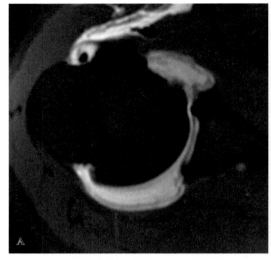
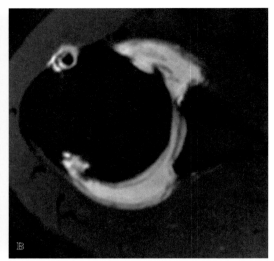
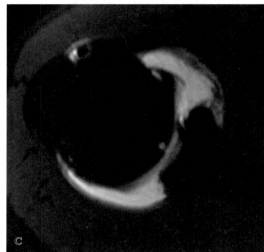

图 8-2-7　前方不稳盂唇撕裂术后锚钉位置不佳

　　MR关节造影FS T₁WI轴位术后3个月复查图像可见关节盂侧锚钉略高于关节面，邻近肱骨头未见明显异常（A）；术后9个月复查图像可见肱骨头侧软骨下骨小片状长高信号，提示骨软骨损伤（B）；术后12个月复查图像可见肱骨头侧软骨下骨小囊变，内可见对比剂进入，提示骨软骨损伤进展，同时肱骨头关节面边缘骨质增生明显（C）

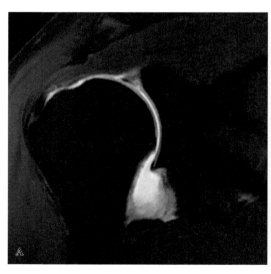
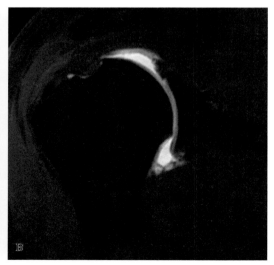

图 8-2-8　前方不稳关节囊缝合、Hill-Sachs软组织填充术后

　　MR关节造影FS T₁WI术前斜冠状位（A）与术后斜冠状位（B）比较，术后腋隐窝明显缩小，腋囊上提，Hill-Sachs损伤处可见软组织向内牵拉，局部可见固定物

二、骨性关节盂修复

当肩关节盂面积明显缩小时，可通过对骨性关节盂进行修复，扩大关节盂面积，以改善关节稳定性。最常见的手术方式为肩关节前方不稳的喙突移位术，可通过开放或关节镜方式进行。常见的喙突移位术方式包括 Bristow 术式和 Latarjet 术式（图 8-2-9）。Bristow 术通常截取一段较短的喙突，将截面与新鲜化的关节盂前下缘固定。Latarjet 术则截取较长的喙突，旋转喙突长轴与关节盂长轴方向一致，将皮质面与关节盂前下缘固定。固定物可选用螺钉、皮质扣或锚钉。

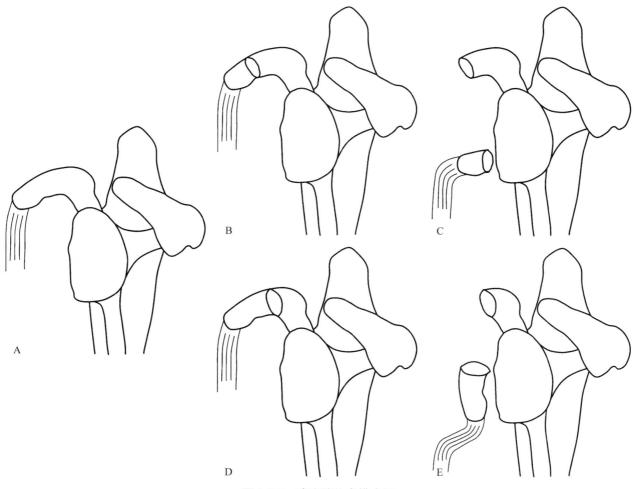

图 8-2-9　喙突移位术模式图

A. 存在骨性 Bankart 损伤的肩胛骨；B、C. Bristow 手术，截取较短的喙突，并与联合腱一起将截面朝向肩胛骨固定于关节盂前下方；D、E. Latarjet 手术，截取较长的喙突，旋转后将截面朝向头侧固定于关节盂前下方（赵宇晴　绘）

　　由于与喙突一起移位的联合腱在稳定肩关节中起到了重要作用，因此目前出现了仅移位联合腱及附着处少量骨床的手术方案。另外，对缺损范围过大，喙突无法补足关节盂的患者，或对喙突移位术后骨块严重吸收需要再次手术的患者，因无足够的喙突骨块可用，通常会截取身体其他部分的骨质。在临床中最常使用的是髂骨，即 Eden-Hybinette 术，其手术固定方式与 Bristow-Latarjet 术类似。少部分患者存在急性关节盂骨折，由于骨折片未发生明显吸收，可直接将原有骨折片复位固定。关节盂后方缺损多采用较远部位移植骨块的方法进行，与 Eden-Hybinette 术类似。

　　在进行骨性关节盂修复后，通常采用 CT 随访评价术后情况。对肩关节前方不稳而言，由于缺损的部位为关节盂前下缘，因此骨块亦应固定于此。但开放手术受限于前方肩胛下肌的遮挡，对关节盂定位不准确，骨块位置通常较高，常位于关节盂最宽处（赤道面）水平以上。关节镜下进行的 Bristow-Latarjet 手术，骨块应位于关节盂赤道面水平以下（图8-2-10）。

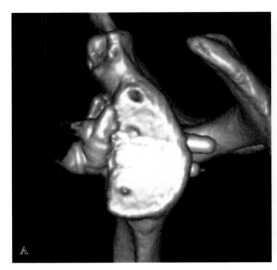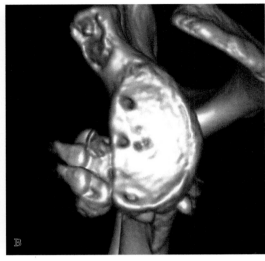

图8-2-10　前方不稳Latarjet术后骨块位置差异

CT平扫VR En-face位显示开放手术骨块位置常位于赤道面水平以上（A）；关节镜手术骨块位置通常位于赤道面水平以下（B）

　　理想状态下，采用任何方式进行的骨性关节盂修补，其骨块的关节面侧应与关节面齐平，在CT轴位上观察，二者应连续呈光滑曲线（图8-2-11）。但手术中通常会存在微小误差，目前认为，骨块的关节面侧不应高出关节面，亦不应低于关节面超过5mm。高于关节面的骨块会引起肱骨头侧的软骨损伤，低于关节面5mm的骨块则不能发挥其阻挡肱骨头的作用。

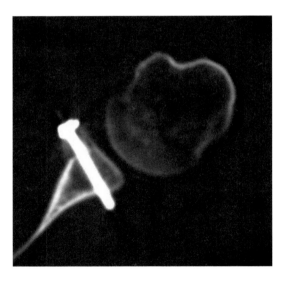

图8-2-11　前方不稳喙突移位术理想的骨块位置

CT平扫轴位可见骨块关节面侧与关节面光滑延续，
未形成阶梯样改变

　　在长期随访过程中，常见的骨块异常包括骨不融合、严重骨吸收和固定物异常。目前普遍认为，骨融合和骨吸收的过程主要发生在术后1年内。在CT上评价骨融合时，应注意骨块与关节盂贴合面的情况，在术后3～6个月复查常仍可发现骨质未融合，时间的差异与患者手术方式和康复训练计划有关。如术后1年仍未发生骨质融合，则其新鲜化骨面常硬化，贴合面间隙增大，远期复查常难以继续融合（图8-2-12）。骨吸收在喙突移位术后随访中较为常见，特别是在术后1年内，但吸收程度较少时，通常不引起脱位复发。但部分患者可能出现严重骨吸收，引起关节盂有效径线缩小，导致再次出现off-track（图8-2-13）。目前认为，部分严重骨吸收可能与骨不融合有关。固定物异常可表现为固定物松脱及断裂，主要见于螺钉固定。固定物松脱表现为螺钉周围骨道明显增宽，螺钉位置变化（图8-2-14）。固定物断裂则表现为螺钉连续性中断（图8-2-15）。

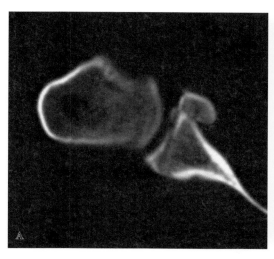
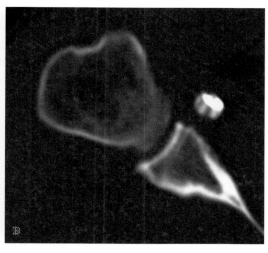

图 8-2-12　前方不稳 Latarjet 术后骨块不愈合

CT平扫轴位术后1天复查图像可见骨块位置良好，与关节盂紧密贴合（A）；术后1年复查图像可见骨块与关节盂间隙增大，对应面骨质硬化，骨块外移，体积缩小（B）

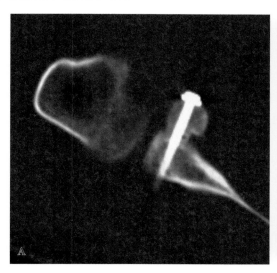
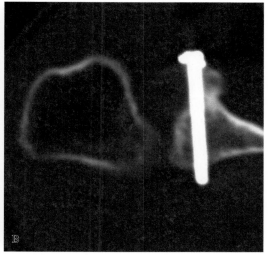

图 8-2-13　前方不稳 Bristow 术后骨块吸收

CT平扫轴位术后1天图像（A）与术后6个月图像（B）对比，关节盂侧骨块明显吸收，螺钉裸露，与关节面形成阶梯

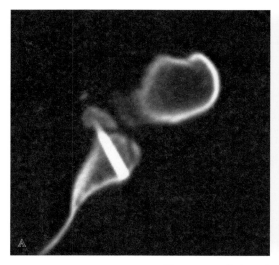
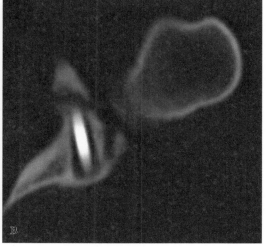

图 8-2-14　前方不稳 Bristow 术后螺钉松动

CT平扫轴位术后3个月图像示螺钉与肩胛骨紧密贴合（A）；术后6个月图像示骨道明显增宽，螺钉与骨道分离，有轻微成角（B）

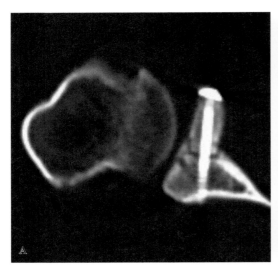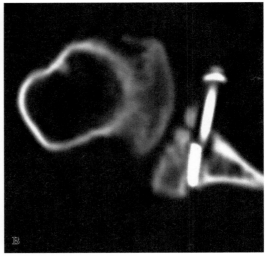

图 8-2-15　前方不稳 Bristow 术后螺钉断裂

CT 平扫轴位术后 1 天图像示螺钉位置良好，形态连续（A）；术后 6 个月图像示螺钉连续性中断，周围骨道增宽，螺钉移位（B）

三、肱骨头缺损填充

对于缺损严重的 Hill-Sachs 损伤，可采用填充的方式进行修复。目前最常用的方法于 2004 年由 Wolf 首次报道使用，在关节镜下将后方关节囊和冈下肌腱填充固定至肱骨头的骨性凹陷内，通常采用锚钉的方式进行固定。这种方法将后方肌腱和关节囊的附着处向内侧移位，使 Hill-Sachs 损伤位于关节腔外，同时也紧缩了后方关节囊，减少了术后再脱位的风险。

对 Hill-Sachs 损伤的软组织填充的评价主要通过 MR 进行。在 MR 中，可见冈下肌腱的走行方式与正常走行不同，明显向 Hill-Sachs 损伤内移位，并贴合于骨性凹陷（图 8-2-8）。

第三节　其他常见并发症

一、感染

肩关节术后感染通常起自关节腔及周围软组织，局部可产生脓性分泌物，形成脓肿，并引起滑膜增生。累及骨及软骨时则引起急性骨髓炎，严重者引起骨及软骨侵蚀。患者多在术后数周至 1 个月内出现症状，通常表现为术后发热、局部疼痛，血白细胞计数明显增高，关节腔积液呈脓性，细菌培养呈阳性。准确诊断及评价需要结合临床、影像及实验室检查。

肩关节术后感染的影像学评价主要通过 MR 进行。在 MR 中，软组织内的感染表现为大范围的水肿，广泛分布的 T_2WI 高信号（图 8-3-1）。严重者可伴有局限性厚壁液性信号，内可有絮状物质，增强扫描可见明显环形强化，提示软组织内脓肿形成。关节腔内的感染表现为腔内大量积液，滑膜增生明显，增强扫描可见结节样强化。邻近滑囊亦表现为滑囊炎伴积脓。出现骨髓炎时可表现为大面积骨髓水肿，T_2WI 压脂相呈高信号（图 8-3-2）。感染侵蚀软骨时表现为软骨大面积不规则缺损。

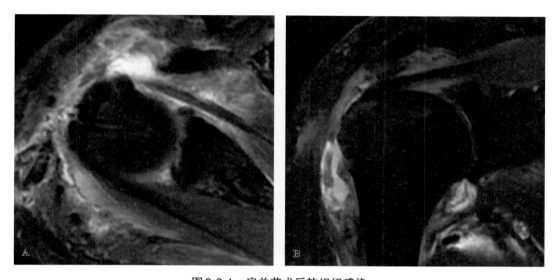

图8-3-1　肩关节术后软组织感染

MR FS T_2WI轴位（A）及斜冠状位（B）可见关节周围肌肉信号弥漫增高，肩峰下滑囊积液，滑膜增厚

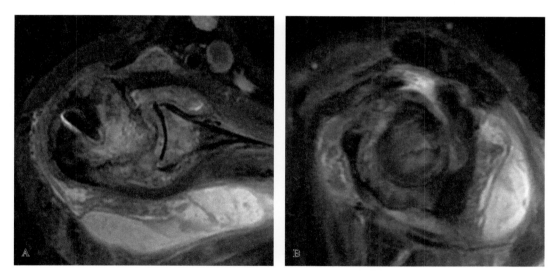

图8-3-2　肩关节术后软组织感染伴骨髓炎

MR FS T_2WI轴位（A）及斜矢状位（B）可见关节腔、周围滑囊大量积液，滑膜增生，周围肌肉信号增高，肱骨头及关节盂骨质内可见片状高信号，提示骨髓炎，关节软骨正常结构显示不清

二、腋神经损伤

腋神经走行于肩关节前下部，走行于肩胛下肌的下外侧、下方关节囊及腋隐窝附近。当手术范围涉及这些部位时，如前下盂唇撕裂修复、肩胛下肌腱撕裂等，手术过程可能损伤腋神经。当腋神经发生损伤时，其支配的肌肉——包括三角肌及小圆肌，会发生去神经支配改变，在MR上表现为相应肌肉的弥漫性水肿，T_2WI信号增高，与邻近肌肉分界清晰，并逐渐出现萎缩及脂肪浸润，而非腋神经支配的肌肉则无明显异常。

（赵宇晴　何震明　袁慧书）

参 考 文 献

［1］Ahmad CS，Wang VM，Sugalski MT，et al，2005. Biomechanics of shoulder capsulorrhaphy procedures. J Shoulder Elbow Surg，14（1 suppl S）：12S-18S.

［2］Bancroft LW，Wasyliw C，Pettis C，et al，2012. Postoperative shoulder magnetic resonance imaging. Magn Reson Imaging Clin N Am，20（2）：313-325，xi.

［3］Barber FA，2006. Long-term results of acromioclavicular joint coplaning. Arthroscopy，22（2）：125-129.

［4］Beltran LS，Bencardino JT，Steinbach LS，2014. Postoperative MRI of the shoulder. J MagnReson Imaging，40（6）：1280-1297.

［5］Bigliani LU，Cordasco FA，McIlveen SJ，et al，1992. Operative treatment of failed repairs of the rotator cuff. J Bone Joint Surg Am，74（10）：1505-1515.

［6］Boileau P，O'Shea K，Vargas P，et al，2012. Anatomical and functional results after arthroscopic Hill-Sachs remplissage. J Bone Joint Surg Am，94（7）：618-626.

［7］Buza JA，Iyengar JJ，Anakwenze OA，et al，2014. Arthroscopic Hill-sachs remplissage：a systematic review. J Bone Joint Surg Am，96（7）：549-555.

［8］Colvin AC，Harrison AK，Egorova N，et al，2012. National trends in rotator cuff repair. J Bone Joint Surg Am，94（3）：227-233.

［9］DeOrio JK，Cofield RH，1984. Results of a second attempt a surgical repair of a failed initial rotator-cuff repair. J Bone Joint Surg Am，66（4）：563-567.

［10］Edwards SL，Wilson NA，Flores SE，et al，2007. Arthroscopic distal clavicle resection：a biomechanical analysis of resection length and joint compliance in a cadaveric model. Arthroscopy，23（12）：1278-1284.

［11］Fu FH，Harner CD，Klein AH，1991. Shoulder impingement syndrome：a critical review. Clin Orthop Relat Res，（269）：162-173.

［12］George MS，Khazzam M，Kuhn JE，2011. Humeral avulsion of glenohumeral ligaments. J Am Acad Orthop Surg，19（3）：127-133.

［13］Gill TJ，McIrvin E，Mair SD，et al，2001. Results of biceps tenotomy for treatment of pathology of the long head of the biceps brachii. J Shoulder Elbow Surg，10（3）：247-249.

［14］Gladstone JN，Bishop JY，Lo IK，et al，2007. Fatty infiltration and atrophy of the rotator cuff do not improve after rotator cuff repair and correlate with poor functional outcome. Am J Sports Med，35（5）：719-728.

［15］Goutallier D，Postel JM，Gleyze P，et al，2003. Influence of cuff muscle fatty degeneration on anatomic and functional outcomes after simple suture of full-thickness tears. J Shoulder Elbow Surg，12（6）：550-554.

［16］Hawkins RJ，Krishnan SG，Karas SG，et al，2007. Electrothermal arthroscopic shoulder capsulorrhaphy：a minimum 2-year follow-up. Am J Sports Med，35（9）：1484-1488.

［17］Hsu AR，Ghodadra NS，Provencher MT，et al，2011. Biceps tenotomy versus tenodesis：a review of clinical outcomes and biomechanical results. J Shoulder Elbow Surg，20（2）：326-332.

［18］Jacobson JA，Miller B，Bedi A，et al，2011. Imaging of the postoperative shoulder. Semin Musculoskelet Radiol，15（4）：320-339.

［19］Jost B，Zumstein M，Pfirrmann CW，et al，2006. Long-term outcome after structural failure of rotator cuff repairs. J Bone Joint Surg Am，88（3）：472-479.

［20］Le BT，Wu XL，Lam PH，et al，2014. Factors predicting rotator cuff retears：an analysis of 1000 consecutive rotator cuff repairs. Am J Sports Med，42（5）：1134-1142.

［21］Magee T，Shapiro M，Hewell G，et al，2003. Complications of rotator cuff surgery in which bioabsorbable anchors are used. AJR Am J Roentgenol，181（5）：1227-1231.

［22］Major NM，Banks MC，2003. MR imaging of complications of loose surgical tacks in the shoulder. AJR Am J Roentgenol，180（2）：377-380.

［23］Matava MJ，Purcell DB，Rudzki JR，2005. Partial-thickness rotator cuff tears. Am J Sports Med，33（9）：1405-1417.

［24］McMenamin D，Koulouris G，Morrison WB，2008. Imaging of the shoulder after surgery. Eur J Radiol，68（1）：106-119.

［25］Mohana-Borges AV，Chung CB，Resnick D，2004. MR imaging and MR arthrography of the postoperative shoulder：spectrum of normal and abnormal findings. Radio Graphics，24（1）：69-85.

［26］Neer CS，Foster CR，1980. Inferior capsular shift for involuntary inferior and multidirectional instability of the shoulder：a preliminary report. J Bone Joint Surg Am，62（6）：897-908.

［27］Neyton L，Barth J，Nourissat G，et al，2018. Arthroscopic latarjet techniques：graft and fixation positioning assessed with 2-dimensional computed tomography is not equivalent with standard open technique. Arthroscopy，34（7）：2032-2040.

［28］Nho SJ，Provencher MT，Seroyer ST，et al，2009. Bioabsorbableanchors in glenohumeral shoulder surgery. Arthroscopy，

25（7）：788-793.

［29］ Omid R，Lee B，2013. Tendon transfers for irreparable rotator cuff tears. J Am Acad Orthop Surg，21（8）：492-501.

［30］ Park MJ，Garcia G，Malhotra A，et al，2012. The evaluation of arthroscopic remplissage by high-resolution magnetic resonance imaging. Am J Sports Med，40（10）：2331-2336.

［31］ Pierce JL，Nacey NC，Jones S，et al，2016. Postoperative shoulder imaging：rotator cuff，labrum，and biceps tendon. Radiographics，36（6）：1648-1671.

［32］ Plath JE，Henderson DJ，Coquay J，et al，2018. Does the arthroscopic latarjet procedure effectively correct "off-track" Hill-sachs lesions?Am J Sports Med，46（1）：72-78.

［33］ Probyn LJ，White LM，Salonen DC，et al，2007. Recurrent symptoms after shoulder instability repair：direct MR arthrographic assessment—correlation with second-look surgical evaluation. Radiology，245（3）：814-823.

［34］ Rand T，Trattnig S，Breitenseher M，et al，1999. The postoperative shoulder. Top Magn Reson Imaging，10（4）：203-213.

［35］ Ruzek KA，Bancroft LW，Peterson JJ，2006. Postoperative imaging of the shoulder. Radiol Clin North Am，44（3）：331-341.

［36］ Salata MJ，Bailey JR，Bell R，et al，2014. Effect of interference screw depth on fixation strength in biceps tenodesis. Arthroscopy，30（1）：11-15.

［37］ Spielmann AL，Forster BB，Kokan P，et al，1999. Shoulder after rotator cuff repair：MR imaging findings in asymptomatic individuals—initial experience. Radiology，213（3）：705-708.

［38］ Sugimoto H，Suzuki K，Mihara K，et al，2002. MR arthrography of shoulders after suture-anchor Bankart repair. Radiology，224（1）：105-111.

［39］ Tang J，Zhao J，2017. Arthroscopic transfer of the conjoined tendon-coracoid tip complex for anterior shoulder instability. Arthrosc Tech，7（1）：e33-e38.

［40］ Thakkar RS，Thakkar SC，Srikumaran U，et al，2014. Complications of rotator cuff surgery：the role of post-operative imaging in patient care. Br J Radiol，87（1039）：20130630.

［41］ Virk MS，Nicholson GP，2016. Complications of proximal biceps tenotomy and tenodesis. Clin Sports Med，35（1）：181-188.

［42］ Wagner SC，Schweitzer ME，Morrison WB，et al，2002. Shoulder instability：accuracy of MR imaging performed after surgery in depicting recurrent injury—initial findings. Radiology，222（1）：196-203.

［43］ Werner BC，Lyons ML，Evans CL，et al，2015. Arthroscopic suprapectoral and open subpectoral biceps tenodesis：a comparison of restoration of length-tension and mechanical strength between techniques. Arthroscopy，31（4）：620-627.

［44］ Werthel J，Sabatier V，Amsallem L，et al，2019. Outcomes of the latarjet procedure for the treatment of chronic anterior shoulder instability：patients with prior arthroscopic bankart repair versus primary cases. Am J Sports Med，48（1）：27-32.

［45］ Willemot LB，De Boey S，Van Tongel A，et al，2019. Analysis of failures after the Bristow-latarjet procedure for recurrent shoulder instability. Int Orthop，43（8）：1899-1907.

［46］ Willemot LB，Elhassan BT，Verborgt O，et al，2018. Bony reconstruction of the anterior glenoid rim. J Am Acad Orthop Surg，26（10）：e207-e218.

［47］ Woertler K，2007. Multimodality imaging of the postoperative shoulder. Eur Radiol，17（12）：3038-3055.

［48］ Zanetti M，Jost B，Hodler J，et al，2000. MR imaging after rotator cuff repair：full-thickness defects and bursitis-like subacromial abnormalities in asymptomatic subjects. Skeletal Radiol，29（6）：314-319.

［49］ Zhang AL，Montgomery SR，Ngo SS，et al，2014. Arthroscopic versus open shoulder stabilization：current practice patterns in the United States. Arthroscopy，30（4）：436-443.

［50］ Zlatkin MB，2002. MRI of the postoperative shoulder. Skeletal Radiol，31（2）：63-80.

第九章

肘关节解剖与影像学检查方法

第一节　肘关节解剖

肘关节是一个复杂的铰链式滑膜关节，由肱尺关节、肱桡关节和桡尺近端关节三个独立的关节组成复关节。三个关节彼此可独立运动。

一、骨及关节

肱骨远端、桡骨近端及尺骨近端组成肘关节的骨性结构，关节表面覆盖一层光滑的关节软骨。

肱骨（humerus）远端形态扁宽，关节面广泛。内侧部为滑车状的肱骨滑车（trochlea of humerus），与尺骨滑车切迹关节面形成肱尺关节；外侧部前面的弧形凸起为肱骨小头（capitulum of humerus），构成了外侧半关节面，与桡骨头的凹面形成肱桡关节；外侧部后面骨质较粗糙，无软骨覆盖。肱骨小头上方为浅小的桡窝，屈肘时与桡骨头前缘相适应。滑车前上方骨性凹陷为冠突窝，屈肘时与尺骨冠突相吻合；后上方为较深大的鹰嘴窝，伸肘时容纳尺骨鹰嘴，两窝前后对应，其间骨质很薄。肱骨外上和滑车内上各有一凸起，分别称为外上髁（lateral epicondyle）和内上髁（medial epicondyle），分别为肘关节桡侧副韧带、前臂伸肌总腱和尺侧副韧带、前臂屈肌总腱的附着处。内上髁后方的浅沟为尺神经沟，尺神经由此经过。

桡骨（radius）近端膨大为圆形桡骨头（head of radius），表面光滑，头上面的关节凹与肱骨小头相关节，周围为光滑的环状关节面，内侧与尺骨桡切迹形成近端尺桡关节。桡骨头下方略细为桡骨颈（neck of radius），颈的内下侧为凸起的桡骨粗隆（radial tuberosity），是肱二头肌的附着处。

尺骨（ulna）近端前面为半月形凹陷的滑车切迹（trochlear notch），其关节面与肱骨滑车相关节，滑车关节面中央有一条横行的无软骨裸区为滑车沟，滑车沟边缘有时形成正常的凸起为滑车横嵴。滑车切迹后上方凸起为鹰嘴（olecranon），近似钩状，鹰嘴后方突起有肱三头肌肌腱附着；前下方凸起为冠突（coronoid process），冠突基底外侧面形成桡切迹，与桡骨头相关节，前内侧面隆起的非关节面部分也有一个小凸起，称为高耸结节（sublime tubercle），是肘关节尺侧副韧带前束的附着点。冠突下方的粗糙隆起为尺骨粗隆（ulnar tuberosity），为肱肌腱的附着点。

肘关节的运动以肱尺关节为主，允许做屈、伸运动。近端尺桡关节与远端尺桡关节联合可使前臂旋前和旋后。肱桡关节配合上述两关节做屈伸和旋前旋后运动。肘关节屈伸运动的生理活动范围为0°～140°，旋前旋后运动的生理活动范围为0°～180°。

二、关节囊、韧带

1.肘关节囊及滑囊　肘关节的三个关节共同包裹在一个关节囊内。肘关节的纤维囊附着于各关节面附近的骨面上，上界为肱骨下端关节软骨边缘、内上髁和外上髁基底、鹰嘴窝上缘，下界为桡骨头与尺骨上端关节软骨。关节里面的滑膜由各关节面延伸出来，衬附于冠突窝、桡窝、鹰嘴窝和滑车内侧面反折止于关节囊深面。在肘关节后外侧常形成滑膜皱襞伸入肱桡关节，另有半月形滑膜皱襞突入桡骨和尺骨间将关节划分为肱桡部和肱尺部。滑膜有五个主要隐窝，分别为鹰嘴隐窝、肱骨前隐窝、环状隐窝、尺侧副韧带隐窝和桡侧副韧带隐窝。最大者为鹰嘴隐窝，鹰嘴隐窝分为鹰嘴上、内侧和外侧隐窝；肱骨前隐窝分为冠突隐窝和桡隐窝；环状隐窝围绕桡骨颈；尺侧副韧带隐窝和桡侧副韧带隐窝位于相应韧带的深部。在关节纤维囊和滑膜间有三个脂肪垫，分别位于鹰嘴窝、冠突窝和桡窝。关节囊前后壁薄而松弛，但其前方尚有肱肌纤维束、后方有肱三头肌腱束起到一定加强作用；两侧壁厚而紧张，内、外侧分别与尺侧副韧带、桡侧副韧带相延续。肱骨内、外上髁均位于关节囊外。关节囊对肘关节的稳定性起着重要的作用。前部关节囊对关节牵张、关节过度伸展和外翻应力有显著的抵抗作用，后部关节囊抵抗关节过屈和后面的直接暴力。

肘关节周围有多个滑液囊（bursae），分为浅部和深部滑囊。浅部有鹰嘴皮下滑液囊（肱三头肌腱内滑液囊，肱三头肌腱下滑液囊）、内上髁滑液囊、外上髁滑液囊；深层前方有桡肱滑囊、旋后肌滑液囊、肱二头肌腱桡骨滑液囊，后方有桡侧腕短伸肌下滑囊、尺神经滑囊和肘肌下滑囊等。这些滑液囊起着缓冲机械刺激、润滑肌腱的作用，在受到急慢性刺激时可引起滑囊积液、滑囊炎。

2.尺侧副韧带复合体（ulnar collateral ligament complex，UCLC）　也称内侧副韧带复合体（medial collateral ligament complex，MCLC），位于肘关节囊的内侧。强大厚实，自肱骨内上髁向下呈扇形扩展，止于尺骨滑车切迹内侧缘。分三束，前束、后束和横束。①前束最强，起自肱骨内上髁的前下部，向冠状突内侧缘扇形的基底延伸插入高耸结节。前束是抵抗肘关节外翻应力的主要稳定结构。前束在MRI冠状T$_2$压脂图像上显示最好，常是均匀低信号，其近端肱骨连接处韧带深部可见轻度线状高信号或呈条纹状，为关节滑膜内陷引起，不要误认为异常；远端逐渐变细，插入冠突高耸结节。②后束纤细，也是以扇形的形式起自肱骨内上髁后部，走行稍靠后，延伸至尺骨鹰嘴内侧缘，后束形成肘管的底壁，尺神经在此处走行于肘管中。后束限制内旋，在肘关节屈曲超过90°时拉紧，协同抵抗肘外翻应力。后束在MRI轴位T$_2$压脂上可从起源到止点追踪辨识为肘管的底壁。③横束呈水平方向起自鹰嘴内侧近端，向远端延伸插入到尺骨冠突。因其起于尺骨并嵌入尺骨，所以对肘关节的稳定性没有帮助，横束在MRI上很难辨识。

3.桡侧副韧带复合体（radial collateral ligament complex，RCLC）　又称外侧副韧带复合体（lateral collateral ligament complex，LCLC），位于关节囊的外侧，由三个主要结构即桡侧副韧带固有部（radial collateral ligament，RCL）、外侧尺侧副韧带（lateral ulnar collateral ligament，LUCL）和环状韧带（annular ligament，AL）构成。另外，1/3的人还有一条副外侧副韧带，从环状韧带延伸至尺骨旋后肌嵴。①桡侧副韧带固有部起于肱骨外上髁前下面，远端呈扇形插入桡骨环状韧带和旋后肌筋膜，提供肘关节内翻稳定性。在MRI冠状位显示清晰，位于屈肌总腱内侧并平行于屈肌总腱的条状低信号。②外侧尺侧副韧带起于肱骨外上髁桡侧副韧带后部，环绕桡骨头后面向内下斜向延伸，在环状韧带后面部分纤维可与环状韧带混合，插入尺骨近端后内侧面的旋后肌嵴结节上，主要作用是抵抗肘内翻和后外侧旋转不稳应力。外侧尺侧副韧带可在MRI冠状或斜冠状位观察，因其斜向走行，有时显示不清，需结合矢状位观察。MRI上桡侧副韧带和外侧尺侧副韧带近端部分难以分辨。③环状韧带位于桡骨环状关节面周围，两端附着于尺骨桡切迹的前后缘，与尺骨桡切迹共同构成一个上口大、下口小的漏斗形的骨纤维环，包绕桡骨头，防止桡骨头脱出，是近端尺桡关节的主要稳定结构。环状韧带上部在桡骨头周围形成一个紧密的环，下半部分通过滑膜松散地附着在颈部，因此允许近端桡尺关节做正常的旋前和旋后。在MRI轴位上AL解剖结构显示最清楚，围绕桡骨头成约270°环的低信号，其前部附着处是一连续完整的带状低信号，后部附着处有时可以开窗。

三、肌肉、肌腱

肘部的肌肉主要分为前群和后群，与肘关节运动相关的主要前部肌肉有肱二头肌、肱肌，后方有肱三头肌、肘肌。另外，内侧部有前臂屈肌以总腱附着于肱骨内上髁，外侧部有前臂伸肌以总腱附着于肱骨外上髁。

肱二头肌（biceps brachii）位于上臂前面浅层，呈梭形，近端有长短两个头，长头起自肩胛骨盂上结节，通过肩关节囊，经肱骨结节间沟下降，短头起源于肩胛骨喙突尖端，两个头在臂的中部汇合成一个肌腹，在肘关节上方约4cm处向下移行为肌腱。肱二头肌腱是无腱鞘的滑膜外结构，周围为腱旁组织，远端逐渐向外侧旋转约90°嵌入桡骨粗隆。肱二头肌腱表面的一部分纤维分离形成一宽阔的腱膜（lacertus fibrosus，LF）斜向内下走行跨过肘窝，与前臂浅屈肌筋膜融合，有助于保护位于肘窝下的神经血管结构。肱二头肌最主要的作用是使肘关节屈曲，同时当前臂弯曲时，其也是一个强大的前臂旋后肌。前臂屈曲时肱二头肌腱膜分散一些压力至前臂的筋膜，从而减轻桡骨粗隆的负担。完整的肱二头肌腱膜也能阻止断裂的二头肌腱回缩，促进慢性撕裂的修复。

肱肌（brachialis）位于肱二头肌下半部深面，起自肱骨体下半的前面，沿前部肘关节囊向下延伸，远端纤维形成一短而厚的肌腱插入尺骨粗隆和尺骨冠突前表面的粗糙凹陷处，是前臂的主要屈肌，可以使前臂保持较长时间的屈曲。

肱三头肌（triceps brachii）位于上臂后面，近端有长头、外侧头和内侧头三个头。长头起自肩胛骨盂下结节，外侧头起自肱骨体后面桡神经沟外上方，内侧头起自桡神经沟内下方，三个头肌纤维融合在肌中部表面形成浅层肌腱，并向下融合肌纤维之后，在肘部上方与深层会和形成一坚韧的总腱，止于尺骨鹰嘴，外侧一束纤维在肘关节上方向下与前臂筋膜融合。肱三头肌是前臂的主要伸肌，作用是伸肘关节。

肘肌（anconeus）起于肱骨外上髁后面，止于尺骨鹰嘴外侧面和部分尺骨后表面上方，在前臂内旋的过程中，它有使前臂伸展和使尺骨外展的作用。

前臂浅层屈肌除肱桡肌外，旋前圆肌、桡侧腕屈肌、掌长肌、尺侧腕屈肌共同以屈肌总腱起于肱骨内上髁及前臂深筋膜。其中，旋前圆肌近端有两个头，起自肱骨内上髁及骨间膜的肱骨头和起自尺骨冠突的尺骨头，正中神经在此处穿过两头之间，若肌肉肥大可能受到卡压。肱桡肌起自肱骨外上髁上方，止于桡骨茎突屈肌总腱与尺侧副韧带邻近，功能相关，两者容易出现伴随伤。前臂浅层伸肌桡侧腕伸肌、指伸肌、小指伸肌、尺侧腕伸肌共同以伸肌总腱起源于肱骨外上髁及邻近的深筋膜。这些伸肌主要有伸腕、伸指和前臂旋后功能，长期或反复从事臂力劳动者或运动员因肌腱反复牵拉可引起肌腱慢性损伤。前臂其他深层屈肌及伸肌主要与腕掌指关节运动相关，不在此列出。

四、神经、血管

肘部的神经支配均来自于臂神经丛的分支，主要有正中神经、尺神经、桡神经。

正中神经（median nerve）由臂神经丛内侧束的外侧根和外侧束的内侧根汇合而成，先行于肱动脉的外侧，然后在肱骨中部越过动脉前方至其内侧，沿肱二头肌内侧沟伴肱动脉下行至肘窝，此处位置表浅，它位于二头肌腱膜后方、肱肌前面，此时，肱二头肌腱膜的附件可能会导致神经的卡压。从肘窝继续向下穿过旋前圆肌的肱骨头与尺骨头之间至前臂正中，如果肌肉比较肥大也会导致神经的卡压。正中神经在肘关节附近发出分支支配肘关节、前臂肌等。

尺神经（ulnar nerve）自臂神经丛内侧束发出，从腋动静脉之间穿出腋窝，在肱二头肌内侧沟伴行于肱动脉内侧至臂中份，继而穿内侧肌间隔至臂后内侧区下行，在肱骨内上髁后方的尺神经沟进入肘管。此处尺神经位置最为表浅，最容易受伤。肘管是一骨纤维性管道，肱骨滑车、肘关节囊和尺侧副韧带的后束和横束形成肘管底壁，尺侧腕屈肌筋膜（弓状韧带）和肘管支持带（Osborne韧带）构成肘管的顶部，肘管支持带自肱骨内上髁延伸至鹰嘴内侧面。约10%的人肘管支持带缺如，当肘关节屈曲时，尺神经向前脱位至内侧髁上方，导致摩擦性神经炎；约11%的人肘管支持带为异常的肌肉-滑车上肘肌（肘后肌）取代，可能造成尺神经压迫。尺神经于肘管远侧由后向前穿过尺侧腕屈肌的肱骨头和尺骨头起点，行至前臂前内侧伴随尺动脉内侧下行。尺神经除了支配一些前臂的肌肉外，还发出关节支分布至肘关节。尺神经在穿过尺侧腕屈肌的肱骨头和尺骨头起点处也容易受到损伤。

桡神经（radial nerve）为臂神经丛后束发出的一条粗大神经，初在腋动脉后方与肱深动脉伴行，经肱三头肌长头和内侧头之间，继而沿桡神经沟绕肱骨中段后面旋行向外下，在肱骨外上髁上方穿过外侧肌间隔至肱肌与肱桡肌之间，继续下行于肱肌与桡侧腕长伸肌之间，桡神经在肱骨外上髁前方分为浅支和深支。浅支为皮支，经肱桡肌深面至前臂桡动脉的外侧下行；深支粗大，主要为肌支，在桡骨颈外侧通过旋后肌近端边缘增厚的肌腱弓（frohse弓）穿过旋后肌，沿前臂骨间膜后面下行，支配前臂伸肌肌群。深支又称骨间后神经，frohse弓是骨间后神经卡压最常见的部位。桡骨颈处骨折容易损伤桡神经。

肱动脉自腋动脉移行而来，沿肱二头肌的内侧与正中神经伴行至肘窝，在平桡骨颈水平肱动脉在肱二头肌腱膜下方分为桡动脉和尺动脉。肱动脉到达肘窝之前依次分出肱深动脉、尺侧上副动脉和尺侧下副动脉。其中肱深动脉斜向后外方走行，伴桡神经沿桡神经沟下行分支营养肱三头肌和肱骨，尺侧上副动脉在尺神经后部伴行，直至肱骨内上髁。尺侧下副动脉走行更靠前些。

桡动脉为肱动脉的延续，较细，从肱二头肌腱膜下方、旋前圆肌和肱桡肌之间发出，走行在前臂的肱桡肌与桡侧腕屈肌间，经桡骨茎突至手背。尺动脉较粗，在旋前圆肌的两个头之间的下方分出后，在前臂内侧指深屈肌下方穿行，经尺骨远端的掌面进入手掌。

五、肘关节MRI解剖图谱

肘关节MRI解剖图谱见图9-1-1～图9-1-31。

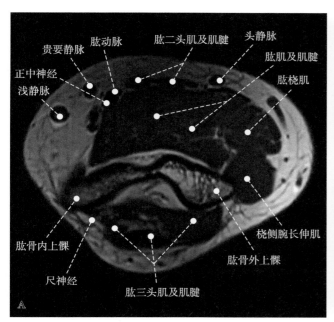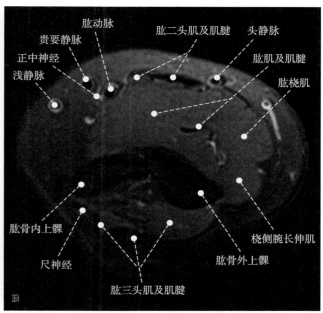

图 9-1-1 经肱骨髁上横断面

A.T₁WI；B.PDWI FS

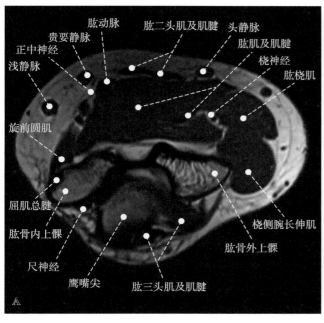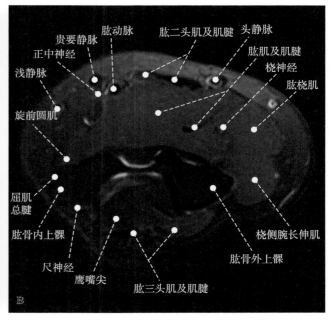

图 9-1-2 经肱骨内外上髁上部横断面

A.T₁WI；B.PDWI FS

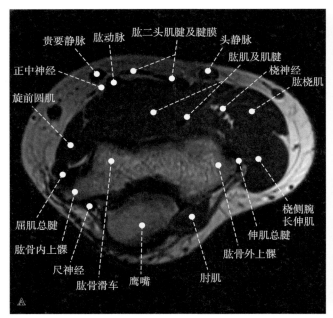
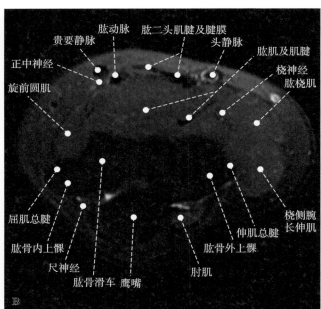

图9-1-3　经肱骨内外上髁中部横断面
A.T₁WI；B.PDWI FS

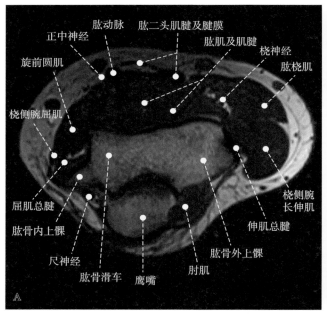
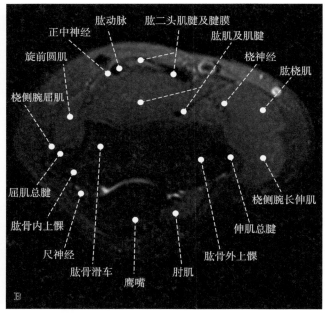

图9-1-4　经肱骨内上髁下缘横断面
A.T₁WI；B.PDWI FS

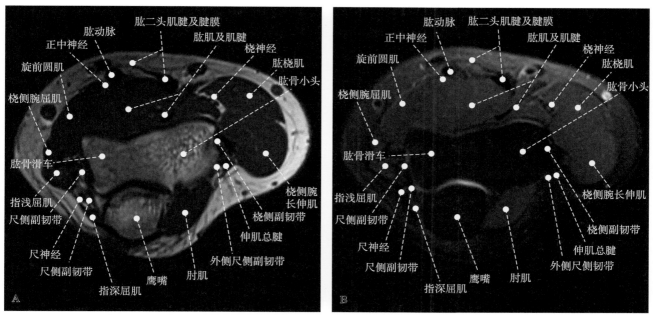

图 9-1-5　经肱骨滑车中部横断面
A.T₁WI；B.PDWI FS

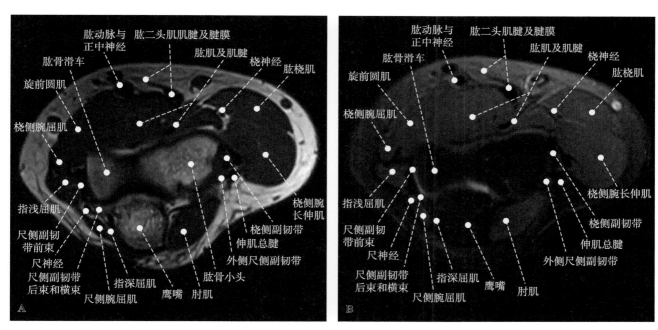

图 9-1-6　经肱尺关节横断面
A.T₁WI；B.PDWI FS

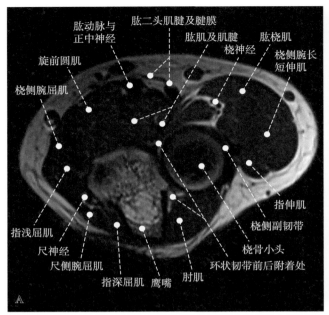
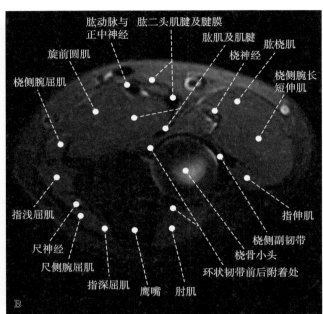

图9-1-7　经桡尺近侧关节横断面
A.T₁WI；B.PDWI FS

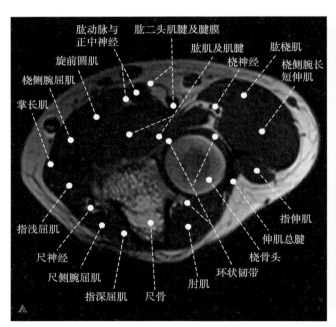
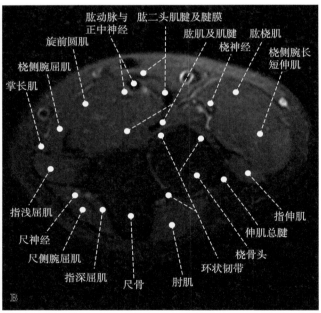

图9-1-8　经桡尺近侧关节横断面
A.T₁WI；B.PDWI FS

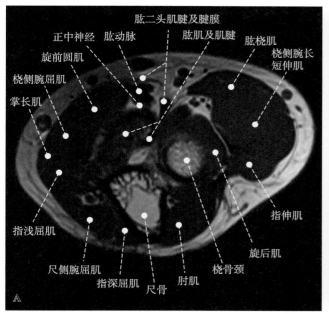
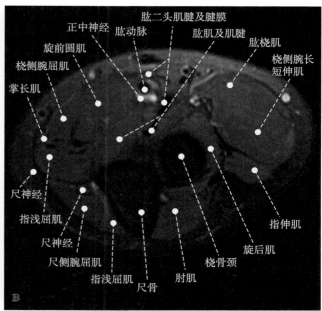

图 9-1-9　经桡骨颈横断面

A.T₁WI；B.PDWI FS

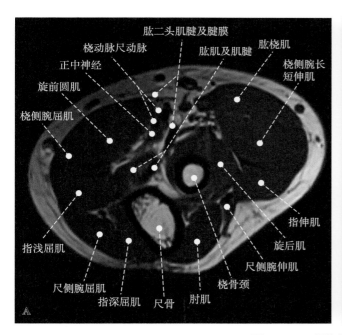
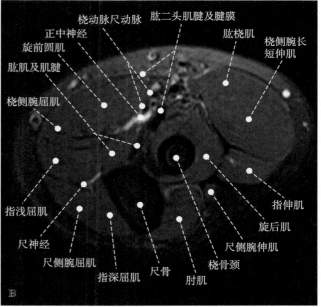

图 9-1-10　经桡骨颈下部横断面

A.T₁WI；B.PDWI FS

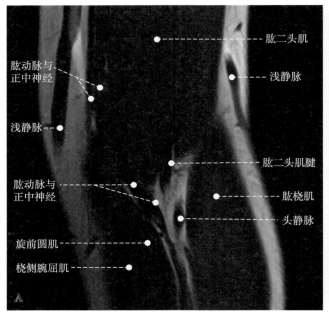
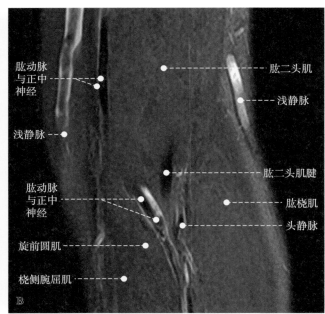

肱二头肌
浅静脉
肱动脉与正中神经
浅静脉
肱动脉与正中神经
肱二头肌腱
肱桡肌
头静脉
旋前圆肌
桡侧腕屈肌

肱动脉与正中神经
浅静脉
肱二头肌
浅静脉
肱动脉与正中神经
肱二头肌腱
肱桡肌
头静脉
旋前圆肌
桡侧腕屈肌

图9-1-11　经肘窝冠状面
A.T₁WI；B.PDWI FS

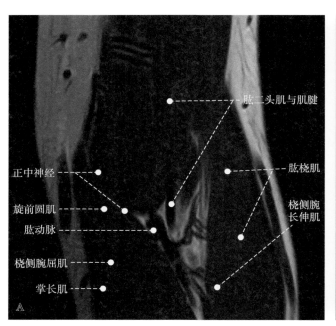
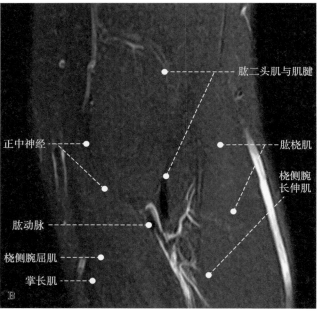

肱二头肌与肌腱
正中神经
肱桡肌
旋前圆肌
桡侧腕长伸肌
肱动脉
桡侧腕屈肌
掌长肌

正中神经
肱二头肌与肌腱
肱桡肌
桡侧腕长伸肌
肱动脉
桡侧腕屈肌
掌长肌

图9-1-12　经肘窝深部冠状面
A.T₁WI；B.PDWI FS

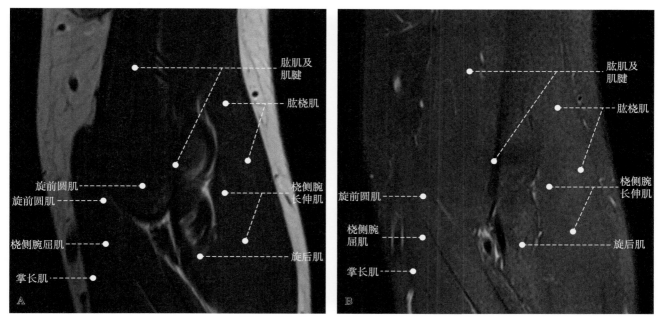

图9-1-13　经肱骨小头前缘冠状面

A.T₁WI；B.PDWI FS

标注（图A）：
肱肌及肌腱
肱桡肌
桡侧腕长伸肌
旋后肌
旋前圆肌
旋前圆肌
桡侧腕屈肌
掌长肌

标注（图B）：
肱肌及肌腱
肱桡肌
桡侧腕长伸肌
旋后肌
旋前圆肌
桡侧腕屈肌
掌长肌

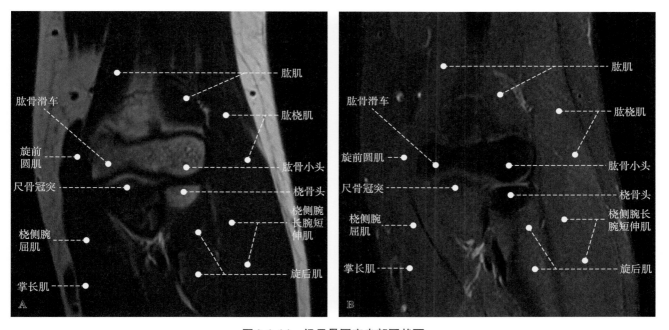

图9-1-14　经尺骨冠突尖部冠状面

A.T₁WI；B.PDWI FS

标注（图A）：
肱肌
肱桡肌
肱骨滑车
肱骨小头
旋前圆肌
桡骨头
尺骨冠突
桡侧腕长腕短伸肌
桡侧腕屈肌
旋后肌
掌长肌

标注（图B）：
肱肌
肱桡肌
肱骨滑车
肱骨小头
旋前圆肌
桡骨头
尺骨冠突
桡侧腕长腕短伸肌
桡侧腕屈肌
旋后肌
掌长肌

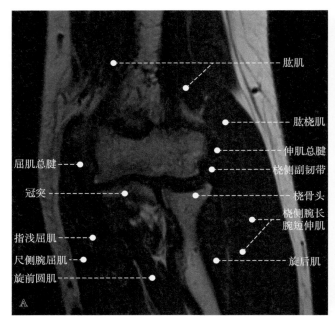
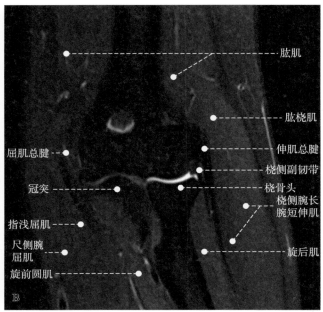

肱肌
肱桡肌
伸肌总腱
桡侧副韧带
桡骨头
桡侧腕长腕短伸肌
旋后肌

屈肌总腱
冠突
指浅屈肌
尺侧腕屈肌
旋前圆肌

图9-1-15 经尺骨冠突冠状面
A.T₁WI；B.PDWI FS

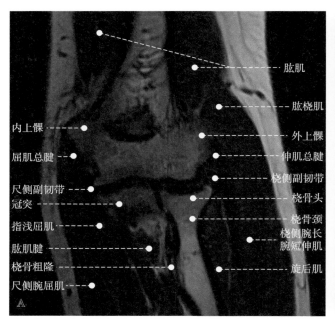
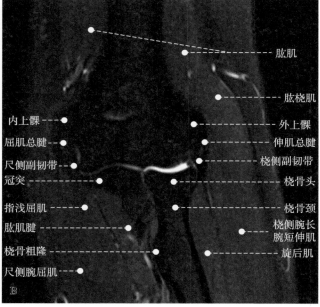

肱肌
肱桡肌
外上髁
伸肌总腱
桡侧副韧带
桡骨头
桡骨颈
桡侧腕长腕短伸肌
旋后肌

内上髁
屈肌总腱
尺侧副韧带
冠突
指浅屈肌
肱肌腱
桡骨粗隆
尺侧腕屈肌

图9-1-16 经肱骨内外上髁前部冠状面
A.T₁WI；B.PDWI FS

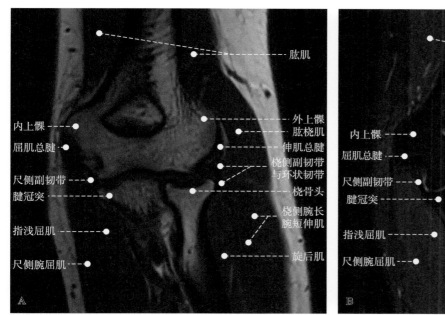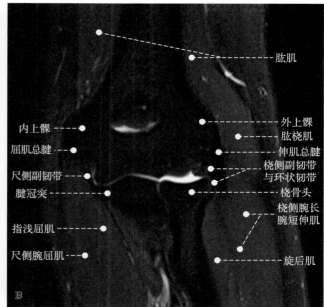

图9-1-17　经肱骨内外上髁中部冠状面

A.T₁WI；B.PDWI FS

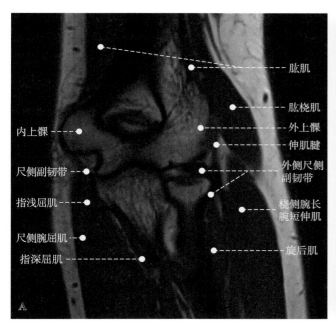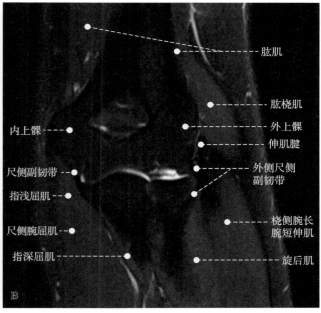

图9-1-18　经肱骨内外上髁后部冠状面

A.T₁WI；B.PDWI FS

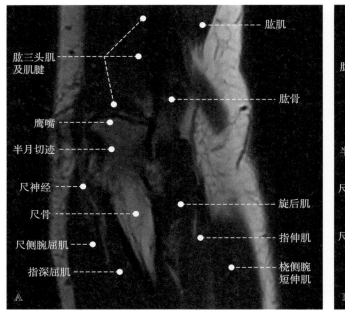
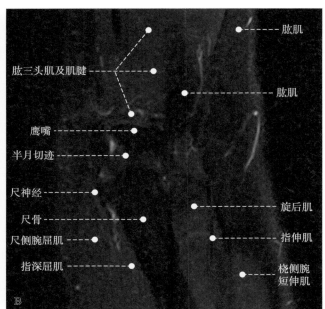

肱肌

肱三头肌及肌腱

肱骨

鹰嘴

半月切迹

尺神经

尺骨

尺侧腕屈肌

指深屈肌

旋后肌

指伸肌

桡侧腕短伸肌

图9-1-19　经尺骨半月切迹冠状面
A.T₁WI；B.PDWI FS

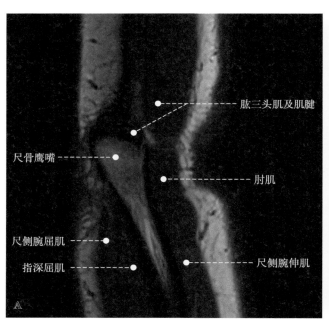
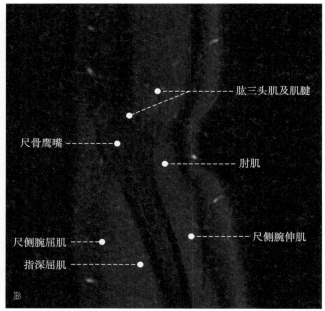

肱三头肌及肌腱

尺骨鹰嘴

尺侧腕屈肌

指深屈肌

肘肌

尺侧腕伸肌

尺侧腕伸肌

图9-1-20　经尺骨鹰嘴尖冠状面
A.T₁WI；B.PDWI FS

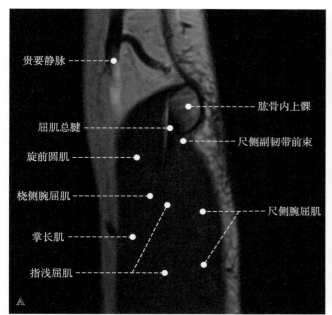
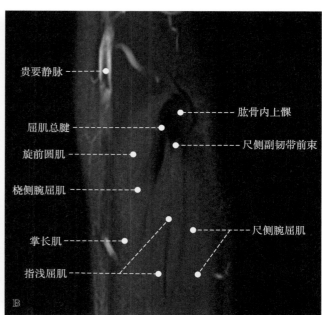

贵要静脉
肱骨内上髁
屈肌总腱
尺侧副韧带前束
旋前圆肌
桡侧腕屈肌
掌长肌
尺侧腕屈肌
指浅屈肌

图9-1-21 经肱骨内上髁矢状面

A.T₁WI；B.PDWI FS

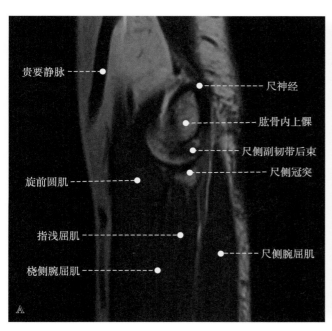
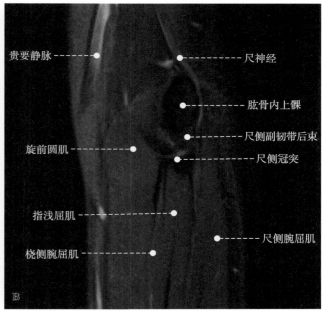

贵要静脉
尺神经
肱骨内上髁
尺侧副韧带后束
旋前圆肌
尺侧冠突
指浅屈肌
桡侧腕屈肌
尺侧腕屈肌

图9-1-22 经尺骨冠突内侧缘矢状面

A.T₁WI；B.PDWI FS

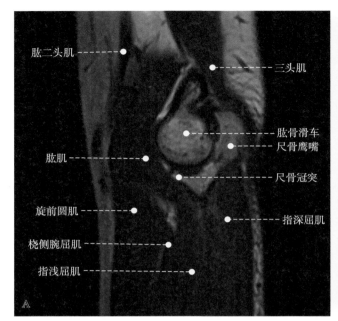
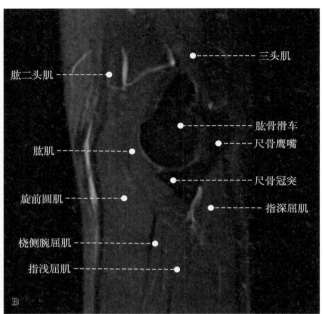

肱二头肌

三头肌

肱骨滑车
尺骨鹰嘴

肱肌

尺骨冠突

旋前圆肌

指深屈肌

桡侧腕屈肌

指浅屈肌

图9-1-23　经肱尺关节内侧部矢状面

A.T_1WI；B.PDWI FS

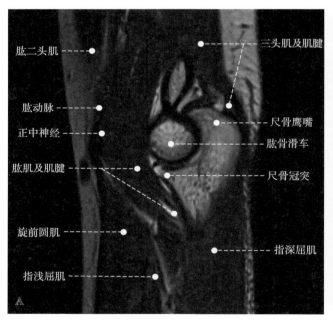
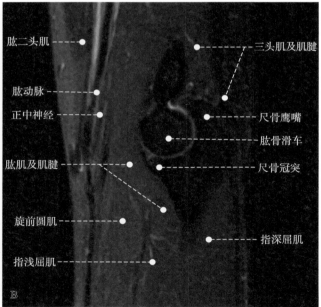

肱二头肌

三头肌及肌腱

肱动脉

正中神经

尺骨鹰嘴
肱骨滑车

肱肌及肌腱

尺骨冠突

旋前圆肌

指深屈肌

指浅屈肌

图9-1-24　经肱尺关节中部矢状面

A.T_1WI；B.PDWI FS

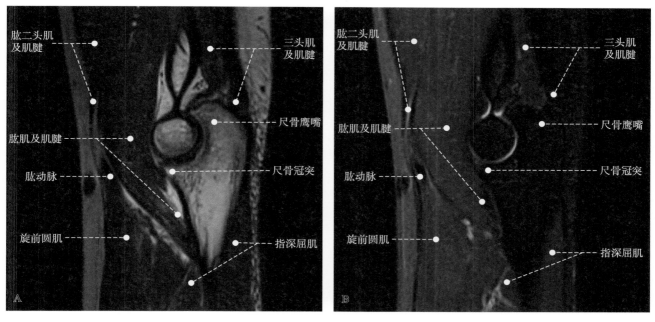

图9-1-25　经肱尺关节外侧部矢状面
A.T₁WI；B.PDWI FS

左图标注：
肱二头肌及肌腱
肱肌及肌腱
肱动脉
旋前圆肌
三头肌及肌腱
尺骨鹰嘴
尺骨冠突
指深屈肌

右图标注：
肱二头肌及肌腱
肱肌及肌腱
肱动脉
旋前圆肌
三头肌及肌腱
尺骨鹰嘴
尺骨冠突
指深屈肌

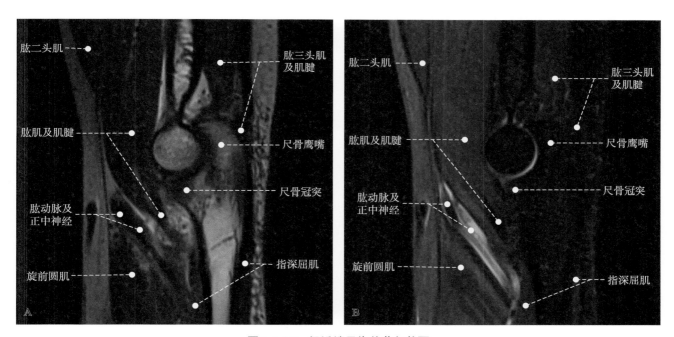

图9-1-26　经近端尺桡关节矢状面
A.T₁WI；B.PDWI FS

左图标注：
肱二头肌
肱肌及肌腱
肱动脉及正中神经
旋前圆肌
肱三头肌及肌腱
尺骨鹰嘴
尺骨冠突
指深屈肌

右图标注：
肱二头肌
肱肌及肌腱
肱动脉及正中神经
旋前圆肌
肱三头肌及肌腱
尺骨鹰嘴
尺骨冠突
指深屈肌

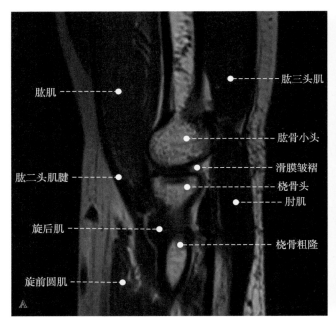
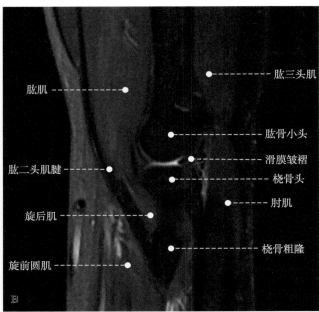

肱肌
肱三头肌
肱二头肌腱
肱骨小头
滑膜皱褶
桡骨头
旋后肌
肘肌
旋前圆肌
桡骨粗隆

肱肌
肱三头肌
肱二头肌腱
肱骨小头
滑膜皱褶
桡骨头
旋后肌
肘肌
旋前圆肌
桡骨粗隆

图9-1-27 经肱桡关节内侧部矢状面

A.T₁WI; B.PDWI FS

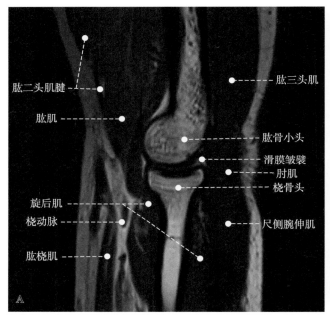
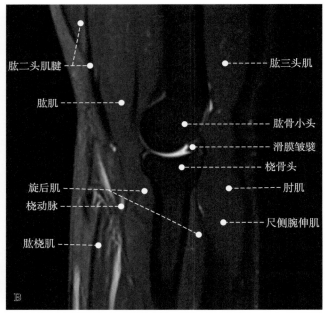

肱二头肌腱
肱肌
肱三头肌
肱骨小头
滑膜皱襞
肘肌
桡骨头
旋后肌
桡动脉
肱桡肌
尺侧腕伸肌

肱二头肌腱
肱肌
肱三头肌
肱骨小头
滑膜皱襞
桡骨头
肘肌
旋后肌
桡动脉
肱桡肌
尺侧腕伸肌

图9-1-28 经肱桡关节中部矢状面

A.T₁WI; B.PDWI FS

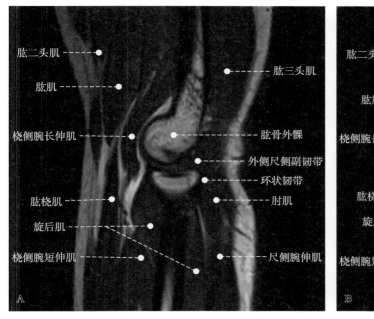
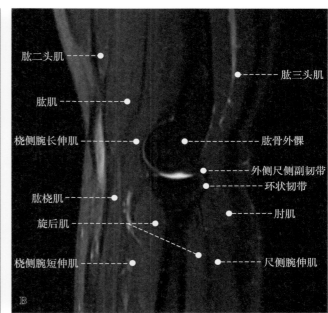

肱二头肌

肱肌

桡侧腕长伸肌

肱桡肌

旋后肌

桡侧腕短伸肌

肱三头肌

肱骨外髁

外侧尺侧副韧带

环状韧带

肘肌

尺侧腕伸肌

图 9-1-29　经肱桡关节外侧部矢状面

A.T₁WI；B.PDWI FS

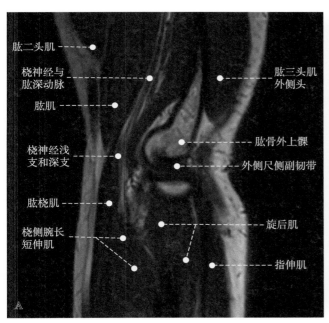
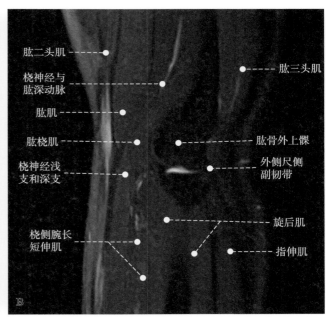

肱二头肌

桡神经与
肱深动脉

肱肌

桡神经浅
支和深支

肱桡肌

桡侧腕长
短伸肌

肱三头肌
外侧头

肱骨外上髁

外侧尺侧副韧带

旋后肌

指伸肌

图 9-1-30　经肱骨外髁边缘矢状面

A.T₁WI；B.PDWI FS

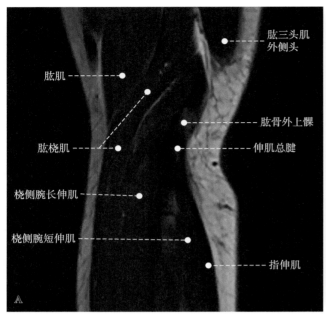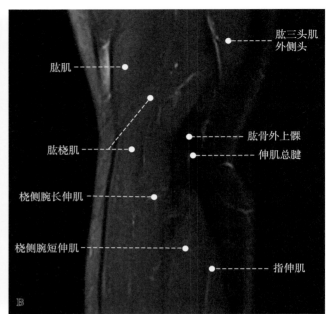

图 9-1-31；经肱骨外上髁矢状面

A.T₁WI；B.PDWI FS

（于静红）

第二节　肘关节影像学检查方法

许多影像学方法都可以用于评估肘关节，包括传统X线、CT、超声及MRI，肘关节的创伤部位及类型随患者年龄不同、受伤机制不同而有所区别，大多可根据临床病史及影像学检查得以明确。

一、X线摄片

常规肘关节X线检查体位包括肘关节前后位、正位、侧位、内侧斜位、外侧斜位及锐角屈曲前后位（Jones投照法）等。

（一）检查前准备

去除可拆卸的外物，嘱咐患者保持体位。如需观察骨折后骨痂形成情况，应尽量拆除外固定的石膏。做好放射防护，如性腺、甲状腺。陪伴儿童检查的亲属也应防护。

（二）检查技术

检查参数如表9-2-1所示。

表9-2-1　肘关节X线常规体位摄片条件

	中心线	焦片距	照射野	电压	电流、曝光时间
前后位正位	对准肘关节中心点（肱骨两侧上髁连线中点远侧约2cm处）垂直射入	100～110cm	包括上臂远端和前臂近端	65～75kV	5～8mAs
侧位	对准肘关节中心点（鹰嘴突后表面内侧约4cm处）垂直射入	100～110cm	包括上臂远端和前臂近端	65～75kV	5～8mAs
外侧斜位	对准肘关节中心点（两上髁连线中点远侧约2cm处）	100～110cm	包括上臂远端和前臂近端	65～75kV	5～8mAs

续表

	中心线	焦片距	照射野	电压	电流、曝光时间
内侧斜位	对准肘关节中心点（两上髁连线中点远侧约2cm处）垂直射入	100～110cm	包括上臂远端和前臂近端	65～75kV	5～8mAs
锐角屈曲前后位（Jones投照法）	须进行两次投照，对上臂远端成像时中心线垂直，并对准双上髁连线中点；对前臂近端成像时中心线垂直于前臂，并对准鹰嘴突上方约5cm处	100～110cm	包括上臂远端和前臂近端	65～75kV	5～8mAs

1.肘关节前后位（图9-2-1）

（1）摄片技术要点

1）摄片体位：患者坐于检查床旁，受检肘部完全伸展，背侧紧贴床面，手掌心朝上。如患者无法完全伸展肘关节则使前臂和上臂分别平放于床面进行投照，得到两个前后位照片，可在下方放置支撑物防止活动。

2）投照野：包括上臂远段和前臂近段。

3）中心线：对准肘关节中心点（位于肱骨两侧上髁连线中点远侧约2cm处），垂直射入。

4）其他：如患者肘关节屈曲角度较大，接近90°，可如前所述进行两次前后位投照，但中心线向投照侧成10°～15°。

（2）图像质量要求：图像应清晰显示桡、尺骨近端，肱骨远端，以及其周围软组织。肘关节间隙开放，前臂无旋转。对屈曲的肘关节进行两次投照时，图像应分别清晰显示肱骨远端和尺、桡骨近端。

2.肘关节侧位（图9-2-2）

（1）摄片技术要点

1）摄片体位：患者坐于检查床旁，肘关节屈曲90°，使前臂紧贴于床面，长轴与床面长轴平行，旋转前臂至完全侧位，拇指向上，同时调节检查床或患者座椅的高度，让患者放低肩关节，使肱骨和前臂尽量处于同一平面。

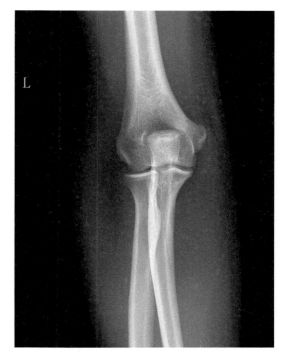

图9-2-1　肘关节前后位X线片

2）投照野：包括上臂远段和前臂近段。

3）中心线：对准肘关节中心点（鹰嘴突后表面内侧约4cm处）垂直射入。

（2）图像质量要求：图像应清晰显示桡、尺骨近端，肱骨远端，以及其周围软组织。桡骨头部分（约50%），与尺骨冠状突重叠。肱骨双上髁互相重叠。滑车钩与肱骨小头和内侧滑车嵴的轮廓弧线平行。

3.肘关节外侧斜位（图9-2-3）

（1）摄片技术要点

1）摄片体位：患者坐于检查床旁，上肢完全伸展，并使肩关节与肘关节处于同一平面；手掌旋后且将整个手臂向外侧旋转，使肱骨远端及肘关节的前表面与床面约成45°（可通过触摸肱骨上髁确定）。为了充分外旋，患者身体须向外

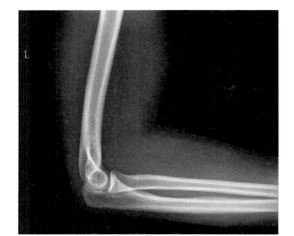

图9-2-2　肘关节侧位X线片

侧倾斜。

2）投照野：包括上臂远段和前臂近段。

3）中心线：对准肘关节中心点（两上髁连线中点远侧约2cm处），垂直射入。

（2）图像质量要求：图像应清晰显示桡、尺骨近端，肱骨远端，以及其周围软组织。桡骨小头、桡骨颈和桡骨粗隆轮廓完整显示，位于尺骨重叠。肱骨外上髁及肱骨小头也完整显示，并表现出形态延长；肱骨内上髁部分显示。

4.肘关节内侧斜位（图9-2-4）

（1）摄片技术要点

1）摄片体位：患者坐于检查床旁，上肢完全伸展，并使肩关节与肘关节处于同一平面；手掌旋前，同时旋转手臂，直至肱骨远端及肘关节前表面旋转45°（可通过触摸肱骨上髁确定）。

2）投照野：包括上臂远段和前臂近段。

3）中心线：对准肘关节中心点（两上髁连线中点远侧约2cm处），垂直射入。

（2）图像质量要求：图像应清晰显示桡、尺骨近端，肱骨远端及其周围软组织。尺骨冠状突的轮廓完整显示；肱骨内上髁及肱骨滑车也完整显示，并表现出形态延长；肱骨外上髁部分显示；鹰嘴位于鹰嘴窝且滑车切迹部分开放和显示；桡骨头和桡骨颈重叠于尺骨近段的中央部分。

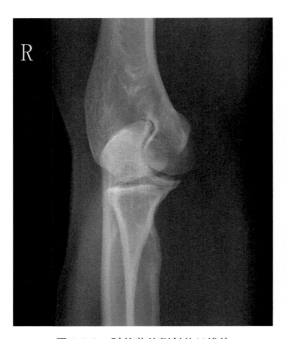

图9-2-3　肘关节外侧斜位X线片

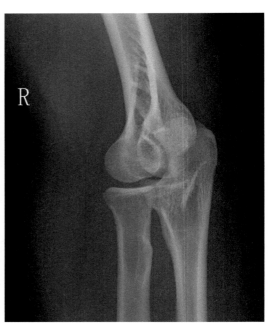

图9-2-4　肘关节内侧斜位X线片

5.肘关节锐角屈曲时的前后位（Jones投照法）（图9-2-5）

（1）摄片技术要点

1）摄片体位：患者坐于检查床旁，手臂锐角屈曲，上臂后部置于床面，指端置于肩上。肱骨两侧上髁与床面距离相同。

2）投照野：包括上臂远段和前臂近段。

3）中心线：为了观察肱骨远端和尺桡骨近端的情况须进行两次投照，对上臂远端成像时中心线垂直于床面，并对准双上髁连线中点；对前臂近端成像时中心线垂直于前臂，并对准鹰嘴突上方约5cm处。

（2）图像质量要求

1）对肱骨远端成像时，所得图像中尺、桡骨近端与肱骨两上髁重叠，可见肱骨远端内、外上髁，以及部分滑车、肱骨小头、鹰嘴突和桡骨颈的轮廓。

2）对前臂近端成像时，通过重叠的肱骨远端应可见尺骨和桡骨近端，包括桡骨头和桡骨颈的轮廓。

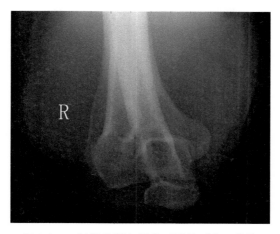

图9-2-5　肘关节锐角屈曲时的前后位X线片

二、CT

肘关节CT扫描包括常规CT平扫及CT增强检查。

肘关节CT优势及限度简述：

1.多平面重建可评估平片上难以显示的微小骨折。

2.CT平扫主要用于骨关节的评价，但对于软组织、肌腱等细微结构的评价有限。

3.CT增强可用于评价细微的软骨、肌腱及关节囊损伤，属有创检查，有感染、增强造影剂过敏风险。

（一）CT平扫

1.检查前准备　去除可拆卸的外物，嘱咐患者保持体位。做好放射防护。

2.检查体位　可采取仰卧、侧卧或俯卧位，头先进；手臂上举，肘关节伸直，尽量置于扫描架中心，掌心与肘关节掌侧保持同向（避免尺、桡骨交叉）。头尽量偏向一侧，避免紧贴手臂。

3.检查技术

（1）检查方位：前后位定位片定位进行横断面扫描。

（2）扫描范围：上端包括肱骨髁上区域，下端包括桡骨粗隆。

扫描角度：对于能完全伸直的肘关节，垂直于其进行扫描。对于打了石膏而不能伸直的肘关节，要使前臂与扫描平面成角，避免二者平行，以减少沿尺桡骨长轴的硬射线伪影。

（3）层厚、层间距：一般采用螺旋扫描采集，根据临床需要层厚1～4mm，螺距0.75，采用5mm容积扫描，矩阵512×512，如需二维或三维重建，层厚一般为1～2mm，重建层厚可适当重叠。

（4）管电压及管电流等：电压120～140kV，250～300mAs，一般机器可自动选择（Care kV、CareDose），有助于减少辐射剂量。

4.图像重建/重组方法（图9-2-6～图9-2-8）　重建算法：选用标准算法重建图像，通过软组织窗和骨窗分别观察软组织和骨结构。推荐使用软组织算法和骨算法显示上述结构。

重建方法：常规采用横断面、冠状面和矢状面重组图像。横断面垂直于肱骨和尺、桡骨长轴。层厚≤4mm；冠状面平行于肱骨上髁连线，层厚≤3mm；肘关节严重屈曲时应对上臂和前臂进行分段重组。矢状面垂直于肱骨上髁连线，层厚≤3mm。必要时补充曲面重组，容积再现等三维重组图像（图9-2-8）。

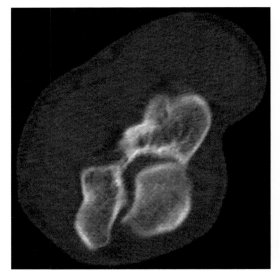

图9-2-6　肘关节CT横轴位骨窗（A）

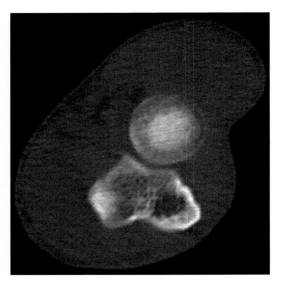

图9-2-7　肘关节CT横轴位骨窗（B）

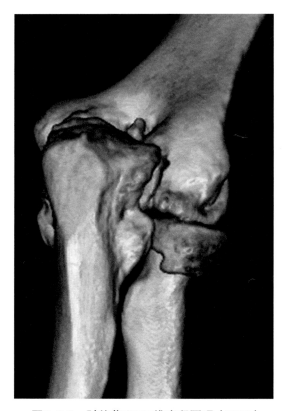

图9-2-8　肘关节CT三维容积再现（VRT）

5.图像质量要求

（1）图像：应清晰显示肘关节组成骨和周围软组织结构。窗宽、窗位应用常规骨窗及软组织窗，软组织窗：窗宽200～400HU，窗位40～50HU；骨窗：窗宽1500～2000HU，窗位500～800HU。

（2）照片要求：定位像、定位线、病灶CT值测量、大小测量，如病灶很多，选择体积大或特征病灶。

（3）显示结构和内容基本要求：清晰显示正常肘关节的骨解剖及周边软组织，包括肱骨内上、外上颗、肱骨鹰嘴窝、尺骨鹰嘴、桡骨小头等。

（二）肘关节CT增强扫描

1.检查技术要点

（1）增强扫描前须有肘关节CT平扫。

（2）推荐动脉晚期扫描，必要时动脉晚期和静脉期双期扫描。

（3）检查技术要点同肘关节CT平扫。

（4）有需要时可以通过三维后处理做出血管容积再现图像。

2.图像质量要求　动脉晚期图像要求扫及层面动脉明显强化；静脉期要求静脉内对比剂填充。余同肘关节CT平扫（图9-2-9～图9-2-12）。

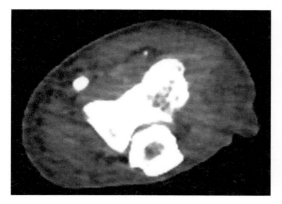

图9-2-9　CT增强扫描动脉期

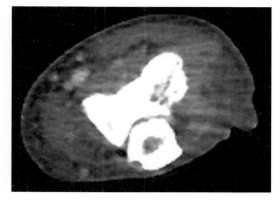

图9-2-10　CT增强扫描静脉期

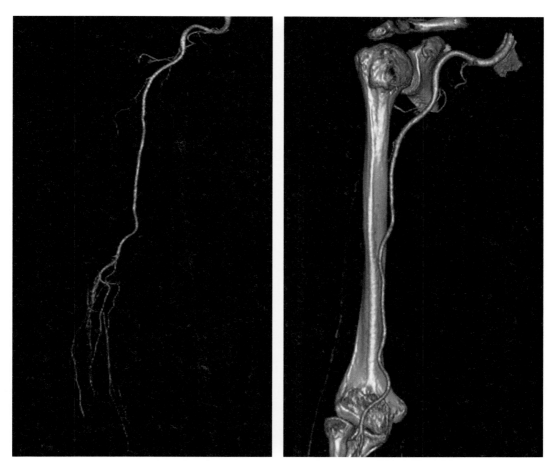

图9-2-11、图9-2-12　上臂血管三维后处理（容积再现）

三、超声

肘关节超声规范化检查方法：

1.肘前区　受检者坐于检查者对侧，肘部伸展置于检查台上，前臂旋后（掌面向上），在肘横纹处横断面扫查测量肱骨远端前部关节软骨厚度（即肘前肱骨软骨厚度）及正中神经的宽度、厚度及横截面积。在正中矢状面上冠突窝显示清晰后，测量肘前脂肪垫的厚度（取矢状面上测量的最大值），并观察脂肪垫和肱骨之间有无积液。

2.肘外侧区　受检者需双侧肘部伸展，双掌相合，拇指向上。探头一端置于外上髁，显示伸肌总腱的长轴冠状切面，在伸肌总腱附着处的根部测量伸肌总腱厚度，在同一平面测量桡骨头表面软骨的厚度。

3.肘内侧区　受检者上身向同侧略倾斜，保持肘部伸展或轻度屈曲，前臂被动外旋置于检查台上。探头一端置于肱骨内上髁显示屈肌总腱长轴冠状切面，在屈肌总腱附着处的根部测量屈肌总腱的厚度。

4.肘后区　受检者手掌向下置于检查床上，保持肘关节屈曲90°，探头一端置于尺骨鹰嘴显示肱三头肌腱长轴切面，在肱三头肌腱附着处根部测量肱三头肌腱的厚度，并观察鹰嘴滑囊内有无积液。探头置于尺骨鹰嘴和肱骨内上髁之间，显示肘管内尺神经短轴切面，并测量神经的宽度、厚度及横截面积。

四、MR检查

MRI以其优越的软组织分辨率、多序列多平面的成像方式、无辐射损伤的特点广泛应用于骨关节系统，目前仍然是国内诊断肘关节骨髓、软骨，以及关节内外软组织结构等疾病最好的检查。

（一）肘关节MR平扫

1.检查前准备　需注意MR检查禁忌佩戴物：心脏起搏器，颅内动脉瘤铁磁性夹，某些神经刺激器、耳蜗植入物，其他铁磁性或植入性电子设备。有些器械生产厂家产品说明书上明确器械植入物可以安全进行MR检查（注意场强大小）。孕妇的MRI检查虽然目前未找到明确的危害证据，但须注意可能存在的组织热效应，综合临床权衡利弊。

去除随身携带及可拆卸的金属外物，嘱咐患者保持体位。可使用耳机或耳塞降低检查噪声。体表小病灶须放置鱼肝油以定位。告知患者该检查大概需要的时间，幽闭恐惧症患者需要特别对待，必要时放弃检查，检查中要不时通过监测器观察患者情况。

2.检查技术

（1）线圈：推荐使用多通道表面柔软线圈。对不能伸直的成人肘部可使用膝关节线圈和肩关节线圈等进行检查。

（2）体位：一般有如下三种体位供选择。

1）仰卧位：肘关节置于体侧，掌心向上。让患者将身体尽量移向检查床另一侧，以使被检肘关节靠近检查床中线。

2）俯卧位：肘关节伸直置于头顶上方的磁体中心（超人superman体位）。

3）侧卧位：受检者关节伸直置于头顶上方的磁体中心。

推荐使用第一种体位。

（3）成像范围：自肱骨下段至桡骨上段，FOV12～14cm。

（4）检查序列和要求

1）基本检查方法和序列：常规扫描横断面T_1WI、脂肪抑制T_2WI，垂直于肱骨和尺、桡骨长轴，层厚≤4mm，对于严重屈曲挛缩的肘关节应对其前臂和上臂区域分段扫描；冠状面T_2WI、脂肪抑制PD/T_2WI，平行于肱骨远端髁间连线，层厚≤3mm，对于严重屈曲挛缩的肘关节还应再平行于尺骨、桡骨的长轴扫描获得肘关节前臂部分的冠状面图像；矢状面PD/T_2WI（±脂肪抑制），垂直于肱骨远端髁间连线，层厚≤3mm。

2）必要时加入辅助检查序列：3D序列。

3）优化选项：为提高图像质量，可缩短回波链，增加像素和延长回波时间（TE）。可采用运动纠正

（PROPELLER/MultiVane/Blade）、减少磁敏感伪影（MAVRIC SL/SEMAC）、多通道平行采集（SENSE）、压缩感知（CS）等技术。

　　4）肘关节MRI参数不是一成不变的，可根据实际情况在一定范围内优化变动，推荐参数见表9-2-2。

表9-2-2　肘关节MRI序列及推荐参数

序列	TR（ms）	TE（ms）	FOV（mm）	矩阵	层厚（mm）	层间距（mm）	平均次数	翻转角（°）	压脂方式
轴位T$_1$WI	770	25	140×140	320×320	3	0.6	1	90	/
轴位PDWI	4000	40	140×140	320×320	3	0.6	2	150	FATSAT
冠状位T$_1$WI	700	11	140×140	448×448	3	0.6	1	90	/
冠状位PDWI	4000	37	140×140	320×320	3	0.6	2	150	FATSAT
矢状位PDWI	4000	37	140×140	320×320	3	0.6	2	150	FATSAT

　　3.图像质量要求

（1）清晰显示肘关节的骨、软骨、韧带和周围肌腱、肌肉等结构（图9-2-13～图9-2-21）。

（2）无明显伪影或不影响结构观察。

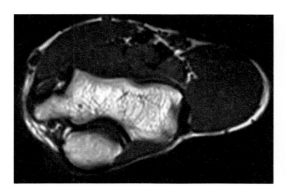

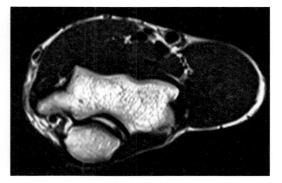

图9-2-13　T$_1$WI横断位
图9-2-14　T$_2$WI横断位

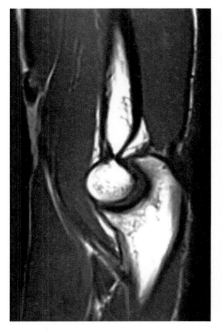

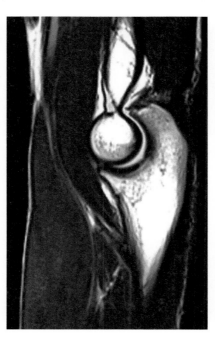

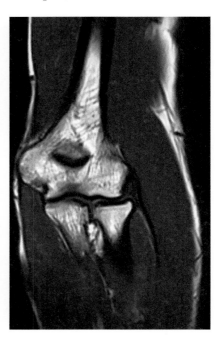

图9-2-15　T$_1$WI矢状位
图9-2-16　T$_2$WI矢状位
图9-2-17　T$_1$WI冠状位

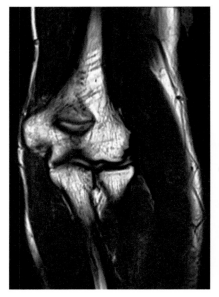

图9-2-18　T₂WI冠状位

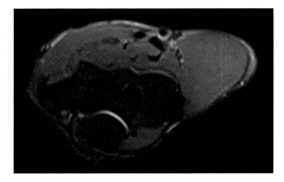

图9-2-19　PDWI脂肪抑制序列横断位

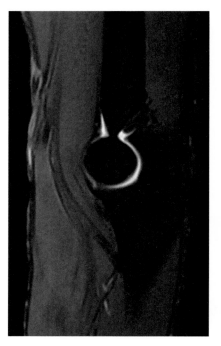

图9-2-20　PDWI脂肪抑制序列矢状位

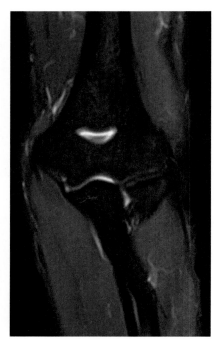

图9-2-21　PDWI脂肪抑制序列冠状位

（二）肘关节MRI增强扫描

1.检查技术要点

（1）增强扫描前至少有一个方位的T₁WI脂肪抑制图像。

（2）注射对比剂后进行横断面、冠状面和（或）矢状面脂肪抑制T₁WI扫描，保证至少有一个序列与平扫T₁WI方位相同、参数相当。

（3）辅助检查序列：3D脂肪抑制快速序列。

（4）脂肪抑制T₁WI高信号病灶建议使用减影技术。

（5）注意事项：除了常规MRI禁忌证以外需注意：①既往对比剂过敏及哮喘病史，都会增加过敏概率，但出现严重致命情况很少，需要综合评估风险及检查获益。②肾功能不全会增加药物肾源性系统性纤维化（nephrogenic systemic fibrosis，NSF）风险。③对比剂可通过胎盘进入胎儿，具体影响目前尚未知，妊娠期避免使用。增强扫描检查后患者应留观20分钟。

（6）对比剂注射量、速度及注射方法：总量为0.1～0.2mmol/kg，速度2～3ml/s，通过高压注射器推注或肘静脉快速推注。

2.图像质量要求　扫描区域血管内可见明显对比剂充盈，余同肘关节MRI平扫（图9-2-22～图9-2-25）。

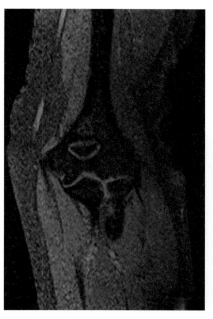

图9-2-22　增强扫描前行T₁WI抑脂序列冠状位

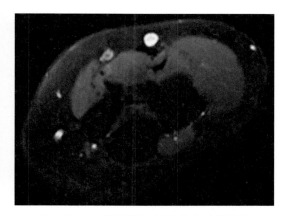

图9-2-23　增强后T₁WI抑脂序列横断位

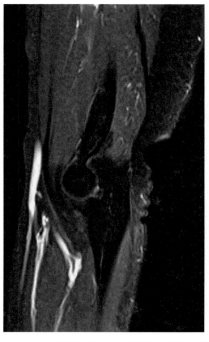

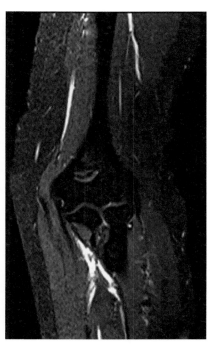

图9-2-24　增强后T₁WI抑脂序列矢状位　　图9-2-25　增强后T₁WI抑脂序列冠状位

五、影像学检查方法选择

1. X线平片是肘部病变的首选影像检查方法。根据X线表现，结合临床可再选择CT或MRI检查。

2. CT在显示细微骨性结构的变化及钙化上有优势。

3. MRI对显示肘关节骨髓、软骨、韧带、肘神经及肘关节内外软组织结构有优势。

（何　涌　杨积昌　张　浩）

第三节　肘关节影像学读片项目列表

放射科医师在对肘关节影像图片进行观察和分析时，应遵循放射诊断的基本原则，注意培养良好的观察习惯和正确的诊断思维方式并逐步形成良好的习惯，采用科学方法认真负责地读片。

一、准备工作

开始读片之前，应进行两项基本的准备工作。首先，常规的核对制度是切记和必须的，应同时核对PACS上申请单、录入信息和扫描图像上三者信息是否匹配，包括姓名、性别、年龄、检查号、申请部位、左右侧、检查方法等是否正确，形成每次读片之前的常规习惯性动作，避免产生医疗差错甚至医疗事故的潜在风险。接着应评估图像序列和质量是否完整和满足要求，如有图像序列不完整或图像质量不能满足诊断，应与技师沟通发现原因及时修正和补充，不要勉强分析；同时要注意分析特别是磁共振各种伪影造成的假象，以免导致误诊。

二、肘关节影像学检查

肘关节影像学检查特别是MRI具有很高的软组织成像优势，能清晰显示肘关节的各种组织结构，因此需要放射科医师具有较深的解剖学知识，要求熟练掌握肘关节各组织结构如肌肉肌腱、韧带、骨软骨、神经等的正常解剖和影像学表现。观察时要按顺序进行逐项逐级浏览，这种顺序可依个人习惯而有所不同，既可由内到外、先关节内再关节外，也可先主后次、先骨骼后软组织，或反之均可，但一定要全面细致，避免不必要的漏诊。分析病变时，应注意多平面多序列综合观察病变的位置、形态、边缘、密度/信号，以及周围毗邻关系等；还要结合其他模态和以往的影像学检查，以及临床资料，进行全面系统地归纳，做出符合实际的正确诊断；最后还应对病变损伤的类型和程度进行分型和分级，指导临床精准治疗。下面列项介绍一下肘关节读片应观察的组织结构。

1. 肌肉肌腱　内侧屈肌总腱和外侧伸肌总腱以冠状位观察为主，结合横轴位；前方肱二头肌肌腱、肱肌肌腱和后方肱三头肌肌腱以矢状位观察为主，结合横轴位。观察是要多层图像连续观察，因为除了比较粗大的肌腱如肱三头肌肌腱外，大部分肌腱很难在一层图像上全部显示，需要动态多层多序列观察综合评价。观察要点包括肌腱止点的位置、形态连续完整性，有无肌腱增粗和断裂，有无信号异常等；相应肌肉的形态、信号也要一并评价；通过比较正常和肌腱退变、撕裂时的形态、信号变化来判断异常病变（图9-3-1）。

2. 韧带　尺侧副韧带复合体、桡侧副韧带和外侧尺侧副韧带主要在冠状位观察，结合横轴位。环状韧带主要在横轴位观察。评价包括韧带的完整性和连续性及信号异常，判断韧带正常和异常改变，有无撕裂和关节不稳定（图9-3-2）。

3. 骨软骨　主要在冠状位和矢状位观察，包括骨性关节面是否完整，髓腔内有无骨质破坏及骨髓水肿和其他异常；关节软骨是否连续光滑，有无变性、磨损及缺损；关节内有无游离体（图9-3-3）。

4. 神经　横轴位观察为主，结合冠状位和矢状位，必要时可加做MRN神经成像。观察肘关节区域尺神经、正中神经和桡神经的形态和连续性及正常信号，判断有无增粗、肿胀及异常信号（图9-3-4）。

5. 滑膜　观察关节囊有无积液，滑膜有无增生。

6. 其他　最后简要浏览一下关节周围其他结构情况，如血管有无明显扩张及腔内异常信号；肘窝有无肿大淋巴结；皮下脂肪有无异常信号及肿块等。

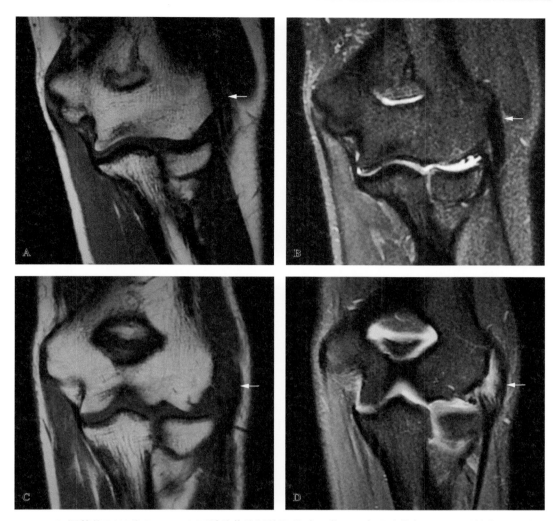

图9-3-1 A、B.冠状位 T₁WI 和 PDWI/FS 示肘关节外侧伸肌总腱正常 MRI 表现（箭）；C、D.冠状位 T₁WI 和 PDWI/FS 示外上髁炎（伸肌总腱肌腱病伴部分撕裂）的病理性 MRI 表现（箭）

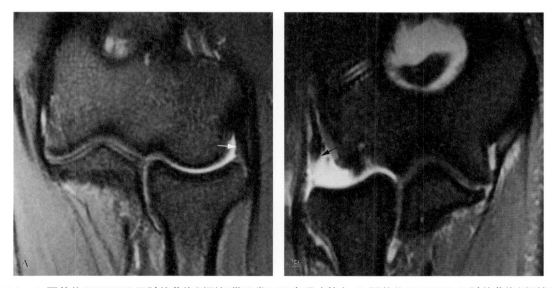

图9-3-2 A.冠状位 PDWI/FS 示肘关节桡侧副韧带正常 MRI 表现（箭）；B.冠状位 PDWI/FS 示肘关节桡侧副韧带完全撕裂的病理性 MRI 表现（箭）

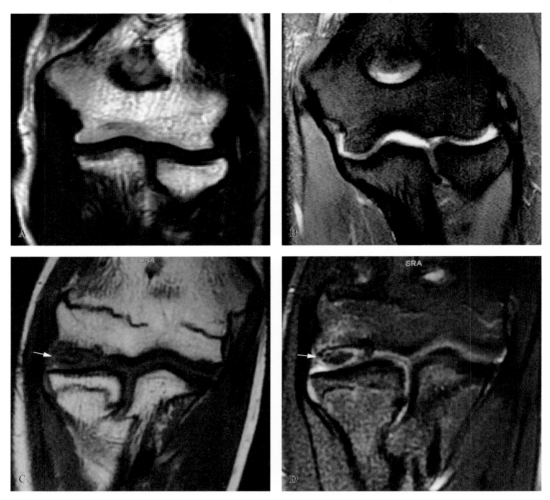

图9-3-3　A、B.冠状位T₁WI和PDWI/FS示肘关节骨软骨正常MRI表现；C、D.冠状位T₁WI和PDWI/FS示肱骨小头剥脱性骨软骨炎的病理性MRI表现（箭）

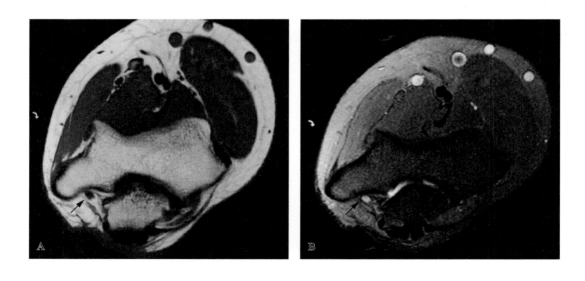

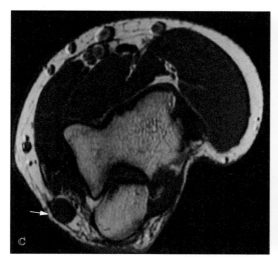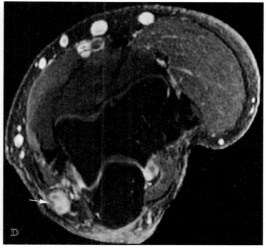

图9-3-4　A、B.横轴位T₁WI和PDWI/FS示肘关节尺神经正常MRI表现（箭）；C、D.横轴位T₁WI和PDWI/FS示尺神经卡压所致明显肿胀增粗的MRI表现（箭）

三、分段式结构化报告

观察分析完图像并得出诊断结果后就要书写形成正式的影像学诊断报告。以前广泛使用的自由文本报告放射科医师可以不受格式的限制，允许主观地使用个人喜好的自由文本组织和书写报告，有选择地描述重要的阳性影像学发现，减少或省略主观认为与临床不相关的描述，提高报告效率。但也存在很多缺陷，如可读性不佳，不方便临床医师和患者阅读报告；报告中关键信息可见性不佳；个人主观原因容易导致组织结构观察不全，容易遗漏信息等。近年来越来越多的诊断报告使用分段式结构化报告系统，它通常采用与靶器官系统或解剖区域相关的各项结构用小标题或项目符号逐项列出形成列表，对各项采用标准化的结构和语言进行描述和评价。这种标准化格式可以提高可读性，减少相关信息的遗漏，并提高关键信息的可见性。因此，推荐对肘关节MRI进行分析时也采用分段式结构化报告格式进行读片及报告书写（笔者所在单位模板见表9-3-1）。按照这种分段式结构进行读片和报告书写，既有助于对各种解剖结构的影像学认识和学习，也有助于养成按照一定顺序全面细致地读片分析习惯，提高诊断能力和报告质量。

表9-3-1　肘关节MRI分段式结构化报告模板

检查部位：左肘关节MRI平扫

扫描技术：Cor T₁WI/PDWI（fs）；Sag T₁WI/PDWI（fs）；Axi T₂WI（fs）

影像学表现：

左肘关节组列可，关节在位。关节内少量积液，滑膜未见明显增生

1.肌肉和肌腱：屈肌总腱和伸肌总腱连续完整，肌腱未见明显肿胀、增粗和断裂，未见明显异常信号。肱三头肌、肱二头肌和肱肌肌肉及肌腱连续，未见明显异常信号

2.韧带：桡侧副韧带、尺侧副韧带和环状韧带保持完整、连续，未见明显异常信号。外侧尺侧副韧带连续，未见撕裂

3.骨软骨结构：关节周围骨质结构完整，骨髓内未见明显水肿及异常信号，关节软骨连续光滑，未见缺损。关节内未见游离体

4.神经：尺神经、正中神经和桡神经完整、显示连续，未见增粗、肿胀及异常信号

5.其他：关节周围血管未见明显扩张及异常信号。未见肿大淋巴结。皮下脂肪清晰，未见异常信号及肿块

影像学诊断：

左肘关节MR平扫未见明显异常

（杨海涛）

第四节　肘关节临床查体

病史和体格检查对于运动损伤的诊断至关重要，因此了解临床查体的相关知识有益于影像科医师更多地获得临床信息、更好地理解损伤机制，熟练掌握后甚至可以通过自行给患者进行仔细临床查体，给出专业而准确的影像学诊断。本节介绍肘关节主要的临床查体方法及常见运动损伤结构的特殊检查。

一、视诊

主要观察肘关节是否有肿胀、畸形；其次观察提携角：肘关节伸直，前臂处于旋后位（掌心向前），臂与前臂并不在一条直线上，前臂的远侧端偏向外侧，二者之间形成一向外开放的钝角称为肘关节提携角。临床上一般记互补角的度数，正常为10°～15°，女性较男性可稍大。提携角在0°～10°时为直肘，小于0°～10°时为肘内翻，大于20°时为肘外翻，这三种情况均属肘畸形。

二、触诊

应注意肘关节骨性突起、肌腱、韧带附着点及有固定走行的重要结构，包括肱骨外上髁、内上髁、尺骨鹰嘴、桡骨小头、冠状突、尺神经沟、内外侧副韧带、环状韧带、肱二头肌腱等进行触诊，判断是否有肿胀、压痛等异常。例如：桡侧腕短伸肌腱止点处压痛提示肱骨外上髁炎（网球肘）；在肘关节屈曲30°，放松肱三头肌，显露尺骨冠突两边窝，注意尺骨冠突外侧或内侧是否有压痛，肘关节后方皮肤肿胀、波动感等提示冠突滑囊炎。

三、活动范围

肘关节正常自由活动范围：伸直0°～10°，屈曲一般可以达到135°～150°；近侧尺桡关节旋前/旋后80°～90°。包括主动活动和被动活动。关节活动中出现的任何疼痛和捻发音提示可能有游离体或软骨损伤。关节活动范围受到限制可能由关节运动时诱发疼痛、关节游离体形成、关节退变骨端骨质增生等导致。

四、肌力

肌力检查最常用手法肌力测定（manual musle testing，MMT），是指在特定体位下让患者做标准动作，检查者用自己的双手，通过触摸肌腹、观察肌肉对抗肢体自身重力及由检查者用手法施加的阻力，观察患者完成动作的能力，从而评定患者的肌力。MMT肌力分级标准见表9-4-1。

表9-4-1　MMT肌力分级标准

级别	名称	标准	相当于正常肌力/%
0级	零（Zreo，0）	肌肉无任何收缩	0
1级	微缩（Trace，T）	有轻微收缩，但不能引起关节活动	10
2级	差（Poor，P）	在减重状态下，关节能做水平方向运动	25
3级	尚可（Fair，F）	能抗重力做关节全范围运动，但不能抗阻力	50
4级	良好（Good，G）	能抗重力，抵抗部分阻力运动	75
5级	正常（Normal，N）	能抗重力，并完全抵抗阻力运动	100

肘关节肌力评定内容及检查方法主要包括下述几方面。

1. 肘关节屈曲

主动肌：肱二头肌、肱肌、肱桡肌。

运动范围：肘关节尽量屈曲达145°～155°。

5级和4级：患者坐位，上臂置于体侧，检查肱二头肌时前臂旋后位，检查肱肌时前臂旋前位，检查肱桡肌时前臂中立位，固定上臂，但勿在肱二头肌或肱肌处加压。在腕关节近端施加较大阻力，让患者屈曲肘部达全范围为5级；施加中等阻力，让患者屈曲肘部达全范围为4级。

3级：体位同上，在无阻力情况下患者屈肘达全范围肌力为3级。

2级：患者仰卧，肩关节外展90°且外旋位，固定上臂，让患者沿台面屈肘达全范围肌力为2级。

1级和0级：体位同上，在患者试图屈肘时触及肌肉收缩肌力为1级；不能触及肌肉收缩肌力为0级。

2. 肘关节伸展

主动肌：肱三头肌。

运动范围：肘关节尽量伸展达0°。

5级和4级：患者仰卧，肩关节屈曲90°，肘关节屈曲，固定上臂。在腕关节近端施加较大阻力，患者伸展肘关节达全范围肌力为5级；施加中等阻力，患者伸展肘关节达全范围肌力为4级。

3级：体位同上，患者伸展肘关节达全范围肌力为3级。

2级：患者仰卧，肩关节外展90°且外旋位，肘屈曲，固定上臂，患者伸肘达全范围肌力为2级。

1级和0级：体位同上，在患者试图伸肘时在鹰嘴近端触及肌肉收缩肌力为1级；不能触及肌肉收缩肌力为0级。

五、特殊检查

（一）桡侧副韧带复合体

肘关节桡侧副韧带复合体是后外侧旋转不稳定的主要限制结构，其损伤机制主要是前臂旋后同时伴有肘关节外翻和轴向负荷，损伤的初始阶段出现桡侧副韧带复合体断裂，导致后外侧旋转不稳定，表现为肱桡关节及肱尺关节半脱位，外力进一步传导时可累及前、后关节囊，甚至尺侧副韧带，引起肘关节脱位，更严重者伴桡骨小头、冠突的骨折。

临床查体时患者上肢肌力和肘关节活动度一般正常，在桡侧副韧带复合体周围可以无或仅有轻度压痛。常规查体有时候较难发现后外侧旋转不稳定，但一些激发试验可诱发不稳定症状。

1. 外侧轴移试验（lateral pivot test）　患者取仰卧位，肩关节屈曲，患肢举过头，肘关节屈曲，前臂旋后，施予轻柔的外翻应力及轴向压力，此时不稳定会再现，阳性表现为患者出现典型的恐惧感。这种检查尽可能在麻醉下施行，阳性表现更易引出。半脱位发生时，可见到桡骨头向后外方凸出，肱桡关节处的皮肤出现凹陷。当肘关节屈曲超过40°时，可观察到明显的复位性错动。

2. 后外抽屉试验　屈肘90°及30°，检查者握住患肢前臂外侧，施以前后向的应力，试图将肱尺关节脱位，前臂外侧会以内侧为轴向后外方旋转，阳性表现为患者和检查者同时感到不稳定的存在。

3. 后外侧旋转不稳定试验　前臂旋后并对肘关节施以外翻及轴向力，然后从完全伸直位屈曲肘关节。阳性表现为全身麻醉患者半脱位的桡骨小头复位；清醒患者在检查时有恐惧感。

4. 内翻应力试验（elbow varus stress test）　患者站立，检查者触诊患者患侧肘关节外侧关节线的同时，将患者肘关节屈曲20°，然后对患侧肘关节施加内翻应力。阳性结果为患者肘关节外侧产生疼痛，或与健侧相比关节间隙增大（外侧开口感阳性）。该试验用于评估患者是否存在肘关节外侧副韧带损伤。

5. 扶手椅试验（椅子征）　患者屈肘90°，前臂旋后，并从椅子上用手撑着扶手站起。阳性表现为撑起过程中肘关节勉强达到完全伸直位。

6. 俯卧撑征　患者屈肘90°，前臂旋后，臂外展宽于肩宽，并从地上撑起。阳性表现为肘关节接近伸直位时患者有恐惧感和警觉感。

（二）尺侧副韧带复合体

尺侧副韧带的完整性可通过以下特殊的体格检查进行评估。

1.外翻应力试验（elbow valgus stress test/Jobe test） 患者取坐位或者仰卧位，检查者一手固定肘关节外侧，一手置于前臂远端内侧面，将患者肘关节屈曲约20°，使得尺骨鹰嘴脱离鹰嘴窝。当检查者近端手维持稳定，远端手外展前臂，这样可施加外翻应力，阳性表现为患者出现疼痛、肘关节内侧关节间隙改变大于1mm。测试内侧韧带结构的稳定性，主要是尺侧副韧带。

2.活动性外翻试验（moving elbow valgus test） 可有有多种检查体位。①检查者在受检者肘关节极度屈曲时施加持续的外翻力，然后迅速伸展肘关节；②检查者站于患者患侧肘关节后方，一手放置于患者肩关节后方，另一手抓住患者拇指，固定肩关节，使其外展90°并外旋，使得患者肘关节屈曲90°，向后拉拇指，使得尺侧副韧带应力进一步增加。如果诱发关节内侧疼痛则为阳性，提示内侧副韧带病变。该试验需在各种屈曲角度下进行，包括大于和小于90°。

3.挤奶法（milking maneuver） 患者用其对侧肢体为检查侧上肢提供稳定性，让患者将伤侧肢体拇指向下拉，产生一个对肘关节的外翻力矩。阳性表现为肘关节内侧疼痛和内侧关节间隙增大，则提示尺侧副韧带功能不全。

4.改进的挤奶法 检查者为患者肘关节提供稳定性，牵拉受检者拇指，对尺侧副韧带施加外翻应力。阳性表现为肘关节内侧疼痛和内侧关节间隙增大，提示尺侧副韧带功能不全。

5.外展外翻应力试验 检查者用腋下夹持患者手臂，将患者上肢固定于外展外旋位，然后在屈肘30°时对患者肘关节施加外翻应力。此试验在前臂中立位时诱发最大程度的外翻不稳定，肘关节内侧疼痛和内侧关节间隙增大提示阳性。但临床工作中外翻松弛在查体时可能很轻微，尺侧副韧带前束异常的查体中，约2/3的患者出现阳性。

（三）肌腱

1. Mills试验（前臂伸肌牵拉试验） 肘关节伸直，前臂旋前，手握拳掌屈，此时伸腕肌、伸指总肌紧张，若引起肱骨外上髁处疼痛者为阳性，提示网球肘。

2. Cozen试验（前臂伸肌张力试验） 检查者托住患者上肢，一手用力按手背，患臂伸直，前臂旋前、握拳，并用力背伸腕关节以对抗检查者手背的压力，产生肱骨外上髁疼痛者为阳性，提示网球肘。此法比上法更进一步使伸肌紧张，轻症者也能查出来。

3. Yergason征 患者屈肘90°，检查者一手扶住患者肘部，一手扶住腕部，嘱患者用力屈肘、外展、外旋，检查者给予阻力，如出现肱二头肌腱滑出，或结节间沟处产生疼痛为阳性征，前者为肱二头肌长头腱滑脱，后者为肱二头肌长头腱炎。

（四）关节软骨

1.主动肱桡关节压迫试验 肘关节屈曲或伸直时，主动对患者前臂进行旋前、旋后动作，在肱桡关节处出现疼痛为阳性。

2.有关节游离体形成 在肘关节屈曲和伸直动作时，可感到摩擦感和弹跳感。

（五）神经

1. Tinel征 叩击敲击肱骨内上髁，出现其支配皮区的放电样麻痛感或蚁行感，代表神经损害的部位。徒手肌力测试检查可发现尺神经支配的前臂和手内肌肌力减退。

2. Froment征 也称spinner征。患侧示指与拇指捏夹一张纸，即示指用力与拇指对指时，呈现示指近侧指间关节明显屈曲、远侧指间关节过伸及拇指掌指关节过伸、指间关节屈曲，使两者不能捏成一个圆形的"O"形，提示拇短收肌和拇短屈肌肌力减退。常在肘部尺神经卡压患者中出现。

3. Wartenberg征 患者不能内收伸直的小指与伸直的环指形成"V"形，两指不能并扰。提示受尺神经支配的骨间肌和小鱼际肌丧失功能，为尺神经卡压继发显著肌无力，小指不能拮抗小指伸肌而保持外展。患者常感受到伸手拿裤子口袋东西时，小指会卡在口袋外面。

（曾献军　张　宁）

参 考 文 献

［1］高元桂，张爱莲，程流，2013. 肌肉骨骼磁共振成像诊断. 北京：人民军医出版社.

［2］徐克，龚启勇，韩萍，2018. 医学影像学. 第8版. 北京：人民卫生出版社.

［3］Batlle JA，Cerezal L，López Parra MD，et al，2019. The elbow: review of anatomy and common collateral ligament complex pathology using MRI. Insights Imaging，10（1）：43.

［4］Bozkurt M，Acar HI，Apaydin N，et al，2005. The annular ligament: an anatomical study. Am J Sports Med，33（2）：114-118.

［5］Cinque ME，Schickendantz M，Frangiamore S，2020. Review of anatomy of the medial ulnar collateral ligament complex of the elbow. Curr Rev Musculoskelet Med，13（1）：96-102.

［6］Ganeshan D，Duong PT，Probyn L，et al，2018. Structured reporting in radiology. Acad Radiol，25（1）：66-73.

［7］Gassenmaier S，Armbruster M，Haasters F，et al，2017. Structured reporting of MRI of the shoulder-improvement of report quality. Eur Radiol，27（10）：4110-4119.

［8］Hauptfleisch J，Murphy D，2015. Elbow magnetic resonance imaging: imaging anatomy and evaluation. Top Magn Reson Imaging，24（2）：93-107.

［9］Mityul MI，Gilcrease-Garcia B，Mangano MD，et al，2018. Radiology reporting: current practices and an introduction to patient-centered opportunities for improvement. AJR Am J Roentgenol，210（2）：376-385.

［10］Sanal HT，Chen L，Haghighi P，et al，2009. Annular ligament of the elbow: MR arthrography appearance with anatomic and histologic correlation. AJR Am J Roentgenol，193（2）：122-126.

［11］Sistrom CL，Langlotz CP，2005. A framework for improving radiology reporting. J Am Coll Radiol，2（2）：159-167.

［12］Standrin S，2017. 格式解剖学. 丁自海，刘树伟，译. 济南：山东科学技术出版社.

［13］StollerD W，2002. 关节图集-MR、关节镜和外科解剖图片集. 廉宗澂，等译. 天津：天津科技翻译出版公司.

第十章

肘部肌腱和肌肉损伤

第一节　外侧伸肌总腱损伤

肱骨外上髁炎

前臂桡侧腕长伸肌、桡侧腕短伸肌、指总伸肌、小指固有伸肌、尺侧腕伸肌及部分旋后肌近端共同构成伸肌总腱，附着于肱骨远端外侧的局部隆起即肱骨外上髁，功能是伸腕、伸指和前臂旋后。肱骨外上髁炎（lateral epicondylitis of humer）是涉及起始点位于肱骨外上髁的伸肌/旋后肌群的过度使用性慢性损伤引起以肘外侧部疼痛为主的一种疾病。该病在网球运动员中十分常见，因而又称为网球肘（tennis elbow），但在日常生活中非运动员也非常多见。近年来研究发现，在肱骨外上髁炎患者的桡侧腕短伸肌腱组织中发现了凋亡细胞和自噬细胞，证实其病理变化是正常胶原结构被纤维细胞侵入、破坏并形成肉芽组织，导致肌腱组织的退变，并没有炎症细胞的浸润，因此"肱骨外上髁炎"实质上没有炎症过程，称为"肘关节外侧腱病"（lateral elbow tendinopathy）更为准确。该病是肘部疼痛的最常见原因，据报道人群患病率为1%～3%。桡侧腕短伸肌腱位于伸肌总腱的前份和深面，最容易受累，其次是指总伸肌腱，其他肌腱受累较少。

（一）病因

前臂过度旋前或旋后时，屈伸腕、握拳等主被动牵拉伸肌的动作会对肱骨外上髁伸肌总肌腱附着处产生较大的牵拉和张力，长期反复运动、过度使用和对组织的应力引起局部肌腱的慢性微损伤，进而发展为肌腱小的细微撕裂在并未完全愈合时又反复损伤，最终导致肌腱退变磨损，进一步可发展为撕裂。可能会增加患本病风险的因素包括：①年龄，网球肘可影响各个年龄段的人，但最常见于30～50岁的成年人；②职业，从事涉及反复旋转前臂和伸屈腕肘关节运动工作的人更容易出现，如木工、水管工、画家、木匠、屠夫和厨师等；③运动参与者，运动员，特别是球拍类运动员更容易患病，约1/3的业余网球运动员会罹患网球肘。此外，外伤（以直接撞击肘部的形式导致肌腱肿胀）也会导致网球肘。基因研究发现，COL5A1基因的BstUI和Dpn Ⅱ变体是肱骨外上髁炎的危险因素，携带BstUI A1和Dpn Ⅱ B2等位基因的人群更容易患上肱骨外上髁炎。

（二）临床表现

肱骨外上髁炎男女发病率无差异，常见于30～50岁成年人。最主要表现为肘关节外侧疼痛或烧灼痛，早期休息后缓解，以后疼痛为持续性。在用力握拳、伸腕时加重以致不能持物，严重者拧毛巾、扫地等细小的生活动作均感困难。疼痛起始于肘部，可向前臂蔓延，局部无红肿。肘关节活动一般不受影响。体格检查在肱骨外上髁区有明显的局限性压痛点，压痛可向桡侧伸肌总腱方向扩散；特异性检查试验包括前臂伸肌牵拉试验（Mills征）阳性，前臂伸肌紧张试验阳性，抗阻伸腕试验阳性，Maudsley试验阳性。目前肱骨外上髁炎的诊断还是基于临床诊断，即根据问诊病史、临床症状结合体格检查相应的阳性体征进行诊断。但其缺点在于误诊率较高，也无法对肌腱损伤程度进行准确量化分级。

（三）分类和分级

Walz等在MRI上根据伸肌总腱退变和撕裂程度将外上髁炎分为轻、中、重三度。①轻度（肌腱变性或低级别部分撕裂）：特征是肌腱增厚并内部信号强度增加，可有小的部分撕裂，深度小于肌腱厚度20%；②中度（中级别部分撕裂）：部分撕裂伴有肌腱变细和局部不连续，但未累及全层，深度累及肌腱厚度的20%～80%；③重度（高级别部分撕裂或全层撕裂）：近乎完全（深度大于80%）和完全撕裂，可见液体信号充填在伸肌总腱与外上髁止点处的间隙内并将二者完全分开。还有学者根据肌腱撕裂是否累及肌腱宽度的50%将部分撕裂分为三级：①低级，低于50%的部分撕裂；②中级，50%的部分撕裂；③高级，超过50%的部分撕裂。

（四）影像学表现

MRI是显示外上髁炎的最佳和最常用的影像学检查方法，高频超声也可使用，X线价值有限，CT很少运用。

1. X线和CT　大多数病例在X线和CT上呈阴性，其主要作用是排除撕脱骨折、关节炎和肿瘤等病变。部分病例可表现为肱骨外上髁局部增生硬化、骨皮质增厚、边缘毛糙不光整（图10-1-1）；约25%的病例在肱骨外上髁旁软组织内可见钙化影，提示病情持久且顽固，并且要注意与外上髁撕脱性骨折鉴别（图10-1-2）。

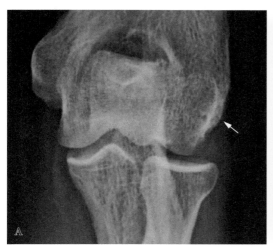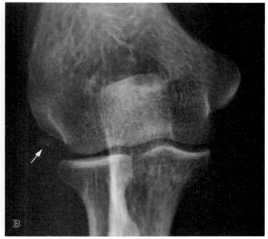

图 10-1-1　肱骨外上髁炎X线表现

肘关节正位X线平片。A.肱骨外上髁局部骨皮质增厚、边缘毛糙不光整（箭）；B.外上髁旁软组织内小结节钙化灶（箭）

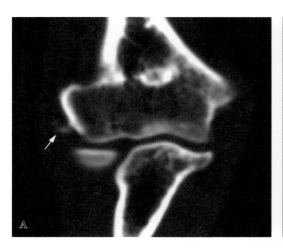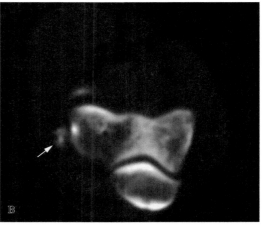

图 10-1-2　肱骨外上髁炎CT表现

A、B.肘关节CT冠状位重组和横轴位图像显示肱骨外上髁旁软组织内可见高密度钙化结节影（箭）

2. MRI　可直接显示伸肌总腱的形态和信号，冠状位脂肪抑制PDWI或T$_2$WI是最佳显示序列，结合横轴位和矢状位PDWI或T$_2$WI观察。肌腱退变和撕裂的标志是形态异常和信号强度异常。①肌腱形态改变：主要表现为肌腱形态异常的增厚增粗，但边缘保持完整。伸肌总腱深面的桡侧腕短伸肌腱和桡侧副韧带间隙增宽。②肌腱信号异常：T$_1$WI和T$_2$WI正常肌腱的低信号消失，代之以不均匀高信号（图10-1-3）。MRI有上述二者表现即可诊断为肌腱病，但需要结合临床，如果患者临床没有症状时可能归因于亚临床诊断或早期的肌腱变性。③部分撕裂：病情进一步发展可引起肌腱撕裂，包括部分撕裂和完全撕裂。部分撕裂主要有两种表现形式：一种表现为部分撕裂累及肌腱边缘，MRI上表现为肌腱变细，边缘不完整，肌腱内信号较肌腱退变更高，呈确切的液体信号填充，以关节囊面即桡侧腕短伸肌腱附着处撕裂最常见（图10-1-4）；另一种撕裂为肌腱内的部分撕裂，表现为肌腱增粗，边缘保持完整，肌腱内部纤维中断不连续，局部也可见确切的液体信号填充。④完全撕裂：表现为肌腱完全断裂不连续，远端回缩，在肌腱残端与外上髁分离的间隙内可见确切的液体信号填充（图10-1-5）。⑤其他表现：还包括桡侧副韧带也可受累合并撕裂（图10-1-6）；肌腱附着部肱骨外上髁的骨髓水肿，附近的肌肉软组织肿胀（图10-1-7）；5%的病例可合并桡神经卡压。

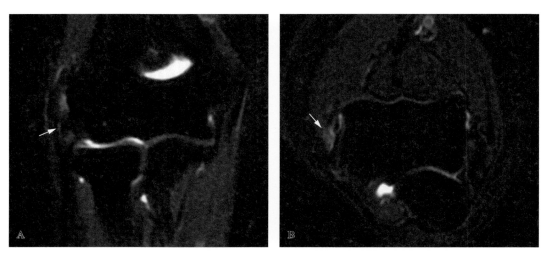

图10-1-3　肱骨外上髁炎（1）

A、B.冠状位和横轴位T$_2$WI脂肪抑制序列MRI显示伸肌总腱近端附着处形态明显增粗，肌腱内信号不均匀增高（箭），符合肌腱病的表现

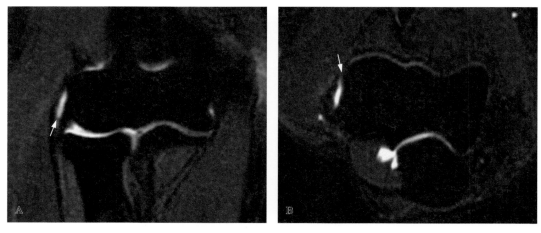

图10-1-4　肱骨外上髁炎（2）

A、B.冠状位和横轴位T$_2$WI脂肪抑制序列MRI显示伸肌总腱近端附着处深面部分撕裂，可见液体信号填充在桡侧副韧带和肌腱外表面纤维间隙内（箭）

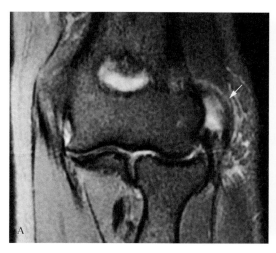
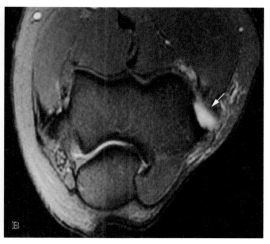

图 10-1-5 肱骨外上髁炎（3）

A、B.冠状位和横轴位 T$_2$WI 脂肪抑制序列 MRI 显示伸肌总腱近端附着处几乎全层撕裂，可见完全液体信号影填充于肌腱附着处，外层仅余少许纤维组织，断端少许回缩（箭）

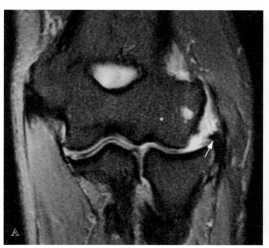
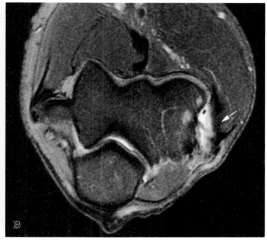

图 10-1-6 肱骨外上髁炎累及桡侧副韧带

A、B.冠状位和横轴位 T$_2$WI 脂肪抑制序列 MRI 显示伸肌总腱近端附着处大部分撕裂合并桡侧副韧带完全撕裂（箭）

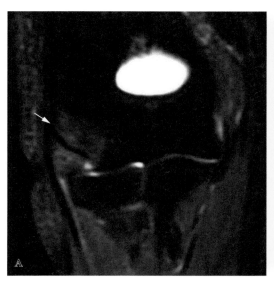
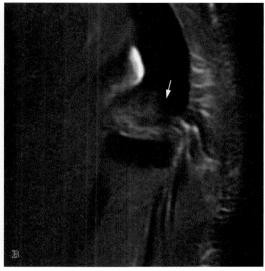

图 10-1-7 肱骨外上髁炎伴骨髓水肿

A、B.冠状位和矢状位 T$_2$WI 脂肪抑制序列 MRI 显示伸肌总腱近端附着处周围骨髓水肿（箭），邻近软组织肿胀

（五）治疗

以保守治疗为主，且大多疗效显著；若保守治疗6～9个月后仍无明显效果，或病情反复发作，可选择外科治疗。

1.保守治疗　主要包括冷敷、休息、口服非甾体抗炎药治疗、皮质类固醇注射、夹板和物理治疗、体外冲击波治疗等。

2.手术治疗　保守治疗6～9个月后仍无明显效果，或病情反复发作者，可选择外科治疗。目前以病灶切除术效果最佳，此外还有伸肌总腱起点剥离松解术、卡压神经血管术切除术等方式供选择。目标是剥离、松解附着于肱骨外上髁的伸肌总腱止点；若遇有滑囊病变则应一并切除，若发现有血管神经束的卡压也应松解。术后3～4个月进行康复锻炼。

第二节　内侧屈肌总腱损伤

肱骨内上髁炎

前臂旋前圆肌、桡侧腕屈肌、掌长肌、尺侧腕屈肌、指浅屈肌5块肌肉的肌腱共同附着于尺侧副韧带前束近端的肱骨内上髁处形成屈肌总腱，长约2.5cm，为肘部提供动态稳定，功能是屈腕、屈肘、屈指和前臂旋前。肱骨内上髁炎（medial epicondylitis of humerus）是由于前臂屈肌总腱起点肱骨内上髁处反复牵拉累积性损伤所引起的以疼痛为主的一种疾病，大多是退行性的，以逐渐发病为特征。该病在高尔夫球运动员和投掷类运动员中常见，因此又称为高尔夫球肘（Golfer's elbow），日常生活中肘关节使用频繁者或长期伏案工作者也可出现。发病机制与肱骨外上髁炎相似，也是由于肌腱反复过度使用的慢性累积性损伤导致血管成纤维细胞增生，血管和纤维弹性成分侵入肌腱，血管成纤维细胞增生替代正常肌腱导致结构性破坏和不可修复的纤维化或钙化，继而发展为肌腱病或撕裂。旋前圆肌和桡侧腕屈肌（共同构成前臂屈旋装置）位于屈肌总腱内上髁附着处的前份，最容易受累。严重病例可向肌腱深部发展累及尺侧副韧带导致韧带损伤和合并尺神经损伤。临床上内上髁炎发病率远较外上髁炎少见，后者的发病率为本病的5～10倍。

（一）病因

肱骨内上髁炎主要与反复前臂旋前和屈腕活动中外翻的应力持续传递作用于屈肌总腱的止点肱骨内上髁有关，如高尔夫球运动员、矿工等，由于肘部急性牵拉和慢性累积性劳损，从而引起肱骨内上髁处的肌腱或肌纤维的撕裂，致肌腱少量出血、充血和水肿等改变；长期伏案工作者，如学生、打字员等，因肱骨内上髁长期受压、反复磨损，引起内上髁局部缺血，可伴卡压损伤尺神经小分支末梢，由于以上原因造成肌腱瘢痕形成、粘连、肌腱挛缩等改变，最后引起肘关节顽固性疼痛。基础研究发现，在内上髁炎屈肌腱组织中观察到P物质及其受体神经激肽1-受体（NK1-R）的特异性免疫反应，表明神经组织可能介导了肌腱形态学变化过程，该病可能涉及神经源性作用。该病的高危因素包括：①年龄，多见于40～60岁的成年人群；②职业，从事涉肘部活动较多运动工作或长期伏案工作容易造成肱骨内上髁受压、磨损，更易患此病，如矿工、木工、学生、打字员等；③运动参与者，高尔夫球运动员、投掷运动员等；④一般的外伤，如直接撞击、突然极端偏心性收缩，也有可能导致高尔夫球肘。

（二）临床表现

肱骨内上髁炎在一般人群中发病率低于1%，男女发病率无差异，常见于40～60岁的成年人。最主要的临床症状为肘关节内侧骨突部疼痛，以酸痛为主，多为慢性隐匿性，可向患侧上臂及前臂放射。病情时轻时重，反复发作，运动或劳累后加重。急性发作时，患肢除肘内侧疼痛外，还可出现前臂旋前、屈腕受限，患肢不能提携重物，影响日常生活。体格检查触诊肱骨内上髁有明显压痛，尤其是内上髁前中份旋前圆肌和桡侧腕屈肌止点处，在腕关节屈曲和前臂旋前至90°时疼痛加剧更明显。检查体征可出现抗腕部掌屈试验阳性，抗前臂旋前试验阳性。若并发尺神经炎时，可表现为前臂及手尺侧疼痛及麻木，环指、小指精细动作不灵活，甚至尺神经支配的肌肉力量减弱，体征可出现Tinel征（肘部神经直接压迫时出现远端疼痛和刺痛）阳性。严重者合并尺侧副韧带损伤后可继发肘内侧不稳定。该病的临床诊断与肱骨外上髁炎一样，基于患者病史、典型症状和体格检查就可诊断，MRI和高频超声有助于进行疾病的鉴别诊断和受累范围及程度的定量分级。

（三）分类和分级

目前临床、外科相关分级，暂无报道。Walz等对内上髁炎基于MRI上的分级与外上髁炎相同，根据屈肌总腱退变和撕裂程度将内上髁炎分为轻、中、重三度。①轻度：肌腱变性或低级别部分撕裂，表现为屈肌总腱增厚，信号强度增高，可合并有小的部分撕裂，撕裂深度小于肌腱厚度的20%。②中度：中等级别的部分撕裂，表现为肌腱变细和局部不连续，但未累及全层，撕裂深度累及肌腱厚度的20%～80%。③重度，高级别部分撕裂或全层撕裂，表现为累及肌腱深度大于80%的部分撕裂和肌腱完全撕裂。

（四）影像学表现

该病的影像学表现与肱骨外上髁炎基本类似，只是部位不同。MRI是最有用的影像学检查方法，其最佳诊断依据是肱骨内上髁屈肌总腱附着处增厚伴肌腱信号增高。超声也可使用，X线和CT价值有限。

1. X线和CT　大部分病例在X线和CT上无明显异常，仅仅表现为肘内侧软组织肿胀，皮下脂肪间隙模糊，密度增高。部分病例可见肱骨内上髁骨质增生，骨皮质毛糙和内上髁附近软组织内的钙化灶。

2. MRI　肱骨内上髁炎MRI观察以冠状位MRI T_1WI 和脂肪抑制PDWI为主，结合横轴位脂肪抑制 T_2WI 进行评价。屈肌总腱的退变和撕裂的表现与外上髁炎伸肌总腱的表现相似。①肌腱退变：屈肌总腱正常形态和信号消失，代之以形态增粗，T_1WI 和 T_2WI 呈不均匀高信号，周围软组织肿胀（图10-2-1）。②肌腱撕裂：肌腱退变进一步发展可引起肌腱撕裂，包括部分撕裂和完全撕裂。部分撕裂表现为肌腱变细，内部可见 T_2WI 高信号的液体影累及肌腱表面（图10-2-2）；完全撕裂表现为肌腱完全断裂，肌腱残端与内上髁附着处可见液体信号影填充分隔。③严重的内上髁炎或急性损伤时，可合并内侧副韧带部分或全层撕裂，表现为内侧副韧带走行迂曲中断，T_2WI 信号增高（图10-2-2）。④可合并内上髁屈肌总腱附着处的反应性骨髓水肿呈 T_1WI 低 T_2WI 高信号，伴有周围皮下软组织肿胀（图10-2-1，10-2-3）。⑤亦可影响邻近的肘管和肘管远端神经合并尺神经炎，T_2WI 或PDWI脂肪抑制序列图像上可表现为相应神经肿胀增粗及信号增高（图10-2-3）。

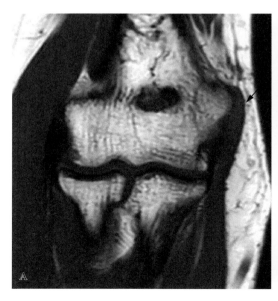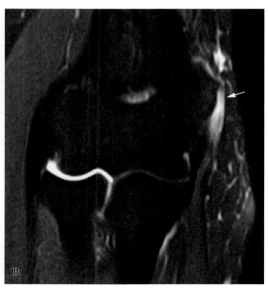

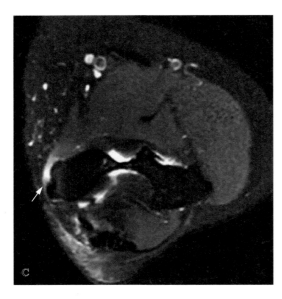

图 10-2-1　肱骨内上髁炎

A、B、C.冠状位 T$_1$WI、PDWI 和横轴位 T$_2$WI 脂肪抑制序列 MRI 显示屈肌总腱形态增粗,信号增高(箭),附着处周围骨髓水肿,邻近软组织肿胀

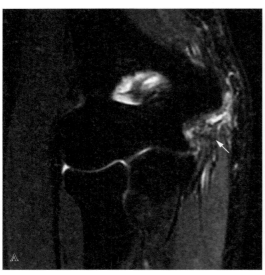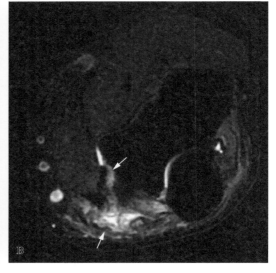

图 10-2-2　肱骨内上髁炎累及尺侧副韧带

A、B.冠状位 PDWI 和横轴位 T$_2$WI 脂肪抑制序列 MRI 显示屈肌总腱部分撕裂,信号增高,可见液体信号裂隙影;冠状位同时可见深部尺侧副韧带近端亦有撕裂,正常形态消失,信号增高(箭)

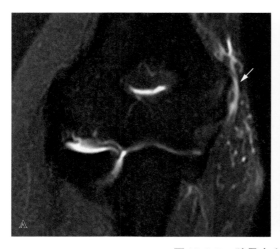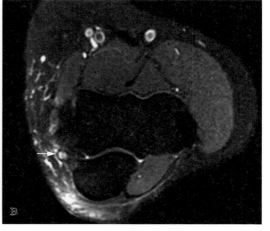

图 10-2-3　肱骨内上髁炎合并尺神经炎

A.冠状位 PDWI/FS 显示屈肌总腱肿胀,信号增高,轻度骨髓水肿(箭);B.横轴位 T$_2$WI/FS 显示后方尺神经肿胀增粗,信号增高(箭)

（五）治疗

本病以保守治疗为主，绝大多数患者可症状消失。若保守治疗无效，则可进行手术治疗。

1.保守治疗 一般经过休息、理疗、支具制动、口服非甾体抗炎药物、外用药、肌肉训练、泼尼松龙局部注射后大多数患者症状消失。注射药物时，要求注射点在内上髁前方或前臂屈肌的近端压痛点，防止损伤移位的尺神经，且术后应适当制动 1 ~ 2 天。

2.手术治疗 保守治疗 3 ~ 6 个月无效，且症状无明显改善，可行手术治疗。若患者合并尺神经炎或内侧副韧带损伤，可同时进行手术。术后需在专业理疗师的帮助下进行正规的康复训练。

第三节 前部肌腱损伤

一、肱二头肌远端肌腱损伤

肱二头肌位于上臂前方，近端有长短二头，分别止于肩胛骨的盂上结节、肩胛喙突，远端汇集成一个头穿过肘前窝向下止于桡骨粗隆，主要作用是屈肘和使前臂旋后。肌肉肌腱结合部存在起源于肌腱的腱膜组织，称为肱二头肌腱膜或纤维束膜，越过正中神经和肱动脉并覆盖旋前圆肌和前臂浅屈肌，斜向内下穿过肘关节，对前臂旋转等动作起协调作用。肱二头肌腱远端无腱鞘，但在肱二头肌腱远端和桡骨粗隆之间存在肱二头肌桡骨滑囊。常见变异是远端肱二头肌长短肌腱不汇合，这时不应误诊为肌腱的部分撕裂；这也可能引起未汇合的肱二头肌远端肌腱（短头或长头）的完全撕裂误诊为汇合后的肱二头肌远端肌腱的部分撕裂，通常发生在短头。肱二头肌肌腱损伤（biceps tendon injuries）最常发生在肱二头肌长头的近端，96%的病例发生在近端；肱二头肌腱远端断裂（distal biceps tendon ruptures）较少见，在所有肱二头肌损伤中占3% ~ 5%。肱二头肌肌腱损伤是肘前部疼痛的常见原因，肱二头肌腱损伤以部分撕裂最常见，通常发生在肌腱远端的附着处桡骨粗隆周围。

（一）病因

与肱骨外上髁炎和内上髁炎的发生主要由伸肌屈肌总腱慢性反复微损伤所致不同，肱二头肌远端肌腱撕裂通常是由于急性创伤引起，如屈肘90°时突然受到伸肘的暴力引起，也可由于肘部90°屈曲时过度负重时引起。虽然这些患者多表现为急性断裂，但通常在肌腱内也已经存在退变性损伤，肌腱质量已经很差。发生退变的原因可能是由于肱二头肌肌腱远端血供不足和附着处桡骨粗隆对肌腱的反复磨损。该病在举重运动员中常见。肱二头肌远端肌腱损伤大多发生在桡骨粗隆附着处或其邻近1 ~ 2cm部位，可能的损伤机制主要有两种：①血供减少理论，肱二头肌近端血供由肱动脉分支提供，而远端植入部由背侧骨间后动脉分支供血，近端和远端之间有一个2cm左右的乏血供区。光学显微镜显示在该乏血供区存在局灶性变性，血供相对较少又限制了受伤的此处肌腱的修复，使肌腱更容易受到损伤。②机械撞击理论，尸检显示前臂从完全旋后到完全旋前的运动中近端桡尺关节间隙减少50%；在完全旋前的状态下近端桡尺关节间隙的85%被肱二头肌肌腱占据。反复牵拉肱二头肌远端肌腱可引起其止点处桡骨粗隆骨质增生，将会引起肱二头肌远端肌腱在桡骨粗隆和尺骨近端之间的机械撞击，尤其是前臂内旋时，而肱二头肌腱远端无腱鞘，机械撞击引起邻近的肱二头肌桡骨滑囊的炎性反应，使得病情恶化。该病的危险因素包括滥用类固醇激素和吸烟等，研究报道，吸烟者发生远端肱二头肌肌腱撕裂的风险是其他人的7.5倍。

（二）临床表现

肱二头肌远端肌腱损伤较少见，主要见于40 ~ 60岁成年人，男性多于女性。在2002年的一项人口统计研究报道其发病率1.2/10万人，但近十年来损伤的发生率呈逐渐增加趋势，文献报道上升至8.5/10万人，并且受伤的年龄逐渐年轻化，平均年龄为50.5岁。肱二头肌远端肌腱急性撕裂多发生于举重物后，可听见肌腱断裂引起的短促清脆的爆裂声，伴有肘前区的疼痛、肿胀和皮肤瘀斑。部分患者会出现肘关节屈曲无力，其中以前臂旋后困难为显著表现。当肌腱完全断裂回缩时，体格检查通常容易诊断，表现为肘前窝空虚，不能发现紧张的肌腱结构，肱二头肌向近端移位导致上臂远端突起，上臂明显畸形，即"大力水手"（Popeye）征阳性；伴有桡骨粗隆处压痛。但对于那些肌腱腱膜完整的患者或者肌腱断裂处明显肿胀或血肿时，常掩盖Popeye变形，使肱二头肌形态看起来完整，检查常呈阴性。亚急性期，患者肘关节屈曲功能可能恢复，但仍然失去前臂旋后力量和功能。肱二头肌挤压试验和钩试验是诊断肱二头肌远端肌腱断裂较敏感的体格检查。肱二头肌远端肌腱慢性损伤及肌腱病表现为前臂慢性疼痛，桡骨粗隆处疼痛和压痛。

（三）分类和分级

临床上根据肱二头肌肌腱远端撕裂的程度分为部分撕裂或完全断裂。部分撕裂临床上目前没有分类系统。完全断裂根据受伤持续的时间分为急性断裂和慢性断裂：受伤4周以内的断裂为急性断裂；反之，受伤超过4周后称为慢性断裂。完全断裂根据肱二头肌腱膜是否受累进一步分为腱膜完整型和腱膜断裂型：前者是指肱二头肌腱膜纤维保持完整，没有伴随肱二头肌肌腱远端一起断裂；完整的腱膜会限制肱二头肌肌腱向近端回缩，有利于促进慢性修复；而后者是指肱二头肌腱膜与肌腱一起断裂，肱二头肌肌腱远端常会向近端回缩并伴有瘢痕形成，通常需要手术牵拉复位并且预后不好。

MRI上根据肱二头肌肌腱远端损伤的病理改变和程度分为四型：肌腱病、部分撕裂、完全撕裂和慢性撕裂。部分撕裂再根据撕裂深度是否大于50%分为低级别和高级别；完全撕裂同样根据肱二头肌腱膜有无受累可分为无回缩和有回缩两型（表10-3-1）；有文献将8cm为阈值作为判断肌腱有无回缩的分类标准。也有报道将完全撕裂和高级别部分撕裂归为重度损伤，必须采取手术治疗；而低级别部分撕裂和肌腱病归为轻度损伤，可以保守治疗；这种分类方式对临床治疗有指导意义。

表10-3-1　肱二头肌肌腱远端损伤的MRI分型和分级

MRI分型/分级	病理特征
肌腱病	黏液样变性＋微小撕裂
部分撕裂	肌腱变细不规则，局部纤维中断不连续，周围积液
低级别（＜50%深度）	肌腱部分中断不连续，深度小于肌腱厚度50%
高级别（＞50%深度）	肌腱部分中断不连续，深度超过肌腱厚度50%
完全撕裂	肌腱完全中断不连续，腱膜完整或断裂
无回缩	腱膜完整，肌腱无回缩或轻度回缩
有回缩	腱膜断裂，肌腱明显向近端回缩
慢性撕裂	肌腱不连续，周围纤维化及瘢痕形成

（四）影像学表现

MRI是显示肱二头肌远端肌腱损伤最适宜和最常用的影像学检查方法，被认为是诊断的金标准。由于远端二头肌腱结构复杂，超声对其进行评价具有一定的挑战性，X线价值有限，CT很少运用。MRI扫描除了常规体位外，患者俯卧位，肩关节外展180°、肘关节屈曲90°、前臂拇指向上的体位（flexed abducted supinated view，FABS）时MRI扫描线平行于肱二头肌肌腱长轴，能全程更好地显示肱二头肌远端肌腱和止点骨连接处，被认为是评估肱二头肌远端肌腱的最佳体位（图10-3-1）。肱二头肌肌腱远端撕裂最常发生在肌腱远端的附着处，因此肘关节的CT/MRI横断位扫描范围必须包括桡骨粗隆。

1. X线和CT　慢性损伤大多数病例在X线和CT上呈阴性，X线片主要用于排除其他肘部损伤或桡骨粗隆处撕脱性骨折，部分可表现为桡骨粗隆骨皮质增生硬化（图10-3-2）。急性撕裂时可以发现桡骨粗隆撕脱性骨折，肘关节前部软组织肿胀。

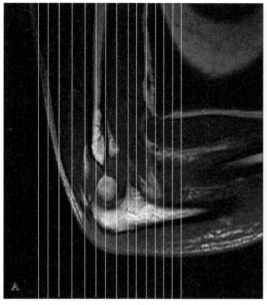

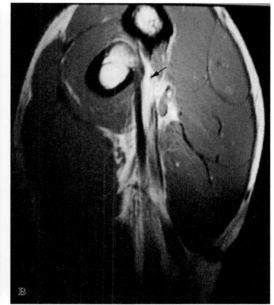

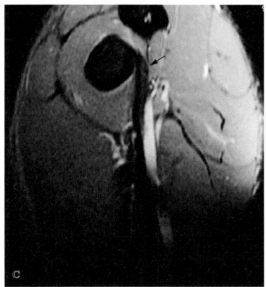

图 10-3-1　屈曲外展仰卧位显示肱二头肌远端肌腱

A.屈曲外展仰卧位（FABS体位）定位像；B、C.屈曲外展仰卧位 T_1WI 和 T_2WI 脂肪抑制序列MRI可以在一个切面上连续全程显示肱二头肌远端肌腱和附着的骨连接处（箭）

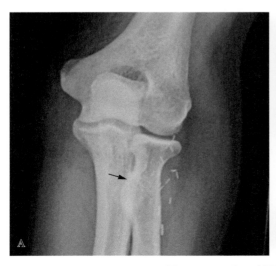

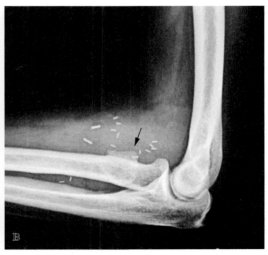

图 10-3-2　肱二头肌肌腱陈旧撕裂X线片

A、B.肘关节正侧位X线片显示桡骨粗隆骨皮质增生硬化（箭），另可见周围多发高密度内固定银夹为肌腱修补术后改变

2. MRI   可直接显示的肱二头肌远端肌腱的形态和信号，能区分部分及完全撕裂，常规轴位脂肪抑制PDWI或T₂WI能较好地显示肱二头肌肌腱及其腱膜，矢状位适合显示肌腱的不连续性和测量肌腱回缩程度。①肱二头肌远端肌腱病：表现为肌腱远端及附着处连续完整，但肌腱形态增粗，轮廓不规则，肌腱内信号不均匀增高（图10-3-3）。②部分撕裂：肌腱变细，形态不规则，边缘不连续，部分纤维中断，T₂WI肌腱内可见液体信号影聚集，尤以止点处为常见；根据撕裂的深度可分为低级别撕裂（图10-3-4）和高级别撕裂（图10-3-5）。③完全撕裂：表现为肱二头肌腱远端桡骨粗隆附着处完全中断不连续，正常低信号缺失，代之以T₂WI液体信号影填充；残端肌腱形态呈波浪状迂曲，内部信号增高；若合并腱膜撕裂，矢状位图像可显示不同程度的肌腱回缩；反之一般无断端回缩；常伴有肌腱周围积液、血肿，周围软组织肿胀；有时可发现桡骨粗隆撕脱性骨折。④慢性撕裂：远端肌腱粗细不均，轮廓不规则，张力减低，走行纤曲呈波浪状；T₂WI呈高低混杂信号；肌腱周围边缘模糊，可见T₂WI稍低信号的纤维化及瘢痕组织包绕。⑤其他伴发征象：桡骨粗隆骨质增生、骨髓水肿及肱二头肌桡骨滑囊炎（图10-3-6），对肱二头肌肌腱损伤有重要提示作用。

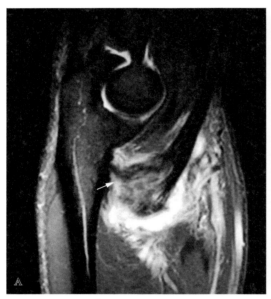
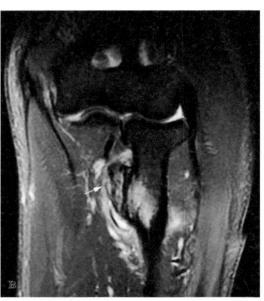
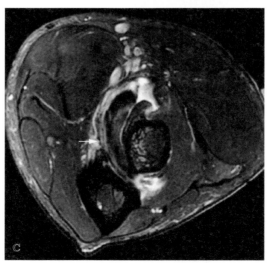

图10-3-3   肱二头肌远端肌腱病

A、B、C.矢状位、冠状位PDWI和横轴位T₂WI脂肪抑制序列MRI显示肱二头肌远端肌腱明显增粗，轮廓不规则，信号不均匀增高（箭）；并可见附着处桡骨粗隆处骨髓水肿；周围肿胀积液（与图10-3-2是同一病例）

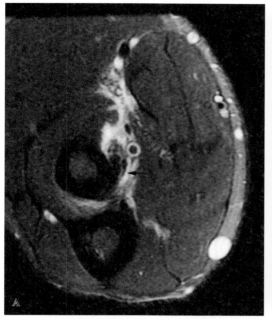
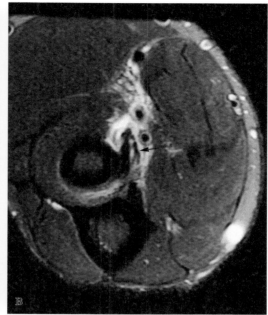
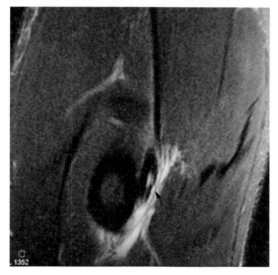

图10-3-4　肱二头肌远端肌腱低级别部分撕裂

A、B、C.横轴位T₂WI和冠状位PDWI脂肪抑制序列MRI显示肱二头肌远端肌腱附着处变细，形态不规则，肌腱内可见线样纵行液体信号影（箭），周围肿胀积液

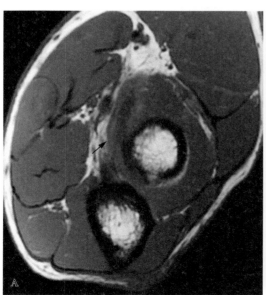
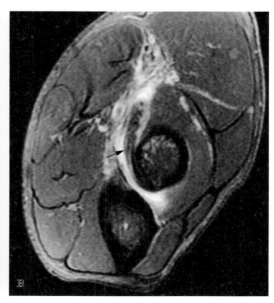

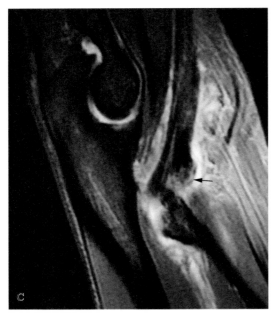

图 10-3-5　肱二头肌远端肌腱高级别部分撕裂

A、B.横轴位 T₁WI 和 T₂WI MRI 显示肱二头肌远端肌腱附着处变细，大部分纤维不连续，信号增高（箭）；C.矢状位 PDWI 脂肪抑制序列可见残端无回缩（箭）

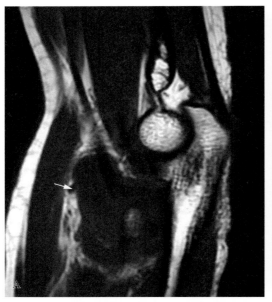

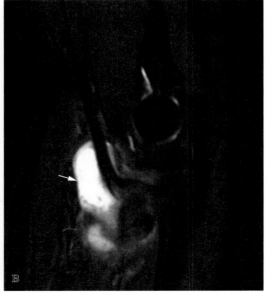

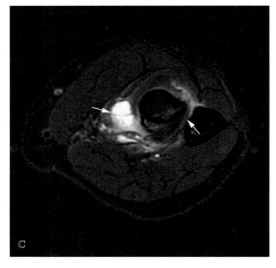

图 10-3-6　肱二头肌肌腱病伴肱二头肌桡骨滑囊炎

A、B、C.矢状位 T₁WI、PDWI 和横轴位 T₂WI 脂肪抑制序列 MRI 显示肱二头肌远端肌腱增粗，轮廓不规则，信号不均匀增高；附着处肌腱与桡骨粗隆间可见囊状液体信号的肱二头肌桡骨滑囊炎（箭）

（五）治疗

1.保守治疗　适用于慢性损伤肌腱病或急性损伤部分（＜50%）撕裂，并且对旋后及屈曲功能要求不高的患者。非手术治疗急性期主要包括局部冰敷、口服非甾体抗炎药（NSAID）、限制患肘屈曲及旋后活动，之后再通过关节活动度、牵拉、肌力练习等物理治疗恢复力量。但据报道，保守治疗可导致旋后力量丧失40%，屈曲力量丧失30%。

2.手术治疗　保守治疗无效时应考虑开放式手术或关节镜下清除病变组织，或者行粘连松解术。小部分撕裂合并功能丧失、撕裂程度＞50%的情况应早期手术探查进行肌腱修复或重建手术治疗，具体固定方法包括缝合锚钉、骨隧道、螺钉及皮质纽扣固定。

二、肱肌肌腱损伤

肱肌（brachialis muscle）是指上臂肌群深层的屈肌，位于肱二头肌下半部分深层，主要作用是屈曲肘关节，有利于肘关节保持稳定，能使肘关节肌肉同步收缩。肱肌有两个头形成，浅头较大，起于肱骨中1/3前外侧面，深头较小，起于肱骨下1/3，经过肘关节前方，穿旋后肌和旋前圆肌之间，远端肌腱植入尺骨近端处复杂且存在变异，大部分深头肌腱附着于冠突和尺骨粗隆近端，浅头移行为更宽的肌腱膜呈扇形附着于远端尺骨粗隆。神经分布由肌皮神经和桡神经分支支配。肱肌和肱二头肌腱之间、肱肌腱和关节囊之间不直接相通。肱肌肌腱损伤（brachialis tendon injuries）是临床上肘前部疼痛的不常见原因之一，发生率远较肱二头肌远端肌腱损伤少见，目前文献报道仅10余例。虽然在肘前部疼痛的病例中不像肱二头肌远端肌腱损伤那么普遍，但肱肌肌肉肌腱复合体损伤也呈上升趋势，逐渐受到重视。

（一）病因

肱肌肌腱损伤的机制尚不清楚。①肱肌肌腱损伤见于从事体育锻炼和健身的人群，如从事攀岩、攀爬运动和健身房引体向上、举重、体操等运动。攀爬时前臂处于旋前半屈时，肱肌强行收缩或强行过度伸展是导致肱肌腱部分撕裂的常见病因；反复引体向上时肱肌肌肉肌腱结合部受力较大，过度伸展或反复被动旋后，肘关节从弯曲位到伸展位，引起肱肌偏心性收缩时可导致肱肌肌腱损伤。②肘关节向后脱位也可引起肱肌腱损伤，可导致肱肌腱完全撕裂和骨化性肌炎。③前臂直接暴力损伤导致尺骨冠状突骨折时也是肱肌肌腱损伤的原因之一，如Ⅲ型尺骨冠状突骨折（尺骨基底部骨折且累及尺骨冠状突的高度超过50%）因骨折累及范围广，常累及尺骨近端的肱肌腱止点，就可引起肱肌肌腱损伤；儿童肘关节低能量外伤导致的尺骨冠突撕脱性骨折亦可造成肱肌腱止点处损伤。

（二）临床表现

最常见的临床症状是肘前部疼痛，可放射至前臂，伴有局部肿胀，肘关节活动度减少。此时首先需要排除的是更常见的肱二头肌远端肌腱损伤，与肱二头肌腱损伤可以发现肌肉附着处明显的空虚不同，由于肱肌位于肱二头肌的深处，很难触摸到肱肌，必须在肘关节完全屈曲状态下，可以触诊到肱肌腱压痛，疼痛位于尺骨冠突和粗隆处，而不是肱二头肌远端肌腱附着的桡骨粗隆处。体格检查中肱肌跳跃试验是诊断肱肌腱损伤有帮助的体征。患者屈曲肘关节，检查者一手固定患肘，另一手按压肱肌肌腱止点处，肱肌腱损伤时患者因疼痛会移开或阻挡继续按压，甚至可触诊到肌肉抽搐收缩，即为肱肌跳跃试验阳性。

（三）分类和分级

肱肌肌腱远端急性损伤分为三级：①Ⅰ级，肌腱拉伤（strain），多发生于肌肉肌腱结合部，肌肉和肌腱周围肿胀，远端肌腱连续完整；②Ⅱ级，部分撕裂（partial tear），多发生于肌腱远端止点处，肌腱部分中断不连续，周围积液；③Ⅲ级，完全撕裂（complete tear），肌腱完全中断不连续，可伴有肌腱近端回缩。慢性损伤可引起肌腱病（tendinosis），肌腱远端附着处增粗，形态不规则，内部变性，止点骨质增生及骨髓水肿。

（四）影像学表现

MRI是显示肱肌肌腱损伤的最佳和最常用的影像学检查方法，超声也可使用，X线可以显示尺骨冠状突骨折，CT对骨折显示更佳。

1. X线和CT　肱肌肌腱损伤大多数病例在X线和CT上呈阴性，其主要作用是排除撕脱骨折、肿瘤等病变。急性外伤尺骨冠状突骨折时应注意Ⅲ型尺骨冠状突骨折（尺骨基底部骨折且累及尺骨冠状突的高度超过50%）可累及肱肌腱止点导致肱肌肌腱损伤。CT对儿童尺骨冠状突小的撕脱骨折更敏感，亦可造成肱肌腱止点处损伤。故在X线片或CT上发现尺骨冠状突骨折时，应注意结合MRI检查并仔细观察有无肱肌肌腱损伤。

2. MRI　不仅可直接显示肱肌肌腱的形态和信号，也可发现X线不易显示的尺骨冠突隐匿性骨折和骨挫伤。肱肌肌肉肌腱结合部和远端肌腱附着处在矢状位和横轴位脂肪抑制PDWI或T$_2$WI序列显示较好；与显示肱二头远端肌腱一样，患者俯卧位、肩关节外展180°、肘关节屈曲90°、前臂拇指向上的FABS体位MRI扫描也可以全程显示肱肌腱长度和止点处（图10-3-7），是最佳的显示体位。为了帮助在横轴位图像上快速识别肱肌腱和肱二头肌腱，有学者提出在尺桡骨近端层面的MRI图像上将肘关节中前部肌肉结构想象成一个三角形，底边为近端尺桡骨前部，内侧边为旋前圆肌尺侧头，外侧边由旋后肌构成，其尖端指向肘前窝，在这个假想的三角内，肱肌与旋前圆肌腹相邻，位于其深面，肱二头肌腱位于肱肌外侧，与旋后肌相邻，这有助于识别远端肱肌肌腱（图10-3-8）。

各类肱肌肌腱损伤的MRI表现与肱二头肌远端肌腱损伤基本类似。①Ⅰ级肌腱拉伤，表现为在肌肉肌腱结合部周围肿胀，T$_2$WI呈高信号包绕，但肌腱保持连续完整（图10-3-9）。②Ⅱ级部分撕裂，表现为肌腱形态不规则，边缘不连续，部分纤维中断，T$_2$WI肌腱内可见液体信号影聚集，尤以止点处为常见，周围肿胀积液。③Ⅲ级完全撕裂，表现为肌腱止点处完全中断不连续，正常低信号缺失，代之以T$_2$WI液体信号影填充；残端肌腱形态呈波浪状纡曲，内部信号增高。④肌腱病表现为远端肌腱增粗不规则，内部信号不均匀增高，周围水肿。⑤其他伴发征象包括尺骨近端附着处的骨质增生、骨髓水肿和冠突撕脱骨折等。

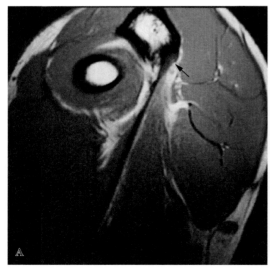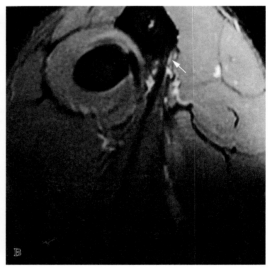

图10-3-7　屈曲外展仰卧位显示肱肌远端肌腱

A、B.屈曲外展仰卧位（FABS体位）T$_1$WI和T$_2$WI脂肪抑制序列MRI可以在一个切面上连续全程显示肱肌肌腱和尺骨冠突附着处（箭）

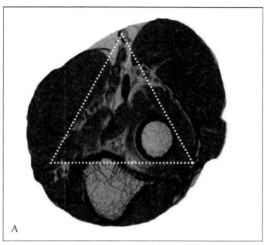
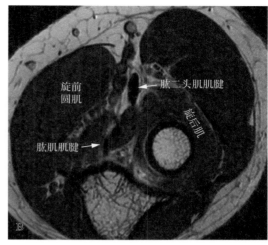

图 10-3-8　横轴位 MRI 识别肱肌腱和肱二头肌肌腱

A.尺桡骨近端层面横轴位 MRI T_1WI 将肘关节中前部肌肉构成一个三角形（白色三角），底边为近端尺桡骨前部，内侧边为旋前圆肌尺侧头，外侧边由旋后肌构成，其尖端指向肘前窝；B.在这个假想的三角内，肱肌腱与旋前圆肌肌腹相邻，位于其深面（箭），肱二头肌腱位于肱肌外侧（箭），与旋后肌相邻，有助于识别二者

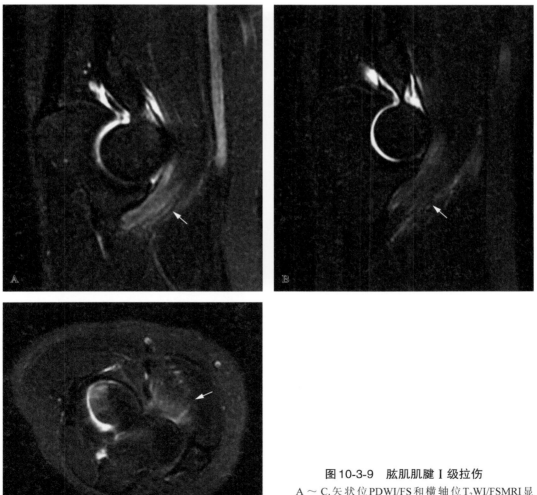

图 10-3-9　肱肌肌腱 I 级拉伤

A ～ C.矢状位 PDWI/FS 和横轴位 T_2WI/FSMRI 显示肱肌远端肌肉肌腱结合部内条片状高信号水肿影，肌腱保持完整（箭）

（五）治疗

肱肌肌腱损伤非常少见，文献报道仅10余例，其中大部分接受保守治疗，随访结果提示患肘能早期主动活动且功能都得到基本恢复。

第四节　后部肌腱损伤

肱三头肌肌腱损伤

肱三头肌位于上臂后侧，由外侧头、内侧头和长头构成。外侧头起自肱骨体后表面桡神经沟外上方，内侧头起自肱骨体后表面桡神经沟内下方，长头起自肩胛骨盂下结节。三个头合成一个肌腹，在肘关节上方移行为扁平肌腱即肱三头肌肌腱。远端肌腱附着处呈双层肌腱植入尺骨鹰嘴尖上，止点处纤维植入面积宽大呈圆顶状，内侧部植入尺骨鹰嘴顶，外侧部呈扇形展开覆盖在尺侧腕伸肌、肘肌及前臂筋膜上。肱三头肌主要功能是伸肘关节，是前臂最主要的伸肌。肌腱是肌肉两端坚韧的带状致密结缔组织，连接肌肉和骨骼，便于肌肉的附着和固定。与运动相关的肱三头肌肌腱损伤（triceps brachii tendon injuries）包括急性损伤，如伸肘时加速的反作用力或外力猛烈撞击导致的肱三头肌肌腱撕裂（triceps brachii tendon ruptures）和慢性损伤如长期反复运动引起肌腱过度使用导致的肱三头肌肌腱病（triceps tendinopathy）。肱三头肌肌腱损伤在运动损伤中非常少见，占所有肌腱损伤的1%，最常发生于尺骨鹰嘴的腱骨连接处，亦可见于肌肉肌腱结合部和附着处骨性撕脱。

（一）病因

肱三头肌肌腱损伤由外伤和运动损伤引起。最常见原因是创伤性，如人或重物跌落在伸直的肘关节及前臂上，使正在收缩的肱三头肌突然遭遇加速的反作用力造成过度伸展拉长；或者肘部受到外力直接撞击鹰嘴部，导致肌腱撕裂和尺骨鹰嘴撕脱骨折。慢性损伤由于经常用肘，伸肘动作对肌腱附着处产生牵拉和张力，长期反复运动、过度使用和对组织的应力引起局部肌腱的退变磨损，导致肱三头肌肌腱病。可能会增加患本病风险的因素包括：①全身性代谢性疾病和内分泌疾病如糖尿病、甲状旁腺功能减退、肾性骨营养不良、结缔组织病等；②局部因素包括激素局部注射、鹰嘴滑囊炎、过度训练等。肱三头肌肌腱断裂也可见于全肘关节置换术后并发症，可能与手术引起肱三头肌肌腱偏移减少、附着处植入不充分、肌肉强度降低有关，发生率约2%。

（二）临床表现

肱三头肌肌腱撕裂男性好发，男女发生率3：1，多见于40～50岁的成年人，平均年龄36岁。亦可见于年轻人，以运动员居多，特别是举重运动员和橄榄球运动员。肱三头肌肌腱撕裂主要临床症状为肘后部疼痛、肿胀及伸肘活动障碍，疼痛、伸肘活动障碍在负重时加重。肌腱部分撕裂多表现为肌力减弱、活动度减小；完全撕裂多表现为肌力显著减弱甚至消失、活动范围明显减小。由于肘肌常不受累，因此应注意可以主动伸肘并不能完全除外肱三头肌肌腱撕裂。体格检查在肘后部有明显的局限性压痛点，肌腱完全撕裂时在尺骨鹰嘴上方可触及空虚感；伸肘抗重力试验、改良Thompson试验、屈肘挺举试验可出现阳性表现。

肱三头肌肌腱病男女发病率无差异，反复肘关节运动工作的人更容易出现，可见于标枪运动员和棒球投球手。肱三头肌肌腱病临床上主要表现为肘后部疼痛、肿胀，疼痛呈持续性，且与活动有关，局部无红肿。肘关节活动一般不受影响。

（三）分类和分级

目前对于肱三头肌肌腱损伤尚没有正式分类和分级系统。临床上根据发病原因分为创伤性、自发性、过度使用性和关节置换后四类。影像根据其表现分为肌腱病、部分撕裂、完全撕裂和肌腱远端骨性撕脱四类。对于肱三头肌肌腱撕裂的描述是基于影像学检查和术中发现，用来描述肌腱撕裂情况的指标包括程度（完全、部分），外侧延伸部分的完整性（未受损、撕裂）。

（四）影像学表现

X线和CT能发现撕脱骨折和合并的肘关节骨折。MRI是显示肱三头肌肌腱损伤的最适宜影像学检查方法，可以明确肌腱有无损伤及损伤的类型，鉴别部分撕裂和完全断裂；超声对此也有帮助。

1. X线和CT　①肱三头肌肌腱撕裂累及尺骨鹰嘴尖时可在X线片上发现小的撕脱骨折，表现为尺骨鹰嘴上方线状撕脱骨碎片，称为"骨片征"（flake sign），骨折线一般不延伸至鹰嘴关节面和乙状切迹（图10-4-1）。X线片上见到尺骨鹰嘴骨质缺损，对诊断肱三头肌肌腱撕裂有提示作用。据报道，80%的病例X线片可显示鹰嘴的撕脱骨碎片。②肱三头肌止点撕脱骨折有时可合并桡骨小头骨折。③另外可见上臂远端及肘后部软肿胀，密度增高。④CT对小的撕脱骨折片更敏感。

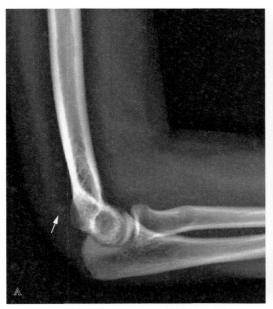
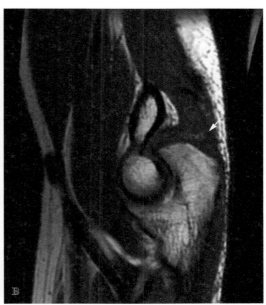
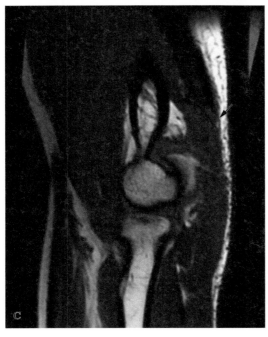

图10-4-1　肱三头肌肌腱撕裂-"骨片征"

A.肘关节X线侧位片显示尺骨鹰嘴上方线状撕脱骨碎片，称为"骨片征"（flake sign）（箭）；B、C.矢状位T₁WI MRI连续两个层面证实肱三头肌肌腱远端从尺骨鹰嘴附着处完全撕脱断裂，断端轻度回缩（箭）

2. MRI　可直接显示肱三头肌肌腱的形态和信号，矢状位和轴位脂肪抑制PDWI或T₂WI是最佳显示序列，能更准确地评价肌腱撕裂的位置和大小。肌腱撕裂最常发生于尺骨鹰嘴的腱骨连接处；有报道称肱三头肌肌腱撕裂常合并桡骨小头骨折和内侧副韧带撕裂形成三联征。①肱三头肌肌腱病主要表现为肌腱形态增厚增粗，肌腱内T₁WI和T₂WI信号不均匀增高，周围肿胀（图10-4-2）。②肌腱部分撕裂表现为肌腱正常形态消失，部分纤维中断不连续，在液体敏感序列上肌腱内出现液体高信号，但未贯穿肌腱全层；常合并有肌腱病，肌腱深层纤维常与内侧头分离（图10-4-3）。③完全断裂表现为肌腱完全中断不连续，断端可有不同程度回缩，在肌腱残端与尺骨鹰嘴分离的间隙内可见液体信号或血肿影充填，伴或不伴尺骨鹰嘴撕脱骨折（图10-4-4）。④其他表现：还包括肌腱附着部尺骨鹰嘴骨髓水肿，周围软组织肿胀（图10-4-4）。

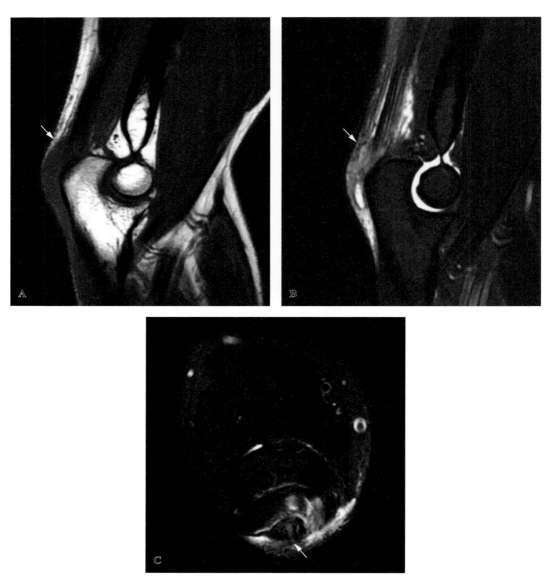

图 10-4-2　肱三头肌肌腱病

A～C.矢状位T₁WI、PDWI/FS和横轴位T₂WI/FSMRI显示肱三头肌肌腱远端附着处肌腱增粗，肌腱内信号不均匀增高，周围肿胀，鹰嘴滑囊少许积液（箭）

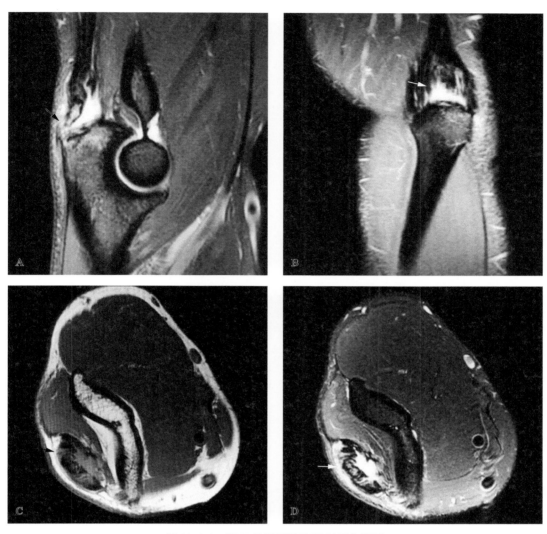

图 10-4-3 肱三头肌肌腱高级别部分撕裂

A ~ D. 矢状位、冠状位 PDWI/FS 和横轴位 T₁WI、T₂WI/FS MRI 显示肱三头肌肌腱远端附着处大部分纤维中断不连续，局部可见液体高信号影，冠状位显示边缘仍可见部分纤维植入尺骨鹰嘴，断端纤曲毛糙（箭）

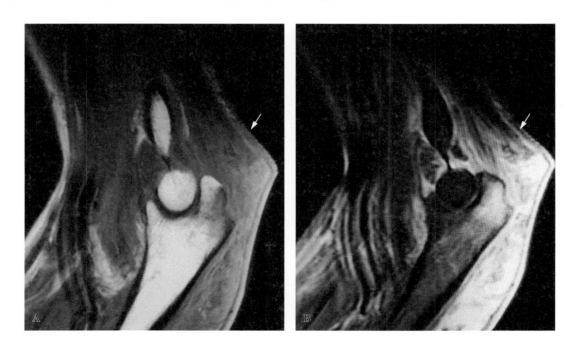

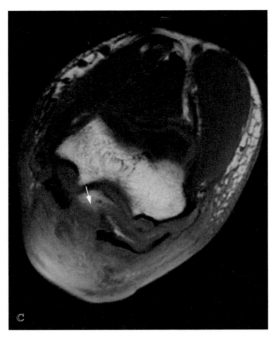

图10-4-4 肱三头肌肌腱完全断裂

A～C.矢状位T₁WI、PDWI/FS和横轴位T₁WI MRI显示肱三头肌肌腱远端附着处完全断裂，断端轻度回缩（箭），边缘毛糙，尺骨鹰嘴局部骨质缺损伴骨挫伤，断裂处及尺骨后方大片血肿信号，周围软组织肿胀

（五）治疗

1.保守治疗　对于肌腱病或者肌肉肌腱交界区、肌腱附着部位部分撕裂的患者，并且未造成严重的抗重力伸臂功能丧失，一般考虑非手术治疗，治疗目的是控制疼痛、避免肘关节活动过度，主要是休息和肘关节轻微屈曲下小夹板固定2～4周，之后可通过适当的物理治疗恢复功能。

2.手术治疗　早期的一期修补术适用于急性肌腱附着处完全撕裂伴有功能显著丧失者。肌腱附着处撕裂常使用Bunnell或Krackow锁缝技术，即用不可吸收缝线缝合肌腱并将缝线穿过鹰嘴钻孔，最后系在骨桥上。其他方法包括三头肌缝合桥结构、缝合锚钉或者肌腱带骨膜瓣直接缝合，其中三头肌缝合桥结构可以恢复肱三头肌附着点的解剖结构。超过2周的损伤修复存在困难，可以考虑肌腱重建和加强。

第五节　肘部肌肉损伤

骨骼肌由肌腱和肌腹构成，肌纤维是肌腹的基本结构，每条肌纤维周围包裹一层菲薄结缔组织构成肌内膜；整个肌肉外面被结缔组织的肌外膜包裹；肌外膜发出纤维间隔将肌肉分隔成较小的肌束构成肌束膜；内有供应和支配肌肉的血管、淋巴管和神经。肌肉是牵动肌肉-肌腱-骨骼单元的动力源，通过肌纤维收缩改变长度，牵动肌腱骨骼运动。肌肉损伤可以分为直接损伤和间接损伤；前者常见于肌肉挫伤和裂伤；后者常见于肌肉拉伤。肌肉挫伤（muscle contusion）是非穿透性的钝性外力直接打击肌肉，肌肉收到撞击后压缩变形，在打击物和深部骨骼之间造成的挤压伤，多发生在下肢肌肉。肌肉裂伤（muscle laceration）是通常由锋利的物体直接穿透皮肤、皮下组织和肌肉导致肌肉撕裂伤。肌肉拉伤（muscle strain）是运动过程中由于过度训练或突然发力等非直接因素中导致肌肉强烈收缩或被动拉长引起的肌肉损伤，也有说法将其称为肌肉撕裂（muscle tear）。所有运动损伤中，几乎50%是由于肌肉拉伤造成的。肌肉-肌腱交界区（myotendinous junction，MTJ）较薄弱，对能量的吸收弱于肌腱和肌肉，因此该区域是肌肉拉伤的最常见部位。肘关节周围肌肉损伤很少见，肱二头肌、肱三头肌、前臂屈肌和伸肌是相对比较容易损伤的肌肉，最常见的是肱二头肌肌肉拉伤。

（一）病因

肌肉拉伤最常见于运动损伤，是由于肌肉反复运动训练或急剧收缩时被动过度牵拉引起，大幅度离心运动是主要原因。①可能会增加肌肉拉伤风险的外在因素：包括运动之前不充分的热身运动、运动负荷过重、肌肉功能状态不良（疲劳）、年龄性别因素（老年人、男性）等。运动之前不充分的热身运动，是造成肌肉拉伤的常见原因。肌肉-肌腱复合体具有黏弹性的特点，能够对温度的变化迅速做出反应。运动之前如果不进行充分的热身运动，如伸展运动、简单的慢跑，肌肉内部温度无法升高，导致肌肉无法完成更强的伸展运动、无法增加伸展破坏荷载比，使得肌肉力量减弱，从而导致肌肉在运动中容易拉伤。②容易拉伤的肌肉也有其内在特异性风险因素：如含有适合快速收缩Ⅱ型纤维较丰富的肌肉、以前受过伤的肌肉、解剖结构比较复杂如多个起止点的多头肌肉、走行比较长、跨关节的肌肉。③肌肉拉伤与从事体育运动的方式有关：参加对抗比较剧烈的运动如足球、橄榄球、篮球、拳击等容易损伤；肘关节周围肌肉损伤常见于从事投掷、挺举和球拍类运动。肌肉挫伤多见于直接打击伤；肌肉裂伤多见于锐器穿通伤。关节脱位也是肌肉损伤的原因之一，但通常是多结构综合性损伤，所以肌肉损伤一般不单独评估。

（二）临床表现

本损伤最常见于运动员和重体力劳动者，多在运动或活动中突然发生，主要表现为肘部或前臂剧烈疼痛、肿胀，休息和使用肌肉时均感疼痛，皮肤可有淤青，伴有不同程度的肘关节活动障碍。体格检查在肌肉损伤处有明显压痛，严重时局部可触及空虚感或可见异常隆起；肌肉收缩抗阻试验可出现阳性表现。诊断主要依靠临床，MRI和超声有助于了解损伤程度、鉴别诊断和判断预后。

（三）分类与分级

O'Donoghue等根据临床表现和肌肉损伤严重程度将肌肉拉伤分为轻、中、重3度。Ⅰ度轻度拉伤：小的撕裂，疼痛但肌肉功能大致正常；Ⅱ度中度拉伤：部分撕裂，疼痛明显且丧失部分肌力和功能（＜50%）；Ⅲ度重度拉伤：完全撕裂，疼痛明显，超过50%肌肉功能丧失。

后来很多学者对于肌肉拉伤提出了更全面、更详尽的分级系统。例如，Pollock等根据临床表现和MRI上损伤累及长度、范围将肌肉拉伤分为0～4级。0级：仅有临床表现；1级：病变在MR液体敏感序列呈高信号，纵向长度＜5cm，且范围不超过该层面肌肉横截面积的10%；2级：液体敏感序列高信号，纵向长度5～15cm或范围占该层面肌肉横截面积的10%～50%；3级：液体敏感序列高信号，纵向长度＞15cm或范围超过该层面肌肉横截面积的50%；4级：肌肉或肌腱完全撕裂。此外，再根据受累部位将0～4级进一步分为筋膜（a）、肌腹（b）或肌腱（c）两个或三个亚组。

（四）影像学表现

MRI能够根据肌肉形态和信号改变来诊断肌肉损伤，可对损伤部位、范围和严重程度进行评估，因此，MRI是肌肉拉伤最佳的影像学检查。

急性肌肉拉伤最常见区域是肌肉-肌腱交界区，在MRI上主要表现为肌腱或肌肉形态改变和液体敏感序列中出现液性高信号，其中肌肉水肿的表现取决于其结构和形状。MRI表现与肌肉拉伤严重程度也密切相关，其分为轻、中、重3度，即轻度（Ⅰ度拉伤）、中度（Ⅱ度拉伤）和重度（Ⅲ度拉伤）。①Ⅰ度拉伤：肌肉水肿是主要表现，PDWI和T_2WI脂肪抑制序列可见高信号的水肿和少许出血从肌肉肌腱结合部沿肌束间隙内扩散呈特征性"羽毛状"改变（图10-5-1）；肌纤维层状结构正常或模糊，无明显撕裂中断；肌筋膜周围可见弧形积液。②Ⅱ度拉伤：MRI所见除Ⅰ度拉伤的表现外，主要表现为肌肉纤维结构部分撕裂中断不连续，局部可见液体信号的血肿形成，常伴邻近肌腱形态紊乱（图10-5-2）；撕裂的肌肉-肌腱处出现血肿是Ⅱ度拉伤的特征性表现（图10-5-3）；还可合并肌肉中央肌腱松弛扭曲。③Ⅲ度拉伤：MRI上表现为肌肉肌腱结合部肌纤维完全断裂，两断端间隙内见液体信号的血肿影充填，断端可有不同程度的纤曲回缩，并可见广泛水肿。此外，并发撕脱骨折时可见受累骨髓的挫伤水肿；出血和血肿在不同程度的拉伤中都可以发生，其MR信号特征遵循出血信号的衍变过程。

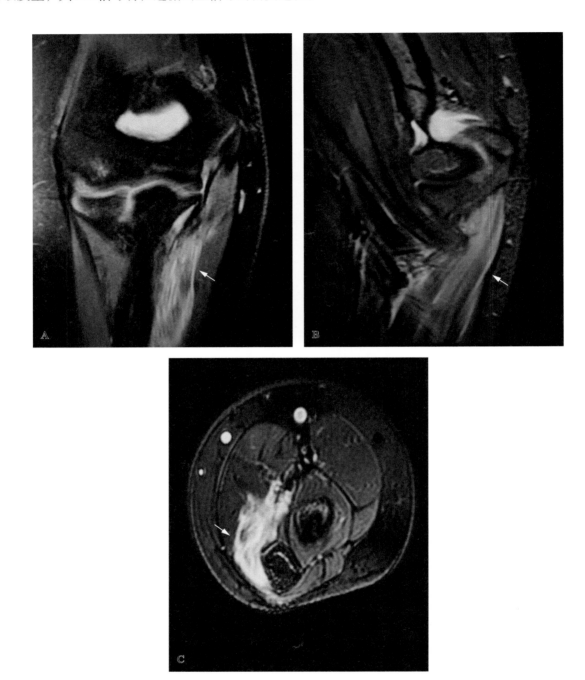

图10-5-1　肘关节内侧指深屈肌 I 度拉伤

A～C.冠状位、矢状位PDWI/FS和横轴位T₂WI/FS MRI显示肘关节内侧指深屈肌近端肌肉肿胀，肌束间隙多发线条状高信号水肿影呈"羽毛状"（箭）

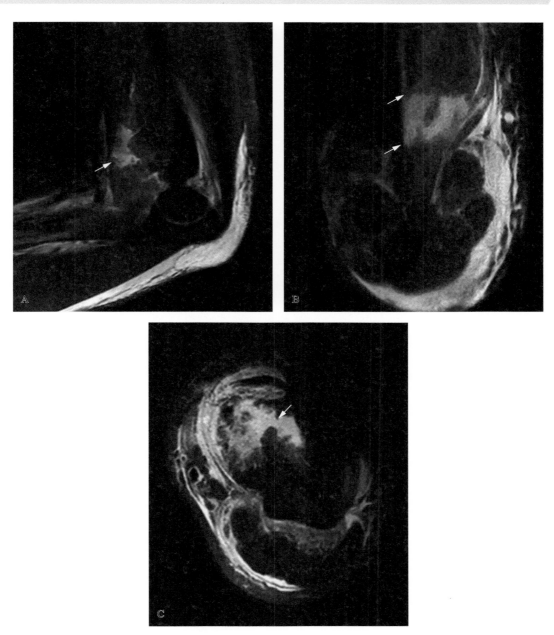

图 10-5-2　肱肌 Ⅱ 度拉伤－部分撕裂

A ～ C.矢状位、冠状位 PDWI/FS 和横轴位 T₂WI/FS MRI 显示肱肌远端肌肉肌腱结合部肌肉大部分撕裂不连续，断端可见液体信号影充盈，周围软组织明显肿胀，皮下筋膜积液（箭）

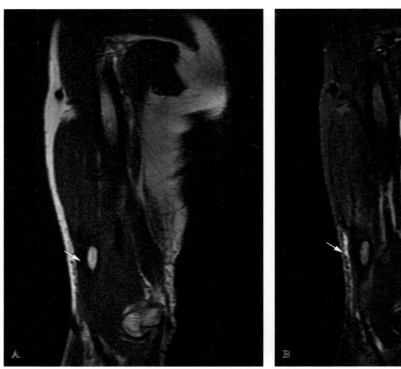
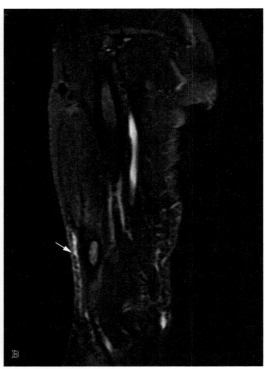
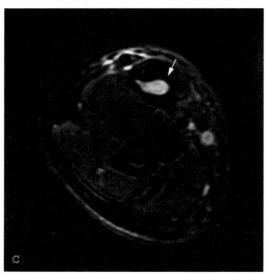

图10-5-3　肱二头肌肌内血肿

A～C.冠状位T$_1$WI、T$_2$WI/FS和横轴位T$_2$WI/FS MRI显示肱二头肌远段肌肉中央肌腱旁椭圆形血肿影，T$_1$WI/T$_2$WI均呈高信号，T$_2$WI周围可见低信号含铁血黄素环，周围软组织稍肿胀（箭）

（五）治疗

1.保守治疗　适用于 Ⅰ 度拉伤，一般采用的恢复方式为RICE计划，即休息（rest）、冰冷（ice）、压迫（compression）和抬高（elevation）；必要时口服非甾体抗炎药（NSAID）、利用器械进行适宜强度的肌肉锻炼、被动运动防止肌肉力量减弱、萎缩。Ⅱ度拉伤需要减少运动量，物理治疗可以帮助减少肌肉痉挛、恢复肌力。

2.手术治疗　对肌肉功能要求较高、Ⅲ度拉伤或肌腱附着部位伴撕脱骨碎片有2 ～ 3cm以上的移位时，应需要进行外科修复。

（杨海涛）

参 考 文 献

［1］白荣杰，张恒，钱占华，等，2019. 肘关节肌腱磁共振成像技术及临床应用. 中华医学杂志，99（45）：3558-3563.

［2］曹俊杰，2019. 近五年肱骨外上髁炎研究进展. 陕西中医药大学学报，42（3）：146-150.

［3］程晓光，崔建岭，2018. 肌骨系统放射诊断学. 北京：人民卫生出版社.

［4］冯彦华，2013. 肱二头肌远端肌腱断裂的诊断及治疗进展. 中国运动医学杂志，32（001）：75-78.

［5］高元桂，张爱莲，程流泉，2013. 肌肉骨骼磁共振成像诊断. 北京：人民军医出版社.

［6］Abat F，Alfredson H，Cucchiarini M，et al，2017. Current trends in tendinopathy：consensus of the ESSKA basic science committee. Part I：biology，biomechanics，anatomy and an exercise-based approach. J Exp Orthop，4（1）：18-28.

［7］Alfredson H，Ljung BO，Thorsen K，et al，2000. In vivo investigation of EC R B tendons with microdialysis technique-no signs of inflammation but high amounts of glutamate in tennis elbow. Acta orthop Scand，71（5）：475-479.

［8］Ali M，Lehman TA，2009. Lateral elbow tendinopathy：a better term than lateral epicondylitis or tennis elbow. J Hand Surg Am，34（8）：1575.

［9］Allen GM，Johnson R，2019. Radiographic/MR imaging correlation of the elbow. MagnReson Imaging Clin N Am，27（4）：587-599.

［10］Alrabaa RG，Sonnenfeld J，TrofaD，et al，2019. elbow common flexor tendon repair technique. Arthrosc Tech，8（11）：e1367-e1371.

［11］Altinisik J，Meric G，Erduran M，et al，2015. The BstUI and Dpn II variants of the COL5A1 gene are associated with tennis elbow. Am J Sports Med，43（7）：1784-1789.

［12］Amin NH，Kumar NS，Schickendantz MS，2015. Medial epicondylitis：evaluation and management. J Am AcadOrthop Surg，23（6）：348-355.

［13］Bucknor MD，Stevens KJ，Steinbach LS，2016. Elbow imaging in sport：sports imaging series. Radiology，279（1）：12-28.

［14］Chew ML，Giuffrè BM，2005. Disorders of the distal biceps brachii tendon. Radiographics，25（5）：1227-1237.

［15］Chin TY，Chou H，Peh WCG，2019. The acutely injured elbow. Radiol Clin N Am，57（5）：911-930.

［16］Crosswell S1，Mbah CA，Hussain A，et al，2014. Brachialis muscle tendon insertion avulsion fracture in a 6-year-old child. BMJ Case Rep，3：2014.

［17］De la Fuente J，Blasi M，Martínez S，et al，2018. Ultrasound classification of traumatic distal biceps brachii tendon injuries. Skeletal Radiol，47（4）：519-532.

［18］Duncan J，Duncan R，Bansal S，et al，2019. Lateral epicondylitis：the condition and current management strategies. Br J Hosp Med（Lond），80（11）：647-651.

［19］Flores DV，Mejía Gómez C，Estrada-Castrillón M，et al，2018. MR imaging of muscle trauma：anatomy，biomechanics，pathophysiology，and imaging appearance. Radiographics，38（1）：124-148.

［20］Grassi A，Quaglia A，Canata GL，et al，2016. An update on the grading of muscle injuries：a narrative review from clinical to comprehensive systems. Joints，4（1）：39-46.

［21］Guermazi A，Roemer FW，Robinson P，et al，2017. Imaging of muscle injuries in sports medicine：sports imaging series. Radiology，282（3）：646-663.

［22］Hayter C L，Adler R S，2010. Injuries of the elbow and the current treatment of tendon disease. Am J Roentgenol，199（3）：546-557.

［23］Hopper MA，Tirman P，Robinson P，2010. Muscle injury of the chest wall and upper extremity. Semin Musculoskelet Radiol，14（2）：122-130.

［24］Keener JD，Sethi PM，2015. Distal triceps tendon injuries. Hand Clin，31（4）：641-650.

［25］Kheterpal A B，Bredella M A，2019. Overuse injuries of the elbow. Radiol Clin North Am，57（5）：931-942.

［26］Kholinne E，Al-Ramadhan H，Bahkley AM，et al，2018. MRI overestimates the full-thickness tear of distal triceps tendon rupture. J Orthop Surg（Hong Kong），26（2）：2309499018778364.

［27］Kokkalis ZT，Ballas EG，Mavrogenis AF，et al，2013. Distal biceps and triceps ruptures. Injury，44（3）：318-322.

［28］Koplas MC，Schneider E，Sundaram M，2011. Prevalence of triceps tendon tears on MRI of the elbow and clinical correlation. Skeletal Radiol，40（5）：587-594.

［29］Lam JC，Lee KL，Griffith JF，2016. Brachialis periosteal avulsion injury：case report with magnetic resonance imaging findings. Skeletal Radiol, 45（11）: 1561-1564.

［30］Lee JC1, Mitchell AW, Healy JC, 2012. Imaging of muscle injury in the elite athlete. Br J Radiol, 85（1016）: 1173-1185.

［31］Ljung BO, Alfredson H, Forsgren S, 2004. Neurokinin 1-receptors and sensory neuropeptides in tendon insertions at the medial and lateral epicondyles of the humerus. Studies on tennis elbow and medial epicondylalgia. J Orthop Res, 22（2）: 321-327.

［32］McLoughlin E, Iqbal A, Shamji R, et al, 2019. Brachialis tendinopathy: a rare cause of antecubital pain and ultrasound-guided injection technique. J Ultrasound, doi: 10.1007/S40477-019-00378-1.

［33］Miller MD, Sanders TG, 2011. Presentation, Imaging and Treatment of Common Musculoskeletal Conditions: MRI-Arthroscopy Correlation. Amsterdam: Elsevier.

［34］Pollock N, James SL, Lee JC, et al, 2014. British athletics muscle injury classification: a new grading system. Br J Sports Med, 48（18）: 1347-1351.

［35］Quach T, Jazayeri R, Sherman OH, et al, 2010. Distal biceps tendon injuries current treatment options. Bull NYU Hosp Jt Dis, 68（2）: 103-111.

［36］Rybak LD, Torriani M, 2003. Magnetic resonance imaging of sports-related muscle injuries. Top MagnReson Imaging, 14（2）: 209-219.

［37］Saliman J D, Beaulieu C F, Mcadams T R, 2006. Ligament and tendon injury to the elbow: clinical, surgical, and imaging features. Top Magn Reson Imaging, 17（5）: 327-336.

［38］Sanal HT, Chen L, Negrao P, et al, 2009. Distal attachment of the brachialis muscle: anatomic and MRI study in cadavers. AJR Am J Roentgenol, 192（2）: 468-472.

［39］Shelly MJ, Hodnett PA, MacMahon PJ, et al, 2009. MR imaging of muscle injury. MagnReson Imaging Clin N Am, 17（4）: 757-773.

［40］Stevens K J, 2010. Magnetic resonance imaging of the elbow. J Magn Reson Imaging, 31（5）: 1036-1053.

［41］Stoller D W, 2007. Magnetic Resonance Imaging in Orthopaedics and Sports Medicine. 3rd ed. Philadelphia: Lippincott Williams & Wilkins.

［42］Tagliafico A, Michaud J, Perez MM, et al, 2013. Ultrasound of distal brachialis tendon attachment: normal and abnormal findings. Br J Radiol, 86（1025）: 20130004.

［43］Taylor SA, Hannafin JA, 2012. Evaluation and management of elbow tendinopathy. Sports Health, 4（5）: 384-393.

［44］Tehranzadeh J, 2009. Musculoskeletal imaging cases. New York: The McGraw-Hill Companies, Inc.

［45］Thomas JR, Lawton JN, 2017. Biceps and triceps ruptures in athletes. Hand Clin, 33（1）: 35-46.

［46］Walz DM, Newman JS, Konin GP, et al, 2010. Epicondylitis: pathogenesis, imaging, and treatment. Radiographics, 30（1）: 167-184.

［47］Yeh PC, Dodds SD, Smart LR, et al, 2010. Distal triceps rupture. J Am AcadOrthop Surg, 18（1）: 31-40.

第十一章

肘关节韧带损伤

第一节　桡侧副韧带复合体损伤

桡侧副韧带复合体（radial collateral ligament complex，RCLC）由桡侧副韧带、外侧尺侧副韧带和环状韧带三部分组成，损伤可以累及其中一条或多条韧带，其中外侧尺侧副韧带是主要抵抗肘关节过度内翻和外旋应力的稳定结构，损伤后可导致肘关节外侧不稳定。

一、病因

桡侧副韧带复合体损伤的原因：①最常见的是肘部急性创伤、肘关节后脱位，摔倒时前臂伸直旋后，手掌着地，暴力使肘关节过度后伸，轴向应力和外翻应力导致韧带损伤、肘关节脱位。②其次是医源性损伤，常见的肱骨外上髁炎手术伸肌腱过度松解、切除组织过多可能损伤尺侧副韧带；另外晚期网球肘患者，对伸肌总腱周围的多次皮质类固醇注射可以使这些结构变得脆弱，摔倒或用力后容易损伤；还有桡骨头粉碎骨折桡骨头切除术后。③长期肘内翻可致桡侧副韧带复合体慢性损伤，导致复发性肘关节后外侧不稳定。

二、临床表现

桡侧副韧带复合体损伤临床以 20～30 岁最多见。患者常有明确的骨折或脱位病史，可有接受外侧韧带部手术或治疗史。临床表现为反复出现的疼痛、绞锁、弹响或听到咔嚓声，在前臂旋后、伸展活动和手提重物时症状加重，患者常自感"不稳定"，严重者有"关节脱开"的感觉。体格检查肘关节活动度一般正常，但在伸肘旋后位时会有恐惧感。外侧轴移试验、后外侧抽屉试验、内翻应力试验（varus stress test）可出现阳性表现。

三、分类和分级

桡侧副韧带复合体损伤按损伤部位分为桡侧副韧带固有部损伤、外侧尺侧副韧带损伤和环状韧带损伤。

O'Driscoll将肘关节的韧带损伤分为3级，并与临床、形态学和病理变化相对应。

Ⅰ级：扭伤，韧带功能完整，没有明显的肘不稳定性；但MRI上有轻度损伤的征象，T_1WI 和 T_2WI 上韧带内有轻微信号增高改变，反映了韧带内部出血和水肿。

Ⅱ级：部分撕裂，韧带部分功能丧失，MRI显示韧带纤维局灶性部分不连续，并有 T_2 液性高信号部分伸入韧带撕裂处，常伴有韧带纤维肿胀，或者可有关节囊内液体外渗。

Ⅲ级：全层撕裂，韧带功能完全丧失，MRI显示韧带纤维完全断裂和撕裂韧带纤维间 T_2 液性高信号带，纤维冗长，关节液囊外渗出。

四、影像学表现

MRI是显示外侧副韧带复合体损伤的最有效检查方法。X线、CT不能显示韧带损伤，可对韧带附着处的撕脱骨折、肘关节的对位关系等骨骼病变进行评价。

1.桡侧副韧带损伤　最常见于韧带近端肱骨附着处，其次是中段，桡骨环状韧带插入处最少。在MRI冠状位 T_2WI 或PDWI脂肪抑制序列上显示最佳。慢性损伤表现为韧带局限或弥漫增厚，信号中度增高（图11-1-1，图11-1-2）；部分撕裂时韧带部分纤维不连续，边缘模糊，局部软组织肿胀，撕裂处见条片状T_2高信号（图11-1-3，图11-1-4）；肱骨附着处的急性完全撕裂可见韧带信号完全中断，或连同部分肱骨外上髁共同撕脱，断端回缩，韧带与肱骨外上髁间见T_2液性高信号，周围软组织水肿明显（图11-1-5）。

桡侧副韧带损伤可与以下损伤伴发：①外侧尺侧副韧带撕裂。②伸肌总腱损伤。③尺侧副韧带损伤，肘关节脱位等一系列骨及软组织损伤。

2.外侧尺侧副韧带损伤　绝大部分外侧尺侧副韧带损伤是发生于与桡侧副韧带共同肱骨起点处的完全撕裂，但两者在近端部分难以分辨，主要在MRI冠状或斜冠状面图像上显示最佳。但由于外侧尺侧副韧

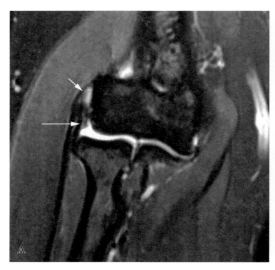
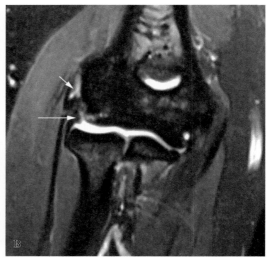

图11-1-1　桡侧副韧带慢性损伤

A、B.冠状位FS T_2WI示桡侧副韧带肱骨起始处局部增厚，内部信号增高（长箭），并伸肌总腱变性（短箭）

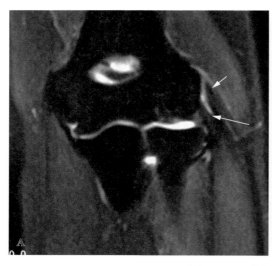
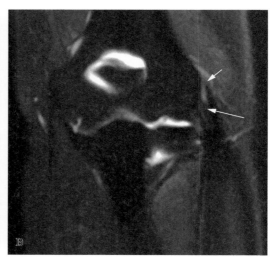

图11-1-2　桡侧副韧带慢性损伤

A、B.冠状位FS T_2WI示桡侧副韧带弥漫增厚，信号中度增高（长箭），伸肌总腱变性（短箭）

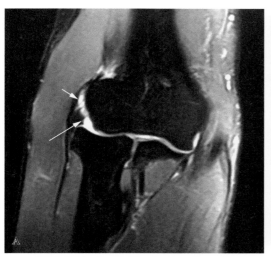
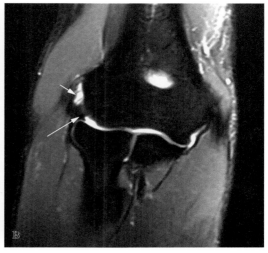

图 11-1-3　桡侧副韧带慢性损伤并部分撕裂

A、B.冠状位 FS T₂WI 示桡侧副韧带近端增厚并部分纤维不连续，局部可见液性高信号（长箭），伸肌总腱部分撕裂（短箭）

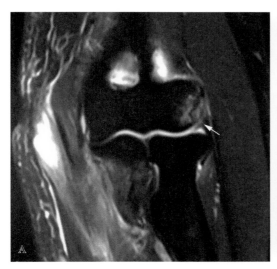
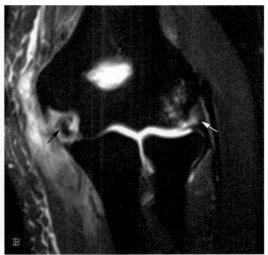

图 11-1-4　桡侧副韧带部分撕裂

A，B.冠状位 FS T₂WI 示桡侧副韧带近端纤维不连续，与肱骨外上髁间见液性高信号（白箭），尺侧副韧带前束全层撕裂（黑箭）

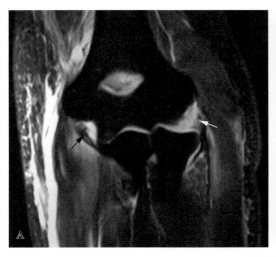
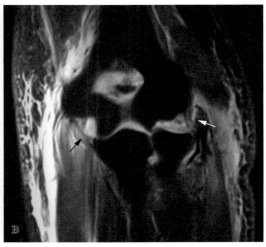

图 11-1-5　桡侧副韧带全层撕裂

A，B.冠状位 FS T₂WI 示桡侧副韧带与伸肌总腱肱骨附着处全层撕裂、回缩，与肱骨间见弥漫液性信号影（白箭），尺侧副韧带全层撕裂（黑箭）

带斜向走行，有时准确评估较困难，需结合矢状位图像观察。急性韧带完全撕裂MRI显示韧带纤维信号中断，断端扭曲回缩，撕裂处信号混杂，并见T₂液性高信号影（图11-1-6）；若与桡侧副韧带、伸肌总腱共同撕裂，可合并肱骨外上髁撕脱骨折，韧带与肱骨外上髁骨质间常见大量T₂液性高信号影（图11-1-7）。部分撕裂常为韧带信号增高变细，局部纤维信号不连续，边缘不光滑（图11-1-8）。

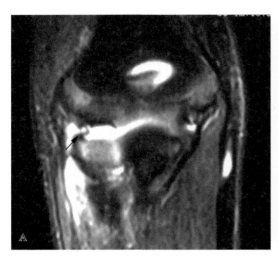
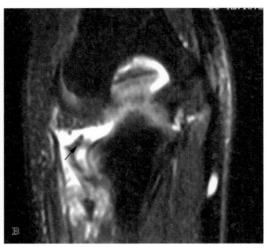

图11-1-6　外侧尺侧副韧带全层撕裂

A，B.冠状位FS T₂WI示外侧尺侧副韧带肱骨附着处纤维断裂，远端扭曲回缩，局部大量液体信号影（箭）

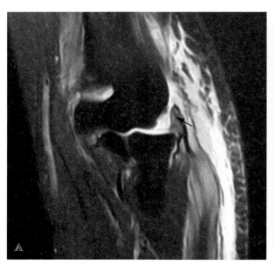
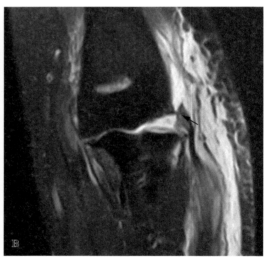

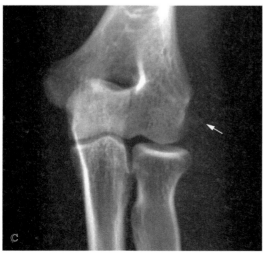

图11-1-7　外侧尺侧副韧带与桡侧副韧带全层撕裂

A，B.冠状位FS T₂WI示外侧尺侧副韧带、桡侧副韧带与伸肌总腱连同部分肱骨外髁撕脱、回缩，与肱骨间见弥漫液性T₂高信号影（箭）；C.X线片示肱骨外上髁撕脱骨折片（箭）

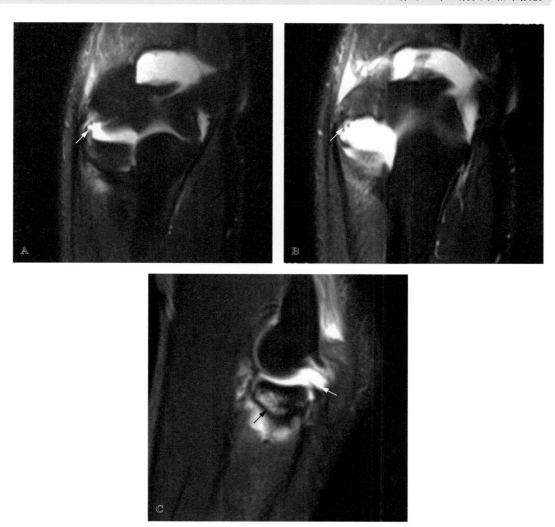

图 11-1-8　外侧尺侧副韧带部分撕裂

A ～ C.冠状位、矢状位 FS T$_2$WI 示外侧尺侧副韧带部分纤维不连续，局部 T$_2$ 液性高信号影充盈（白箭），桡骨头骨髓挫伤水肿（黑箭）

外侧尺侧副韧带撕裂最常见的伴发损伤是肘关节后外侧旋转不稳定，桡骨头后外侧旋转半脱位，损伤严重者可进一步导致肘关节半脱位、脱位。

3.环状韧带损伤　成人环状韧带的损伤通常与外侧副韧带复合体的较大损伤有关，多发生于肘关节后脱位，单独损伤罕见。而在儿童，由于桡骨头发育不成熟，损伤常发生于手腕突然受到轴向牵拉，桡骨头脱出环状韧带，致环状韧带脱位和撕裂。环状韧带损伤的影像学表现：①环状韧带撕裂，可以发生在其尺骨切迹前部或后部附着处，表现为轴位低信号的骨韧带纤维环不完整，信号中断、拉长，T$_2$高信号的关节液外渗，或局部增厚肿胀（图11-1-9）；环状韧带撕裂也可以发生在远端桡骨颈附着处，表现为韧带与桡骨颈分离，关节液沿撕裂处向桡骨颈远端渗出（图11-1-10）。②环状韧带脱位，韧带可以部分或者完全脱位，嵌入肱桡关节间隙，PD/T$_2$WI 压脂序列上表现为冠状位上桡骨头上部的条带状低信号，轴位上韧带轮廓变形或不完整（图11-1-11）。儿童孟氏骨折时，环状韧带常位于肱桡关节间隙（图11-1-12）。

伴发损伤：①桡骨头脱位或半脱位。②桡侧副韧带及伸肌腱损伤。③肘关节骨及其他肌肉软组织损伤。

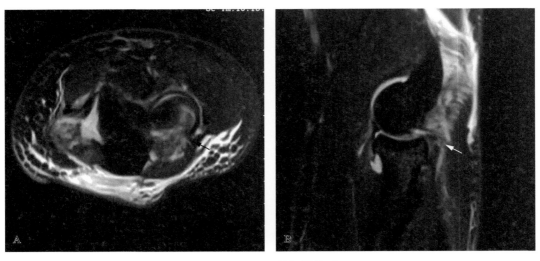

图11-1-9　环状韧带撕裂

A、B.轴位、矢状位FS T$_2$WI示环状后部尺骨附着处纤维不连续、增厚肿胀（箭）

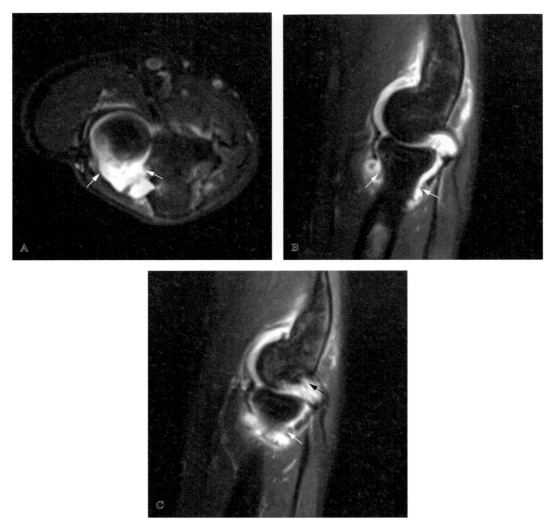

图11-1-10　环状韧带全层撕裂

A.轴位FS T$_2$WI示环状尺骨后附着部纤维撕裂、拉长，关节液外渗（箭）；B、C.矢状位FS T$_2$WI示环状韧带桡骨颈附着处撕裂分离，并外侧尺侧副韧带撕裂（黑箭）

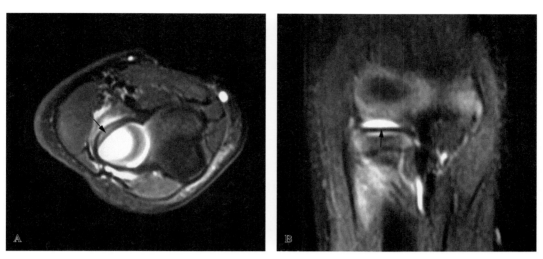

图 11-1-11　环状韧带脱位

A，B.轴位、冠状位 FS T$_2$WI 示环状韧带变形、上移，位于桡骨小头上部呈条状低信号（箭）

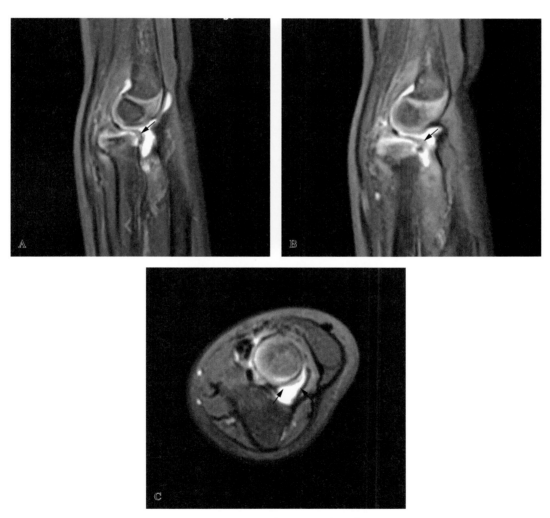

图 11-1-12　陈旧孟氏骨折，环状韧带脱位

A ～ C.矢状位、轴位 FS T$_2$WI 示桡骨头前方半脱位，环状韧带变形移位，嵌入肱桡间隙（箭）

五、治疗

1.保守治疗　大部分桡侧副韧带复合体损伤早期都可以先保守治疗。单纯肘关节脱位或伴有稳定的无移位骨折者手法复位后，用石膏或支具将肘关节固定于前臂旋前、屈曲90°位4～6周，后期恢复过程中注意逐步调整负重恢复性锻炼，轻度损伤者可痊愈。

2.手术治疗　①石膏托外固定＋韧带直接原位缝合修复。对于外侧副韧带复合体部分断裂及非止点完全断裂者可用此种手术方法，但原位缝合不能调节韧带张力，术后肘关节功能恢复差，临床逐渐减少使用。②肱骨外上髁止点重建术。利用锚钉固定减少，将远端撕脱韧带编织缝合拉紧调整张力，固定在锚钉上重建肱骨外上髁止点。部分学者采用将断裂韧带与伸肌群止点直接缝合可有效重建韧带功能。③肘部筋膜转位重建术。④肌腱移植重建术。⑤关节镜下损伤韧带修复术。⑥儿童若环状韧带移位或半脱位嵌入肱桡间隙，常需要手术治疗包括桡骨头复位、环状韧带修复术。

第二节　尺侧副韧带复合体损伤

尺侧副韧带（ulnar collateral ligament，UCL）复合体由前束、后束和横束组成，其前束抵抗外翻应力，是肘关节内侧的主要稳定结构，后束限制内旋。尺侧副韧带复合体损伤是肘关节韧带损伤中最常见的，多集中于前束，导致肘关节内侧不稳定。

一、病因

尺侧副韧带复合体损伤可由慢性重复损伤或急性创伤引起。慢性损伤多与运动和职业有关，最常见的损伤机制是重复性外翻应力引起的一系列慢性微损伤，如棒球、网球、标枪、排球、高尔夫运动等过顶投掷运动员在投掷过程中肘关节内侧反复承受较大的外翻应力，尺侧副韧带前束因张力过载而损伤、退变、松弛，致最终撕裂，并进而引起关节内侧不稳定。急性损伤多为肘关节急性外翻应力损伤，如手外伸跌倒后，尺侧副韧带可发生急性撕裂，此时常合并肘关节骨折脱位，韧带损伤通常发生在前束的近端。

二、临床表现

尺侧副韧带复合体损伤多见于青壮年，男性多于女性，前束损伤多见。急性损伤临床表现为肘关节内侧疼痛、肿胀、瘀斑，活动时加重或活动受限、障碍，韧带走行区压痛，外翻活动疼痛加剧；慢性损伤常有肘内侧疼痛、无力，肘关节松弛，伴肘关节内侧不稳，运动时有突然肘软的现象，部分患者可合并尺神经激惹症状，还有部分慢性损伤患者在日常生活中可能没有明显症状，但在外翻应力下会产生疼痛。体格检查肘外翻应力试验、O'Brien"挤奶"试验阳性。

三、分类和分级

尺侧副韧带复合体损伤可以累及尺侧副韧带前束、后束及横束。常用损伤分级标准为O'Driscoll的韧带损伤分级方法（见前述）。另Patrick等2016年基于韧带损伤的MRI表现提出将尺侧副韧带复合体损伤分为Ⅰ～Ⅳ型。

Ⅰ型：低级别部分撕裂，韧带内水肿。

Ⅱ型：高级别部分撕裂，关节造影上无液体外渗。

Ⅲ型：全层撕裂，关节造影有液体外渗。

Ⅳ型：1个部位以上的全层撕裂。

四、影像学表现

MRI是尺侧副韧带复合体损伤最佳影像检查方法。

1.尺侧副韧带前束损伤　最常见于韧带近端肱骨内上髁起点处，有时伴内上髁撕脱骨折，韧带的中部及远端止点相对少见。①尺侧副韧带近端完全撕裂表现为肱骨附着处韧带纤维不连续、杂乱，呈团状轮廓不清的混杂高信号，韧带与肱骨内上髁间见或撕裂口处有T₂液性高信号填充，周围软组织肿胀，积液外渗至关节囊外（图11-2-1）。部分撕裂表现为韧带纤维部分不连续，内见条状高信号，或韧带纤维部分肿胀，信号增高且不均匀（图11-2-2）。②尺侧副韧带中部撕裂常为近端撕裂的延续，表现为韧带部分或完全断裂，纤维松弛拉长，断端模糊杂乱，局部肿胀呈T₂高信号改变，也可见撕裂的韧带碎片（图11-2-3，图11-2-4）。③尺侧副韧带远端撕裂，最常见于韧带插入尺骨高耸结节处的深层纤维，MRI冠状位因韧带深部纤维的部分撕裂致韧带与尺骨高耸结节出现间隙，有时可见关节液或MRI关节造影时对比剂进入其中，与关节间隙内的液体共同形成具有特征性的"T"形改变（"T"征）（图11-2-5），此征象的出现常提示韧带远端表面下部分撕裂。

伴发损伤：①屈肌总腱损伤，常与前束同时撕裂。②肱桡关节骨软骨损伤。③肱尺关节不稳，其他肌腱、韧带、骨及软组织损伤。

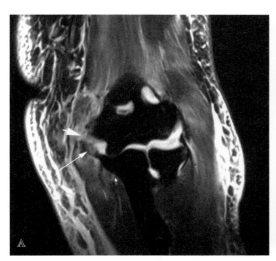
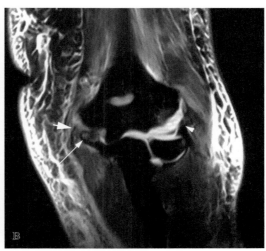

图11-2-1　尺侧副韧带前束近端全层撕裂

A、B.冠状位FS T₂WI示尺侧副韧带前束肱骨附着处纤维完全断裂（细长箭），断端纤维肿胀并见撕裂碎片，与肱骨内上髁间见T₂液性高信号，屈肌总腱撕裂（粗短箭），桡侧副韧带复合体与伸肌总腱撕脱（无尾箭）

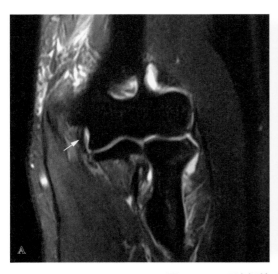
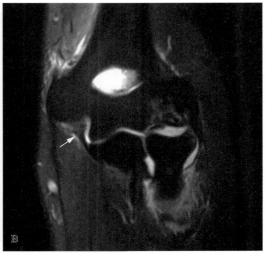

图11-2-2　尺侧副韧带前束近端部分撕裂

A、B.冠状位FS T₂WI示尺侧副韧带前束近端内部信号增高，周围肿胀（箭），肱骨滑车压缩骨折

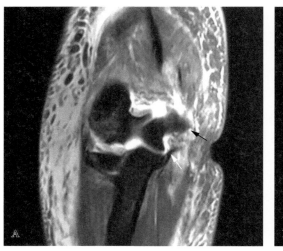
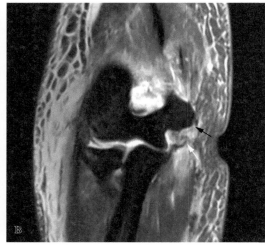

图 11-2-3 尺侧副韧带前束近端及中部全层撕裂

A、B.冠状位 FS T$_2$WI 示尺侧副韧带肱骨附着处纤维完全断裂，局部呈团状改变，并延伸至韧带中部，局部纤维挛缩扭曲（白箭），屈肌总腱撕裂（黑箭）

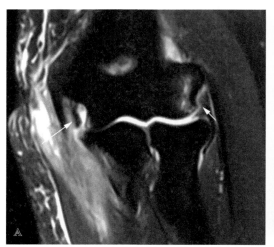
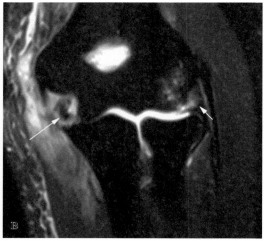

图 11-2-4 尺侧副韧带前束中部全层撕裂

A、B.冠状位 FS T$_2$WI 示尺侧副韧带前束纤维中断，局部见撕裂碎片（长箭），桡侧副韧带部分撕裂（短箭）

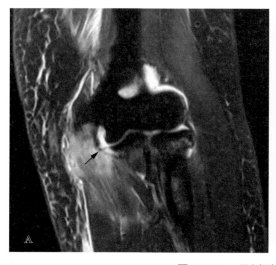
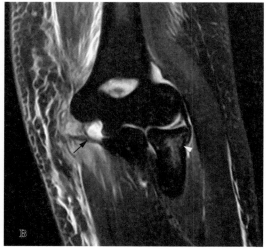

图 11-2-5 尺侧副韧带前束全程撕裂

A、B.冠状位 FS T$_2$WI 示尺侧副韧带前束纤维中断外移，模糊增高，近端与肱骨髁间见团状液性信号（箭），远端断续变细的纤维与尺骨内缘分离，局部见液性信号（箭），形成类似"T"征改变（A），桡骨头挫伤（无尾箭）

　　2.尺侧副韧带后束、横束损伤　尺侧副韧带后束损伤较前束少见，且常伴发于前束撕裂。后束主要在MRI轴位显示好，撕裂表现为纤维信号不连续、模糊混杂，周围软组织肿胀（图11-2-6）。后束的增厚或急性断裂可导致尺神经病变，神经内部信号增高，肘管周围炎性软组织肿胀，尺神经可移位、变平等（图11-2-7）。横束很难在MRI上观察到。

　　尺侧副韧带慢性损伤表现为韧带增粗、信号增高，或局部变细变形，有时韧带内可见小囊肿形成。前束慢性损伤常发生在韧带中部，沿韧带走行可发生异位骨化。后束慢性损伤常发生在近端，邻近尺神经可发生周围炎及神经变性（图11-2-8）。

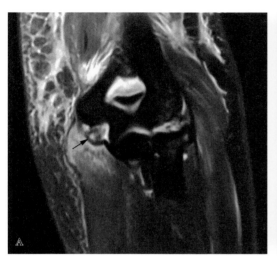
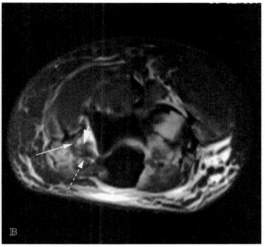

图11-2-6　尺侧副韧带复合体全层撕裂

　　A.冠状位FS T₂WI示尺侧副韧带前束纤维全层撕裂（箭）；B.轴位FS T₂WI示尺侧副韧带前束（细长箭）、后束及横束（粗短箭）纤维肿胀杂乱不连续，局部软组织肿胀，肘管内尺神经（虚箭）周围软组织肿胀

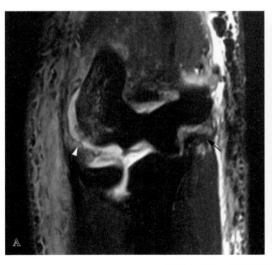
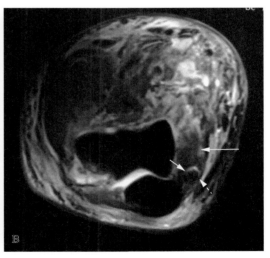

图11-2-7　尺侧副韧带复合体全层撕裂

　　A.冠状位FS T₂WI示尺侧副韧带前束纤维全层撕裂（黑箭），屈肌总腱及桡侧副韧带、伸肌总腱撕裂（无尾箭）。B.轴位FS T₂WI示尺侧副韧带前束（细长箭）、后束（细短箭）纤维撕裂、肿胀，尺神经增粗，周围环绕长T₂信号（虚箭）

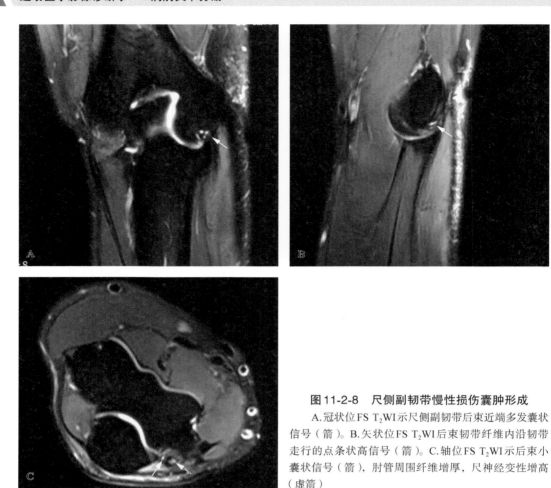

图11-2-8 尺侧副韧带慢性损伤囊肿形成

A.冠状位FS T₂WI示尺侧副韧带后束近端多发囊状信号（箭）。B.矢状位FS T₂WI后束韧带纤维内沿韧带走行的点条状高信号（箭）。C.轴位FS T₂WI示后束小囊状信号（箭），肘管周围纤维增厚，尺神经变性增高（虚箭）

五、治疗

尺侧副韧带损伤治疗的目的包括：恢复肘关节的稳定性，减少肘关节疼痛，恢复肘关节功能。

1.保守治疗　对于症状轻、尺侧副韧带完整性好且无远端撕裂的病人，非手术治疗即可达到以上目的。主要包括患肢制动休息、物理治疗、功能锻炼和注射富血小板血浆等。损伤3周后开始相关功能锻炼。

2.手术治疗　尺侧副韧带损伤手术治疗的主要指征为非手术治疗失败且存在肘关节功能障碍及疼痛者，韧带完全撕裂、症状重、被动畸形明显且对肘关节功能要求较高的患者，可以考虑早期手术治疗。手术包括：①尺神经处理，一般根据患者术前是否有尺神经症状选择尺神经皮下前置。②肌腱单纯修补，对尺侧副韧带完整性尚好，仅存在韧带近止点撕脱或断裂的损伤进行单纯修补是可行的，但单纯修复的效果较韧带重建不理想。③肌腱移植及锚定重建，手术后功能锻炼。移植可用掌长肌腱等自体移植，或同种异体软组织移植物，还有人工材料，手术方式主要有改良Jobe法结合对接技术、环形韧带技术、4缝线多重对接技术。

第三节　肘关节不稳定

肘关节不稳定（elbow instability）是指维持肘关节的各种稳定结构遭受破坏，使肘关节在正常的活动外出现了其他平面上的异常活动，是继发于急性骨折脱位和慢性运动劳损的常见疾病。肘关节不稳定包括肘关节半脱位和完全脱位。

一、病因

1.肘关节的稳定系统　肘关节的稳定性取决于周围骨和软组织结构的完整性。肘关节的稳定系统包括静态稳定系统和动态稳定系统。主要的静态稳定结构有三个：①肱尺关节，是肘关节最重要的骨性稳定结构，提供20°以下或120°以上肘关节屈曲的初级稳定性，提供33%的外翻稳定性。尺骨冠突是肱尺关节的主要稳定结构，防止尺骨向后脱位及对抗后内侧与后外侧旋转应力。②尺侧副韧带复合体前束，提供54%的外翻稳定性，在屈肘30°～120°时起主要的肘内侧稳定作用，当关节屈曲超过90°时，后束协同抵抗外翻应力。③桡侧副韧带复合体的外侧尺侧韧带，对维持肘关节外侧稳定性起50%的作用。次要静态稳定结构包括肱桡关节、屈肌总腱、伸肌总腱和关节囊。动态稳定系统由跨越肘关节的肌肉构成，收缩时产生压迫约束力，其中肘肌、三头肌和肱肌是最重要的。所有三个主要静态稳定结构都完整时肘关节是稳定的，当它们被破坏时，引起肘关节不稳定。

2.肘关节不稳定的病因及机制　急性创伤和慢性劳损及过度使用致肘关节脱位、韧带撕裂是肘关节不稳定发生的最直接因素。①急性创伤，典型的为手臂伸直旋后摔倒致肘关节后外侧旋转不稳定。机制是肘关节受到轴向压力、旋后扭转力、外翻力共同作用首先引起桡侧副韧带复合体的外侧尺侧副韧带撕裂，继而桡侧副韧带复合体及前后关节囊撕裂，损伤向尺侧延伸致尺侧副韧带后束、前束撕裂及关节囊撕裂。随着软组织的损伤、破裂的进展，伴随桡骨头旋转、半脱位、尺骨后外侧半脱位，最后致肘关节后外侧不全脱位、完全脱位，同时可伴有冠突骨折、桡骨小头骨折。②慢性劳损，多见于过顶投掷类运动，如棒球、标枪、高尔夫、举重等。最常见的机制是运动中巨大的外翻负荷和迅速的肘部扭转伸展对肘内侧结构如旋前肌、内上髁、尺神经等产生的拉伸应力，外侧沿肱骨小头和桡骨小头的轴向压缩力和后部沿肘后骨结构即鹰嘴后内侧尖和鹰嘴窝的剪切应力，这三种应力的结合导致肘关节外翻不稳定，被称为外翻延伸过载综合征（valgus extension overload syndrome，VEOS）。引起尺侧副韧带复合体前束拉伸过载，韧带内微损伤，因反复运动进而部分撕裂、完全撕裂，致肘关节内侧不稳；同时外侧肱桡关节压缩可引起软骨退变，尺骨鹰嘴后内侧部撞击致局部慢性炎症、骨赘形成，关节内游离体形成等。肘内侧疼痛，局部软组织痉挛尺神经卡压症。③此外，医源性损伤也可导致肘关节不稳，如肱骨外上髁炎时伸肌腱松解术、桡骨头粉碎骨折时桡骨头切除术误伤尺侧副韧带，引起肘关节慢性后外侧不稳定。

二、临床表现

肘关节不稳定多发生于青壮年，男性多于女性，以外伤、运动员、体力劳动者多。临床表现缺乏特异性，主要表现为肘部疼痛、不适，关节弹响、绞锁，或可出现运动后致关节半脱位等的症状，症状出现的机制与不稳类型有关。外翻不稳和后外侧旋转不稳定是最常见的肘关节不稳定。外翻不稳者可由急性创伤或慢性劳损引起。后外侧旋转不稳患者通常有明确的骨折或脱位病史，部分有接受过外上髁炎手术或多次激素局部注射史。后外侧旋转不稳在前臂伸直旋后位受应力时有锁定或脱位感，部分患者表现为肘关节反复脱位。肘关节不稳体格检查可有局部触痛及压痛。用于检查肘关节不稳定的试验有：外侧轴移试验（lateral pivot-shift test，恐惧）、后外侧旋转抽屉试验（posterolateral rotator drawer test）、撑椅试验（chair push-up test）、撑桌试验（table-top relocation test）、内翻应力试验（varus stress test）、外翻应力试验（valgus stress test）、"挤奶"试验（milking maneuver test）、动态外翻应力试验（moving valgus stress test）等。根据损伤的部位、机制不同及临床需要，可选择使用。临床上最常用的是内、外翻应力试验测试桡侧、尺侧副韧带的稳定性。

三、分类和分级

O'Driscoll等按照不同分类标准对肘关节综合评估有如下分类。①根据病程发展分为急性、慢性、复发性不稳。②根据位移的方向分为外翻不稳、内翻不稳、前方不稳、后外侧旋转不稳。③根据关节脱位的程度分为轻度不稳、半脱位、完全脱位。④根据累及的关节分为肱尺关节不稳、近端尺桡关节不稳。其中肱尺关节不稳定多见，也最易发生复发性不稳。⑤根据有无伴发骨折分为简单不稳（无骨折）、复杂不稳（合并骨折）。在复杂脱位中，最常合并的骨折是尺骨冠突和桡骨头骨折。其中冠突骨折的存在强烈提示肘关节创伤时至少发生过部分脱位。

外翻不稳定和后外侧旋转不稳定是最常见的肘关节不稳定。

O'Driscoll等将肘关节后外侧旋转不稳定按照软组织及骨结构损伤进展程度分为三期。

Ⅰ期：桡骨头旋转和相对于肱骨后外侧半脱位，外侧尺侧副韧带撕裂。

Ⅱ期：桡侧副韧带本体及前、后关节囊撕裂，肘关节不全后脱位。

Ⅲ期：尺侧副韧带复合体撕裂，肘关节完全后脱位，关节囊广泛撕裂。Ⅲ期进一步分为A、B和C三种：①ⅢA期，尺侧副韧带后束撕裂，前束完整；②ⅢB期，尺侧副韧带后束、前束均撕裂，肘关节外翻、内翻及旋转不稳；③ⅢC期，肱骨远端软组织完全剥离，肘关节极其不稳。

四、影像学表现

MRI是评价肘关节稳定结构的最佳方法。X线、CT可以对肘关节的对位关系、相关骨折、骨质增生、韧带骨化、关节内游离体等骨骼病变进行评价。

1.外翻不稳（valgus instability） 肘关节外翻不稳是由肘关节受到过大的内侧拉力、外侧压缩和后部剪切力致肘内侧稳定结构破坏，造成肘关节外翻位的异常活动，主要由急性创伤或慢性劳损致尺侧副韧带前束撕裂引起。尺侧副韧带前束撕裂常发生在肱骨附着处或韧带中段，多为完全撕裂，表现为韧带撕脱或断裂，形态扭曲，信号杂乱，韧带与肱骨外上髁间见液性T$_2$高信号，周围软组织水肿（图11-3-1）；尺侧副韧带后束的损伤常伴发于前束的撕裂。急性外翻不稳常伴发肱桡关节骨软骨损伤、尺神经损伤、屈肌及肌腱等软组织损伤（图11-3-1）；慢性者可有尺骨鹰嘴与鹰嘴窝后内侧部增生、骨赘，关节囊游离体等。另外在儿童，反复外翻应力重复牵引骨骺，可致内上髁骨骺炎，骺板增宽，邻近骨髓水肿，称为小联盟肘（little colleague elbow）（图11-3-2），骨骺不愈合可导致慢性外翻不稳定。

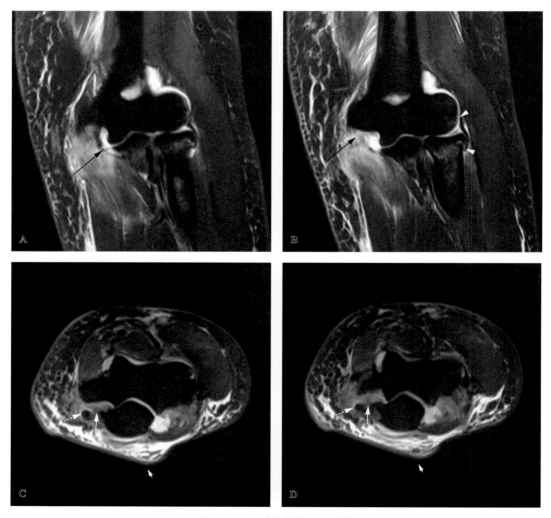

图11-3-1 肘关节外翻不稳定

A、B.冠状位FS T$_2$WI示尺侧副韧带前束（长箭）、屈肌总腱全层撕裂，桡骨头及肱骨外侧髁骨髓水肿（无尾箭）；C、D.轴位FS T$_2$WI示尺侧副韧带后束（短箭）完全撕裂（箭），尺神经（虚箭）周围软组织肿胀

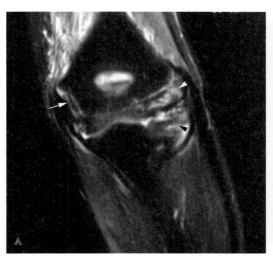
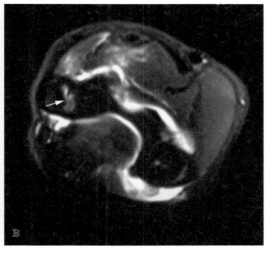

图 11-3-2 慢性肘关节外翻不稳定（小联盟肘）

A、B.冠状位及轴位 FS T$_2$WI 示肱骨内上髁骺板增宽，邻近骨髓水肿（箭），桡骨头及肱骨外髁骨髓水肿（无尾箭）

X 线外翻应力位摄片肘内侧关节间隙增宽＞3mm 或比对侧宽 0.5mm，可提示肘关节外翻不稳定。

2.后外侧旋转不稳（posterolateral rotatory instability，PLRI） 是最常见的肘关节不稳定，也是引起复发性不稳最常见的形式，多见于跌倒时手伸直撑地肘部受到外翻力、轴向压缩力和旋后扭转力导致的从外侧至内侧的一系列韧带和骨的损伤，称为 Horii 环。按损伤发生顺序及进展程度 MRI 表现为：Ⅰ期，外侧尺侧副韧带分离、撕裂，常为近端完全撕裂，或连同肱骨外上髁部分骨质撕脱，并桡骨头后外侧旋转和半脱位（图 11-3-3），肱桡间隙增宽。Ⅱ期，桡侧副韧带固有部撕裂，常与外侧尺侧副韧带在肱骨共同附着处撕裂，肘关节后方半脱位，可并尺骨冠突骨折，且冠突可位于肱骨滑车下，称为"栖息肘"。可合并肱桡关节骨软骨损伤，关节囊撕裂。Ⅲ期，肘关节完全后脱位，冠突位于肱骨后方。ⅢA 期，尺侧副韧带后束撕裂，轴位可见尺神经后肘管后壁韧带纤维不连续，局部软组织肿胀，可压迫尺神经，致尺神经移位或肿胀；ⅢB 期，尺侧副韧带前束撕裂，可以是部分撕裂或完全撕裂，近端为多，撕裂处见 T$_2$ 液性高信号（图 11-3-4）；ⅢC 期，肱骨远端软组织完全剥离，包括尺侧副韧带复合体、屈肌总腱撕裂，桡侧副韧带复合体、伸肌总腱撕裂及关节囊撕裂等（图 11-3-5）。

X 线、CT 上可见外上髁撕脱骨折，肱桡关节半脱位，肘关节半脱位及脱位，冠突骨折等。当侧位 X 线片肱尺距离＞4mm 时，称为坠落征（drop sign），表明肘关节极度不稳。

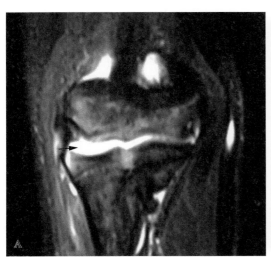
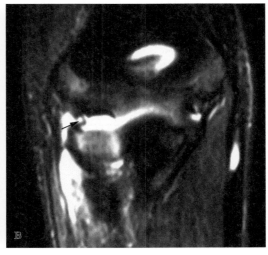

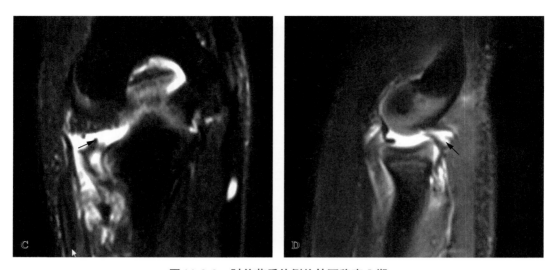

图11-3-3　肘关节后外侧旋转不稳定Ⅰ期

A～C.冠状位FS T₂WI示外侧尺侧副韧带完全撕裂（箭），外侧关节间隙增宽；D.矢状位FS T₂WI示桡骨头后移半脱位（箭）

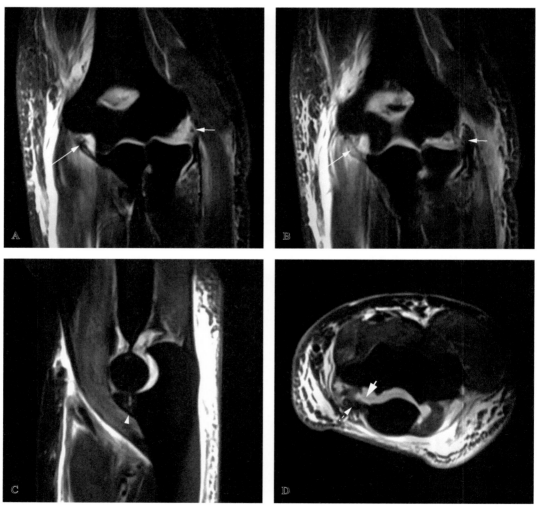

图11-3-4　肘关节后外侧旋转不稳定ⅢB期

　　A、B.冠状位FS T₂WI示桡侧副韧带复合体及伸肌总腱完全撕裂（短白箭），尺侧副韧带前束全层撕裂（长白箭）；C.矢状位FS T₂WI示肘关节后方半脱位，冠突骨折位于肱骨滑车下方（栖息肘）（无尾箭）；D.轴位FS T₂WI示尺侧副韧带后束完全撕裂（粗短箭），尺神经（虚箭）周围软组织肿胀

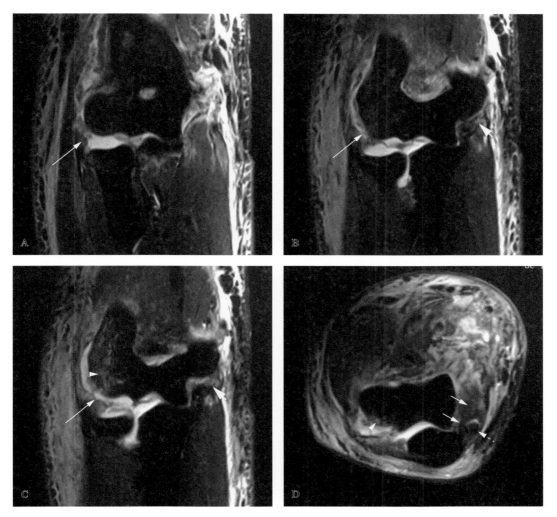

图 11-3-5 肘关节后外侧旋转不稳定 ⅢC 期

A ～ C.冠状位 FS T$_2$WI 示桡侧副韧带复合体与伸肌总腱肱骨附着处全层撕裂（细长箭），尺侧副韧带前束与屈肌总腱全层撕裂（粗短箭），肘关节外侧关节间隙增宽，肱骨外髁骨挫伤（无尾箭）；D.轴位 FS T$_2$WI 示尺侧副韧带前、后束完全撕裂（细短箭），肘管肿胀，尺神经水肿（虚箭），关节囊广泛撕裂

3. 内翻后内侧旋转不稳（varus posteromedial rotatory instability，VPMRI） 肘关节内翻后内侧旋转不稳临床较少，多为摔伤时肩关节外展上肢向前或向后伸直着地，肘关节受到内翻、轴向、前臂旋前应力时致肱尺关节半脱位、尺骨冠突前内侧面骨折和桡侧副韧带损伤引起的肘关节内翻不稳定。因此内翻后内侧旋转不稳的 MRI 表现：①桡侧副韧带撕裂，几乎全在肱骨起点处撕裂或外上髁撕脱骨折，常伴伸肌总腱撕裂，撕裂纤维外移、分散较明显，呈较弥漫的 T$_2$ 高信号，且常表现为撕裂纤维外端移位较内端更远。②冠突前内侧面的骨折。③肱尺关节半脱位（图 11-3-6），可伴有肱骨滑车骨损伤。④常伴有尺侧副韧带撕裂，多为前后束完全撕裂，肘关节后内侧脱位、尺骨鹰嘴骨折，屈肌总腱损伤、尺神经损伤等。

X 线、CT 可见冠突内侧面骨折，肱骨外上髁撕脱骨折，肱尺关节间隙增宽，肘关节脱位等。

4. 前方不稳定（anterior instability） 肘关节的前方不稳定少见，多继发于内外侧副韧带撕裂和尺骨鹰嘴骨折后的肘关节前脱位，很少继发慢性前方不稳。

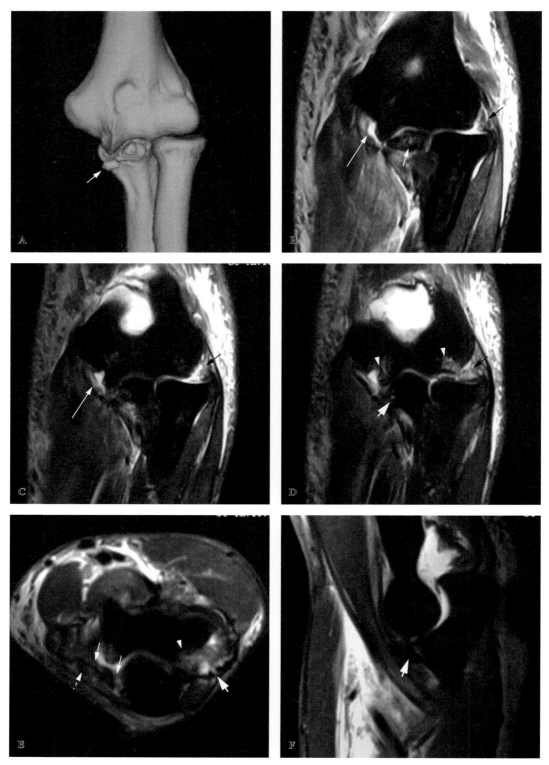

图 11-3-6　肘关节内翻后内侧旋转不稳定

A.CT示尺骨冠突前内侧部骨折、骨片游离，肘关节后内侧旋转半脱位；B ～ D.冠状位 FS T₂WI 示桡侧副韧带复合体近端全层撕裂（黑箭），并肱骨外髁附着处撕脱骨折，尺侧韧带前束全程全层撕裂（细长箭），伸肌总腱、屈肌总腱部分撕裂，冠突前内侧部骨折（粗短箭），肱骨内外髁骨挫伤（无尾箭）；E.轴位 FS T₂WI 示尺侧副韧带后束扭伤肿胀（细短箭），环状韧带部分撕裂（实心箭）；F.矢状位 FS T₂WI 示肱尺关节半脱位，冠突骨折（粗短箭）

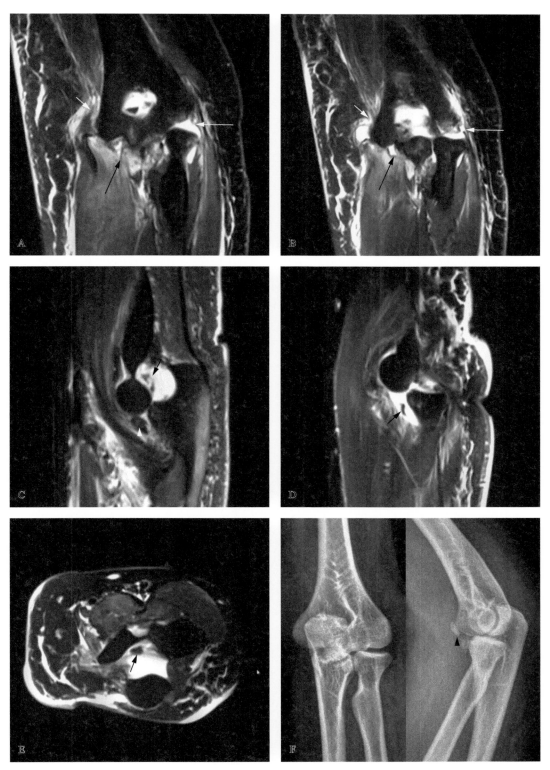

图11-3-7　肘关节后内侧旋转不稳定

A、B.冠状位FS T_2WI 示桡侧副韧带复合体近端全层撕裂（白长箭），伸肌总腱撕裂（箭），尺侧副韧带、屈肌腱撕裂，肱骨小头、桡骨头骨挫伤，尺骨后旋，肱桡间隙增宽；C～E.矢状位及轴位FS T_2WI 示肘关节后脱位，冠突骨折，鹰嘴窝游离骨片（黑箭）；F.肘关节正侧位X线片示肘关节后内侧旋转，冠突骨折及碎骨片（箭）

五、治疗

1. 保守治疗　肘关节脱位大多数手法复位后石膏或支具固定肘关节于屈曲90°，前臂旋前位4～6周，可以痊愈。肘关节脱位伴有桡骨头骨折时，若同时还伴有冠突骨折，无论冠突骨折块的大小，均可明显增加急性或慢性肘关节不稳定即创伤后肘关节退变的风险而需要手术。

2. 手术治疗　①后外侧旋转不稳定，冠突骨折不超过冠突原高度的1/4时，对肘关节稳定性无显著影响，在冠突破坏超过原高度的1/2时，重建冠突及尺侧副韧带前束。桡骨头Ⅰ型骨折无须手术；Ⅱ型骨折需手术复位后内固定，Ⅲ型骨折目前可在旋转安全区域内行锁定钢板固定，必要时可进行人工桡骨头置换。冠突Ⅰ型、Ⅱ型骨折时肘关节是稳定的，3型骨折时不稳定，需修复桡骨小头或行假体置换，并同时修复桡侧副韧带。②外翻不稳定，主要是内侧副韧带前束的修复与重建。根据患者对肘关节功能的具体要求制订个性化的治疗方案，一般功能要求较低的患者直接修复可用锚钉固定、韧带编织缝合；间接修复多采用屈肌总腱外侧部分肌腱或前臂深筋膜或尺骨嵴内侧的骨膜进行修复。对关节功能要求高的患者及投掷运动员韧带重建更能有效恢复肘关节的外翻稳定性。慢性内侧副韧带功能不全的治疗早期主要是休息制动和使用抗炎药物，活血化瘀、舒筋活络类中药制剂外用也有较好效果。③内翻后内侧旋转不稳定，这类不稳定尽管冠突骨折常很小，该损伤常不稳定，需进行冠突固定，并使用缝合锚钉修复外侧副韧带。

（于静红）

参 考 文 献

［1］程源，王飞燕，范存义，2018. 肘关节尺侧副韧带损伤和修复重建的研究进展. 国际骨科学杂志，39（4）：205-209.

［2］龙能吉，何树坤，吴仕舟，等，2018. 肘关节后内侧旋转不稳的研究进展. 中国修复重建外科杂志，32（4）：505-510.

［3］王棕逸，徐耀增，2013. 肘关节不稳定的治疗进展. 交通医学，27（3）：231-235.

［4］Batlle JA，Cerezal L，López Parra MD，et al，2019. The elbow：review of anatomy and common collateral ligament complex pathology using MRI. Insights into Imaging，10（1）：1-25.

［5］Beltran LS，Bencardino JT，Beltran J，2013. Imaging of sports ligamentous injuries of the elbow. Semin Musculoskelet Radiol，17（5）：455-465.

［6］Binaghi D，2015. MR imaging of the elbow. MagnReson Imaging Clin N Am，23（5）：427-440.

［7］Bucknor MD，Stevens KJ，Steinbach LS，2016. Elbow imaging in sport：sports imaging series. Radiology，279（1）：12-28.

［8］Charalambous CP，Stanley JK，2008. Posterolateral rotatory instability of the elbow. J Bone Joint Surg Br，90（3）：272-279.

［9］Ciccotti MC，Stull JD，Buckley PS，et al，2017. Correlation of MRI to arthroscopy in the elbow：thrower's elbow and ulnar collateral ligament injury. Sports Med Arthrosc Rev，25（3）：191-198.

［10］Closkey RF，Goode JR，Kirschenbaum D，et al，2000. The role of thecoronoid process in elbow stability. A biomechanical analysis ofaxial loading. J Bone Joint Surg（Am），82A（12）：1749-1753.

［11］Gaary EA，Potter HG，Altchek DW，1997. Medial elbow pain in the throwing athlete：MR imaging evaluation. AJR Am J Roentgenol，168（3）：795-800.

［12］Hackl M，Wegmann K，Ries C，et al，2015. Reliability of Magneticresonance imaging signs of posterolateral rotatory instability of the elbow. J Hand Surg Am，40（7）：1428-1433.

［13］Hariri S，Safran MR，2010. Ulnar collateral ligament injury in the overhead athlete. Clin Sports Med，29（4）：619-644.

［14］Hauptfleisch J，Murphy D，2015. Elbow magnetic resonance imaging：imaginganatomy and evaluation. Top MagnReson Imaging，24（2）：93-107.

［15］James McLean J，Kempston MP，Pike JM，et al，2018. Varus posteromedial rotatory instability of the elbow：injury pattern and surgical experience of 27 acute consecutive surgical patients. J Orthop Trauma，32（12）：e469-474.

［16］Joyner PW，Bruce J，Hess R，et al，2016. Magnetic resonance imaging-based classificationfor ulnar collateral ligament injuries of the elbow. J Shoulder Elbow Surg，25（10）：1710-1716.

［17］Karbach LE，Elfar J，2007. Elbow instability：anatomy，biomechanics，diagnostic maneuvers，and testing. J Hand Surg

Am，42（2）：118-126.

［18］ Mak S，Beltran LS，Bencardino J，et al，2014. MRI of the annular ligament of the elbow：review of anatomic considerations and pathologic findings in patients with posterolateral elbow instability. AJR Am JRoentgenol，203（6）：1272-1279.

［19］ Mirowitz SAS，London SLS，1992. Ulnar collateral ligament injury in baseball pitchers：MR imaging evaluation. Radiology，185（2）：573-576.

［20］ O'Driscoll SW，2000. Classification and evaluation of recurrent instability of the elbow. Clin OrthopRelat Res，370：34-43.

［21］ O'Driscoll SW，Spinner RJ，McKee MD，et al，2001. Tardy posterolateralrotatory instability of the elbow due to cubitus varus. J Bone JointSurg Am，83（9）：1358-1369.

［22］ Ramirez MA，Stein JA，Murthi AM，2015. Varus posteromedial instability. Hand Clin，31（4）：557-563.

［23］ Reichel LM，Milam GS，Sitton SE，et al，2013. Elbow lateral collateral ligament injuries. J hand surg Am，38（1）：184-201.

［24］ Rhyou IH，Lee JH，Lee J H，et al. Soft tissue injury patterns in posteromedial rotatory instability with dislocation compared with posteromedial dislocation of the elbow joint. JShoulder Elbow Surg，2020，29（6）：1259-1266.

［25］ Sanal HT，Chen L，Haghighi P，et al，2009. Annular ligament of the elbow：MR arthrography appearance with anatomic and histologyc correlation. AJR Am J Roentgenol. 193（2）：122-126.

［26］ Schreiber JJ，Potter HG，Warren RF，et al，2014. Magnetic resonance imaging findings in acute elbow dislocation：insight into mechanism. MRI finds in acute elbow dislocation：insight intomechanism. J Hand Surg Am，39（2）：199-205.

［27］ Stevens KJ，2010. Magnetic resonance imaging of the elbow. J Magn Reson Imaging，31（6）：1036-1053.

［28］ Willemot L，Hendrikx FR，Byrne AM，et al，2018. Valgus instability of the elbow：acute and chronic form. Obere，（13）：173-179.

［29］ Willemot L，Hendrikx FR，ByrneAM，et al，2018. Valgus instability of the elbow：acuteand chronic form. Obere Extremität，（1）：173-179.

第十二章

肘关节骨软骨损伤

肘关节骨软骨损伤（osteochondral lesion of the elbow）一般定义为发生在肘关节的区域性关节软骨损伤，常伴随邻近软骨下骨质异常。成年人少见，多见于儿童、青少年，尤其是投掷、体操运动员，最常累及肱骨小头，肱骨滑车亦可发生，包括剥脱性骨软骨炎（OCD）、Panner骨软骨炎（Panner病）、急性创伤等。本章主要介绍剥脱性骨软骨炎和Panner病，由急性创伤导致的骨软骨骨折常发生于肘关节脱位、半脱位、剪切伤等情况下，多合并肘关节其他结构损伤，不在本章讨论。

第一节　剥脱性骨软骨炎

剥脱性骨软骨炎（osteochondritis dissecans，OCD）是涉及关节软骨和软骨下骨，造成关节软骨与关节面分离的一种局部损伤。肘关节的OCD最常见于肱骨小头，其次为桡骨头、鹰嘴，相对少见于滑车。

一、病因

尽管确切病因仍然存在争议，目前广泛接受的一个观点是由于反复、过度使用的损伤导致局部关节面下微骨折及循环受累而造成；也有学者总结为是继发于反复应力、生物力学不匹配和肱骨小头乏血供的多方因素综合作用下造成。肱骨小头的血供主要来自于穿过骺板软骨的后部动脉终末支，而缺乏其余来自干骺端动脉营养，造成肱骨小头极易缺血。反复的微小应力作用下，关节面下方的软骨下骨提供的支持作用遭到破坏，病情进展时关节软骨出现不可逆的破坏、碎裂、剥脱。从OCD患者病变处取出的关节软骨和骨软骨游离体的组织病理学结果也支持关节软骨和软骨下骨碎片是在反复应力作用下出现变性和修复性过程。

肱骨小头OCD最常发生于青少年棒球投掷手、手球、水球运动员的优势肘，以及体操、摔跤运动中双肘承重的运动员。在投掷运动过程中，不论早期的加速阶段和后期起旋阶段，肘关节周期性处于外翻状态，肱骨小头循环性处于受压和剪切力作用下，如果内侧副韧带损伤，肱桡关节的应力增大，肱桡关节面反复撞击则导致肱骨小头和桡骨头骨软骨损伤。

二、临床表现

OCD在儿童和青少年中比较常见，发病率（15～30）/100 000，男性多于女性。最常见于膝关节、踝关节，肘关节相对少见。发生在肘关节肱骨小头的OCD，在国内多见于体操运动员，在西方国家多见于投掷类项目的青少年运动员，发生在肱骨滑车的OCD多见于游泳和篮球运动员。好发年龄12～18岁，可以无明显临床症状，也可出现肘外侧疼痛、无力、肿胀、活动障碍和肘不稳。疼痛症状主要出现在活动后，但较难确切定位，随时间加重，病变进展时可出现活动受限，伸直位明显。OCD虽然不是引起肘关节疼痛的主要或常见原因，但也需要考虑在鉴别诊断之中。

体格检查时患者常出现肱桡关节无力感、活动度下降（伸直受限15°～30°），后期可出现弹响、绞锁等，尤其是在旋前和旋后动作时，肘关节的旋前及旋后活动伴随着肘关节伸直，在肱桡关节处产生疼痛，则可能出现肱桡关节压迫征阳性。

三、分类和分级

根据国际软骨修复协会（International Cartilage Repair Society）的定义，OCD的关节镜分类系统如下：

①Ⅰ级是关节面完整但关节软骨软化；②Ⅱ级是关节软骨内出现裂隙；③Ⅲ级是骨软骨分离，部分与周围骨相连；④Ⅳ级是松散但不移位的骨软骨碎片；⑤Ⅴ级是骨软骨分离脱落合并游离体形成。

Takeba根据X线表现将OCD分三期：透射线期（radiolucent stage）、分离期（separation stage）、游离期/进展期（free/advanced stage）。

Nelson将OCD的MRI分类定义为：①0级正常；②Ⅰ级是关节软骨完整，可伴有软骨信号异常；③Ⅱ级是关节软骨出现高信号裂隙；④Ⅲ级是骨软骨碎块周围有液体样高信号带环绕；⑤Ⅳ级是病变中心出现原位骨软骨碎片和（或）关节腔出现混杂或低信号游离体。

四、影像学表现

影像学检查可以提供病变大小、稳定性、预后等有价值的信息，对于OCD病变的分期及治疗方案确定有重要作用。

1. X线　普通放射线检查具有便捷、廉价的优势，常作为首选检查项目，但由于早期病变改变细微以及X线检查自身的局限性，对OCD病变的检出率不高，与关节镜对比，有研究认为其对肱骨小头OCD诊断敏感度为66%，关节内游离体诊断敏感度仅为57%。因此早期OCD病变在X线检查中可表现为正常，但X线检查阴性结果不表示可以排除骨软骨病变。

OCD最常累及的部位为肱骨小头前外侧部，在X线上出现的最早期的改变为肱骨小头前外侧软骨下骨质变扁平，随后可出现肱骨小头前下部透亮影、软骨下骨质硬化、分离和（或）移位的骨碎片（图12-1-1），急性期可出现关节腔渗出积液。最佳显示体位为肘关节屈曲45°时摄前后位片。

发生在肱骨滑车的OCD较肱骨小头OCD少见，但表现基本近似，可发生在滑车沟内侧或外侧，多位于后部。

一般来说，往往X线片发现的OCD经保守治疗效果不好，贻误了手术治疗的最佳时机预后较差。

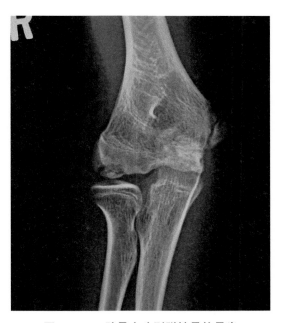

图12-1-1　肱骨小头剥脱性骨软骨炎
患者，男，15岁。肘关节X线正位片示肱骨小头关节面扁平、轮廓不规则，可见软骨下骨块分离及骨碎片影

2. CT和CT关节造影　CT表现与X线近似，可以较早发现细微异常、更清楚地显示骨质异常及发现游离体，但一般为了减少青少年的辐射危害，不推荐CT作为进一步检查的手段；CT关节造影可用于评估关节软骨的完整性（是否存在裂隙、缺损、骨软骨碎片）、发现关节游离体。

3. MRI　可以直接显示软骨，是用于显示和评估OCD骨软骨碎片大小、部位及稳定性的最佳影像学检查方法（图12-1-2），最重要的价值在于早期发现及软骨稳定与否的判断。

肱骨小头早期OCD的MRI表现为肱骨小头前部局限性T_1WI均匀性低信号（图12-1-3），伴或不伴T_2WI高信号，早期可未出现软骨下骨变扁平（图12-1-4）。以下征象的出现提示为不稳定OCD：骨软骨碎片下出现囊变（图12-1-5）、骨软骨骨折、T_2WI高信号环（图12-1-6）、软骨下骨板缺损、缺损区液体积聚，其中又以T_2WI高信号环伴关节软骨破裂、缺损敏感度最高。晚期OCD表现为可见原位或移位至关节内骨软骨碎片，周围伴T_2WI高信号环。增强扫描骨软骨碎片可出现强化，提示其仍有血供及尚有活力。目前的研究报道显示，MRI对发现OCD病变具有高敏感度。

发生在滑车不同部位间的OCD表现有所不同。滑车内侧OCD病变一般位于后部、形态较小（＜6mm），而滑车外侧OCD病变一般位于后下部、形态较大（10～13mm）、境界清楚；内侧病变通常表

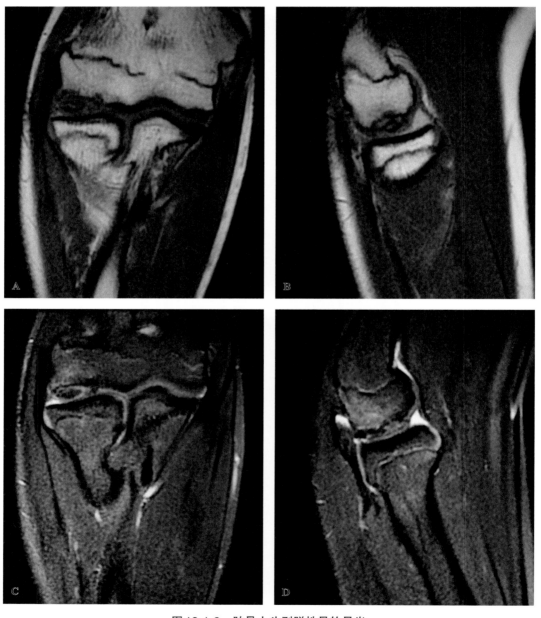

图12-1-2　肱骨小头剥脱性骨软骨炎

A、B.冠状位、矢状位T_1WI；C、D.冠状位、矢状位FS T_2WI示肱骨小头扁平，骨软骨碎片分离，局部液体聚集，骨软骨碎片尚处于原位

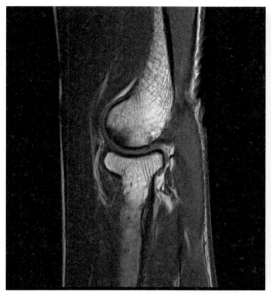

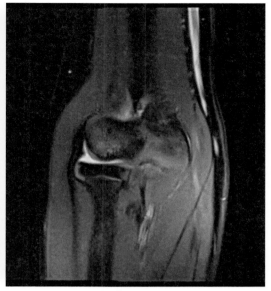

图12-1-3 肱骨小头剥脱性骨软骨炎早期

矢状位T₁WI显示肱骨小头前部局限性片状低信号

图12-1-4 肱骨小头剥脱性骨软骨炎早期

冠状位（体位欠佳）FS T₂WI显示肱骨小头软骨下骨形态正常，软骨面下局限性斑片状高信号

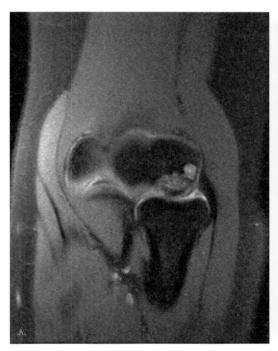

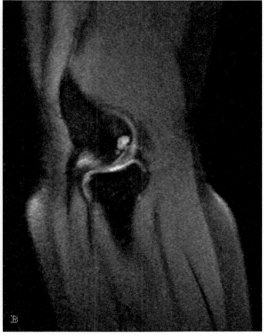

图12-1-5 肱骨小头剥脱性骨软骨炎

A、B.冠状位、矢状位FS T₂WI示骨软骨面下囊变影

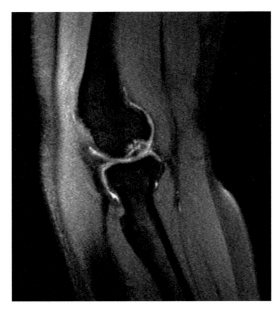

图 12-1-6 肱骨小头剥脱性骨软骨炎
矢状位 FS T_2WI 示骨软骨碎片周围高信号影环绕

现为软骨破裂、软骨下骨凹陷和周围骨髓水肿样信号改变。相反，外侧病变呈典型 OCD 表现，即边界清楚的骨软骨缺损，与邻近正常骨质过渡带狭窄。

当然，在判断肘关节骨软骨病变时，需要对肘关节软骨分布的解剖有清楚认识，肱骨小头和滑车的关节软骨存在两处假性缺损（pseudodefect），即无关节软骨覆盖的"裸区（bare area）"。因为肱骨小头关节面仅靠前部的 180° 存在软骨覆盖，后部无软骨覆盖为假性缺损区，不能误认为是软骨病变（图 12-1-7）；另外，尺骨的滑车切迹软骨覆盖呈近似"8"字形，在滑车前后关节面中间区域的中滑车切迹处存在一个正常无软骨区（图 12-1-8）。鉴别诊断的关键在于病变位置，肱骨小头 OCD 一般发生在肱骨小头前外侧或正中，而裸区一般出现在后部。

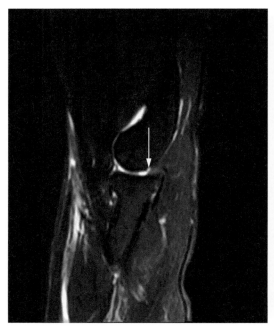

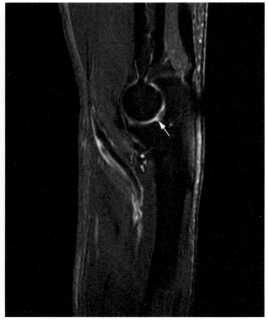

图 12-1-7 肱骨小头后部假性缺损（箭）　　　　**图 12-1-8 中滑车切迹正常无软骨覆盖区（箭）**

五、治疗

OCD如不能早期诊断及进行合适治疗可导致过早发生骨性关节病。OCD的治疗方案主要取决于患者的生长板闭合情况、病灶位置、病灶大小及稳定性。骨骺未闭合的青少年患者稳定的、早期阶段的、较小的OCD病灶，治疗措施为停止反复的肘关节应力活动并进行观察，保守治疗治愈的可能性很大，如果3～6个月仍未见好转，则需要考虑手术治疗；而对于骨骺闭合的成人、不稳定或较大病变、非手术治疗失败、形成游离体等的患者通常需要采取手术治疗；没有形成游离体，不稳定病变但症状有持续趋势的患者，也建议行手术治疗。一般将关节镜治疗作为首选手术方案，将切开手术治疗作为关节镜治疗失败的备选方案。目前大部分研究报道OCD行关节镜下清理、钻孔、微骨折、骨软骨碎片固定等术式后，患者短期效果良好，能恢复到较好的运动水平，长期疗效的报道很少。自体骨软骨移植术也显示可获得较好的术后运动恢复率。

第二节　Panner病

Panner病也称Panner骨软骨炎，由丹麦矫外科医生Hans Jessen Panner在1927年首次描述而得名，该病为一种累及整个肱骨小头的骨软骨病变，具有自限性特点。

一、病因

Panner最初描述此病时认为该病与儿童股骨头骨骺缺血坏死（Legg-Calvé-Perthes病）病因类似。有专家认为，Panner病和剥脱性骨软骨炎（OCD）是软骨内骨化在不同年龄出现不同严重程度的异常所导致的连续性病理改变过程中不同阶段的同种疾病表现，但从两者在患病年龄、放射学表现和预后均不相同来看，可以认为两者为两种相互独立的不同疾病。Panner病的病因仍不完全明确，可能与儿童肱骨小头二次骨化中心在某一容易受到缺血影响的时期受到外伤或反复过度的外翻应力有关。肱骨小头骨骺在5岁以前血供丰富，在5岁之后仅由1～2支末梢血管供血，此时的肱骨小头容易缺血，而14～19岁骨骺逐渐愈合，其血供恢复正常。

二、临床表现

好发于10岁以内的儿童，5～10岁，男性多见，约占90%，这可能与男童的二次骨化中心出现和成熟时间延迟有关，也与男童活动性更大，受到创伤概率更大有关。临床症状可出现肘关节外侧的疼痛和僵硬，疼痛具有活动时加重、休息后缓解的特点，关节活动受限，可伴有关节轻度肿胀。体格检查时肘关节外侧压痛，伸直受限10°～30°，少数患者也可有屈曲受限。病程可持续数月至2年。

三、分类和分级

目前，由于Panner病发病率比较低，文献中绝大部分为个案报道，几乎没有研究对该病做过分类分级。也许今后随着病例积累及研究深入，可以将临床症状与影像学表现的相关性进行分级研究。

四、影像学表现

1. X线　作为儿童骨骼病变的首选检查，典型表现为肱骨小头骨骺轮廓不规则、边缘凹凸不平，骨骺可出现碎裂，内可见硬化或低密度透亮影（图12-2-1），少数可出现肱骨小头不规则扁平。女童的肱骨小头骨骺闭合时间约在10岁，男童约在12岁，这期间Panner病可发生修复性变化，X线随访1～3年在形态、密度上出现好转的征象，罕见引起长期并发症。当患者症状和X线表现比较轻微时，Panner病可能会被漏诊。对Panner病认识不足时，可能会误诊为OCD。

2. CT　表现类似X线，但对于儿童患者，考虑到辐射因素，一般不作为推荐的检查技术手段。

3. MRI　因该病少见，且为自限性疾病，所以较少用MRI进行诊断及随访。但MRI对于Panner病的诊断价值较大。表现为肱骨小头骨骺T_1WI信号减低，T_2WI信号增高，病灶内出现碎裂的骨质或硬化时可见T_2WI低信号（图12-2-2），骨皮质边缘形态不规则、T_1信号减低，关节腔内可见液体信号渗出影；少数患者症状严重时可出现弥漫性骨髓水肿信号。鉴别诊断的关键在于年龄以及是否存在关节游离体，该病一般发生在10岁以内儿童，无游离体，随访可好转，无并发症；OCD一般发生在10 ～ 20岁青少年，常可见游离体，随访可稳定或进展，治疗不当时较早出现骨性关节炎。

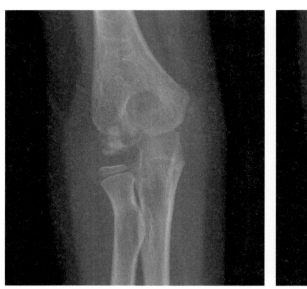
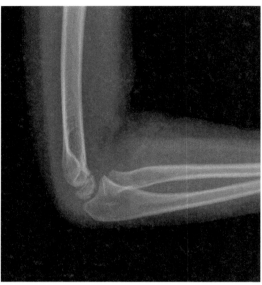

图12-2-1　Panner病

患者，男，8岁。X线正侧位示肱骨小头骨骺体积小，形态不规则，密度不均匀

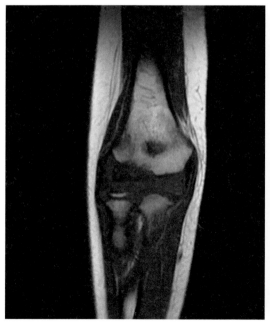
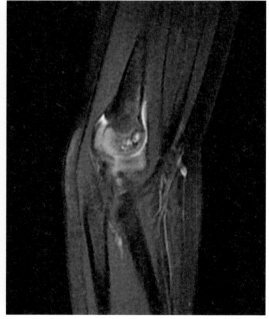

图12-2-2　Panner病

与图12-2-1为同一患者。A、B.冠状位T_1WI、矢状位FS T_2WI示肱骨小头骨骺形态不规则，T_1WI呈低信号，T_2WI呈高信号，周围可见斑片状骨髓水肿信号

五、治疗

Panner病是一种自限性疾病，大多数患者可以不治而愈。保守治疗主要以休息、尽量避免增加外翻应力的肘部活动为主，一般疼痛都能得到减轻，肘关节活动和功能会逐渐恢复正常；药物治疗上选择非甾体抗炎药，可显著缓解疼痛。

（曾献军　张　宁）

参 考 文 献

［1］高元桂，张爱莲，程流泉，2013. 肌肉骨骼磁共振成像诊断. 北京：人民军医出版社.

［2］Bancroft LW，Pettis C，Wasyliw C，et al，2013. Osteochondrallesionsof the elbow. Semin Musculoskelet Radiol，17（5）：446-454.

［3］Churchill R W，Munoz J，Ahmad C S，2016. Osteochondritis dissecans of the elbow. Curr Rev Musculoskelet Med，9（2）：232-239.

［4］Claessen FMAP，Louwerens JKG，Doornberg JN，et al，2015. Panner's disease：literature review and treatment recommendations. J Child Orthop，9（1）：9-17.

［5］Ghahremani S，Griggs R，Hall T，et al，2014. Osteochondral lesions in pediatric and adolescent patients. Semin Musculoskelet Radiol，18（5）：505-512.

［6］Stoane J M，Poplausky M R，Haller J O，et al，1995. Panner's disease：X-ray，MR imaging findings and review of the literature. Comput Med Imaging and Graph，19（6）：473-476.

第十三章

肘关节神经损伤

肘和前臂的神经损伤通常并发于骨折、关节脱位或直接创伤；也有一部分病因来自于使用肘关节长期固定做某类运动、某种劳动，对肘神经的牵拉、慢性摩擦而导致神经慢性损伤；还有一部分病因是因为肘神经周围结构对神经产生卡压而引起神经慢性损伤，包括周围骨骼的形态异常、周围软组织的占位病变等对神经产生挤压、推移或包埋。影像检查诊断方面，大多数情况下，神经周围的脂肪组织使肘部主要的神经在MRI上可以显示清楚，周围神经高分辨扫描序列对于评估神经损伤优势明显；CT对神经的直接显示不如MR，但对神经周围结构的显示有一些价值；X线片不能观察到神经影像，但对骨骼结构、关节关系、关节活动度的变化有一定诊断价值。

第一节　尺神经损伤

一、病因

一般来说尺神经行经区域内任何一个部位均可发生损伤，从尺神经的解剖来看，尺神经在肱骨内上髁位置较表浅，且比邻为肱骨内上髁，因此最容易受压损伤。工作、学习等伏案工作时，人们多习惯将肘部平放在桌面，致使尺神经处于慢性受压状态，多见于打字员；射击运动员长期将枪托固定在肘部，慢性挤压肘尺神经；任何原因引起的肘外翻畸形，使尺神经张力增大，于肘关节活动过程中受到牵拉和摩擦，神经鞘膜逐渐增厚而导致神经受到卡压；其它原因还有陈旧性骨折造成血肿机化、碎骨块移位、增生、囊肿等挤压尺神经。最易发生卡压的2处为：内上髁沟（尺神经沟）和穿尺侧腕屈肌两头处（即狭义的肘管），称之为肘管综合征。

二、临床表现

尺神经损伤后，主要临床表现为感觉障碍和运动障碍。①常见的感觉障碍是：尺神经分布区麻木是常见的症状，其严重程度依嵌压的程度和持续的时间而不同。感觉障碍范围广，常位于小指两侧和环指尺侧。早期轻度麻木、感觉异常。严重时手指麻木。有时感到肘内侧疼痛，伴有向手部的放射性疼痛，有时向肩、颈部放射。②常见的运动障碍是：早期患者一般不觉力量减退，但会感觉手功能有影响，常感做某些事迟钝、笨拙（如拧瓶盖）或反复活动后易感疲劳，动作协调性差。晚期则出现手部小肌肉萎缩，爪形手，手力量减退。不能做指腹相捏的动作，尤其和小指不能相捏。Froment征阳性、夹纸试验阳性。

三、影像学表现

1. X线　不能直接显示尺神经，但可显示与尺神经损伤有关的骨骼改变，如鹰嘴内侧或肱骨内上髁后侧骨赘形成、肘部外翻畸形等。

2. CT　有学者提出肘管肘部尺神经损伤的影像学评估即在通过Hueter线（肱骨内、外上髁连线）前旋转30°的肘管CT轴位图像上，测得肘管深度/宽度的比值。肘管指数增大，表示肘关节骨质增生、尺神经沟变窄。

3. MRI　是显示尺神经损伤的最佳影像学检查方法。在MR轴位图像上，正常尺神经为边缘光滑的圆形或卵圆形，其在T_1WI图像上信号强度与肌肉相当，在T_2WI序列上呈略高信号。反复的机械压力刺激，可导致尺神经直径增粗；而周围神经卡压早期阶段的主要表现如神经血管内充血、神经鞘膜水肿，神经内纤维化和局灶性脱髓鞘等可导致神经在液体敏感序列上（如T_2WI、PDWI等）信号增高（图13-1-1，图13-1-2，图13-1-3）。在尺神经支配的肌肉（前臂肌支支配尺侧腕屈肌、第3、4指深屈肌、掌短肌、小指展肌、小指对掌肌、小指屈肌、第3、4蚓状肌、骨间肌、拇收肌及拇短屈肌深侧头）节段或区域可出现去神经支配的表现：急性和亚急性期（5周内）相应肌肉在T_2WI和STIR序列上信号增高（损伤肌肉毛细血管扩张、血液增多/静脉淤血），此期增强扫描肌肉可明显强化（高灌注）；慢性期（6～8周后）相应肌肉发生萎缩和脂肪浸润，在T_1WI上肌肉内肌束结构部分消失，代之以大片脂肪浸润高信号。

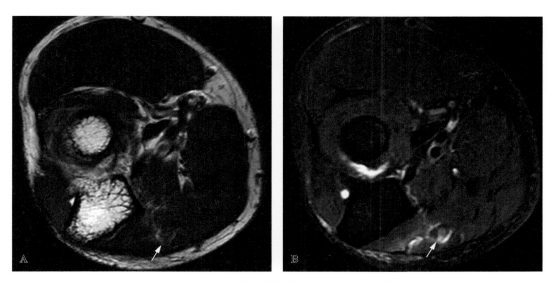

图13-1-1　右肘关节疼痛，右手指麻木2周

A.T_1WI序列，尺神经增粗、信号不均匀，混杂斑点状稍高信号；B.T_2WI压脂序列，尺神经增粗、信号明显增高

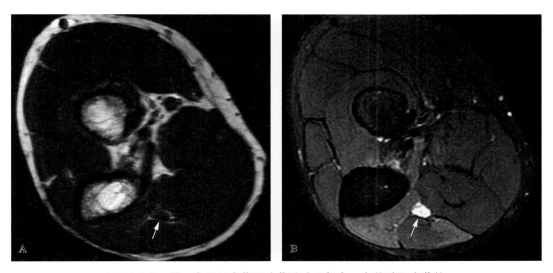

图13-1-2　男，右手无名指及小指麻木1年余，右前臂肌肉萎缩

A.T_1WI序列，尺神经稍增粗；B.T_2WI压脂序列，尺神经信号明显增高

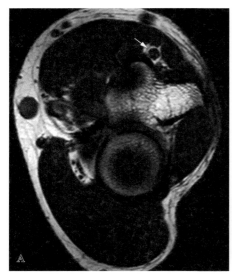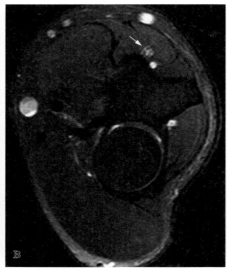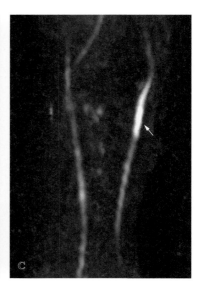

图13-1-3　男，右小指麻木无力半个月

A.T₁WI序列，尺神经稍增粗；B.T₂WI压脂序列，尺神经信号明显增高；C.三维图显示尺神经肘段增粗、信号明显增高

四、治疗

1.保守治疗　症状轻微者，只需改变习惯，避免肘部尺侧受压即可缓解。肘部尺神经卡压的保守治疗对早期患者有效，比如夜用支架，限制屈肘小于60°，让患者每夜戴用，症状均能改善。

2.手术治疗　如有肘外翻畸形、尺神经损伤症状明显者，应行手术治疗。手术方式有很多种，包括原位单纯减压术、内上髁切除术、肘管加深及重建术、尺神经前移术等。

第二节　桡神经损伤

一、病因

运动导致的桡神经损伤常为桡神经深支受累，该部位的囊肿、血管瘤等亦可引起压迫性症状。也可由过多的旋后动作导致局部无菌性炎症劳损、旋后肌的腱弓纤维性增厚直接压迫桡神经。

二、临床表现

运动员桡神经主干损伤比较少见，可有神经分支的压迫性损伤，其中较为常见的是其深支。桡神经损伤一般表现为：①运动障碍：可出现肱三头肌、肱桡肌、桡侧腕长短伸肌、旋后肌、伸指总肌、尺侧腕伸肌及食指、小指固有伸肌的运动障碍，甚至瘫痪。故出现腕下垂，拇指及各手指下垂，不能伸掌指关节，前臂有旋前畸形，不能旋后，拇指内收畸形。②感觉障碍：上臂、前臂后部感觉障碍，手背桡侧半、桡侧两个半手指（尤其是虎口区）皮肤感觉障碍。

三、影像学表现

1.X线　未能直接显示桡神经。

2.CT表现　对桡神经显示不如MR，通常表现为受累肌肉萎缩。

3.MRI表现　早期神经可表现为正常或轻微增粗，相应支配肌肉（肱桡肌、前臂伸腕、伸指肌）可出现去神经支配改变，急性和亚急性期（5周内）相应肌肉在T₂WI和STIR序列上信号增高，此期增强扫描肌肉可明显强化（高灌注）；慢性期（6～8周后）相应肌肉发生萎缩和脂肪浸润，在T₁WI上肌肉内肌束结构部分消失，代之以大片脂肪浸润高信号（图13-2-1，图13-2-2）。

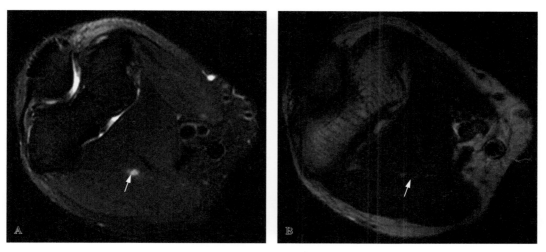

图 13-2-1　男，48 岁，右手腕部及前臂背伸无力

A.T₂WI 压脂序列显示桡神经稍增粗、信号增高；B.T₁WI 序列显示桡神经稍粗

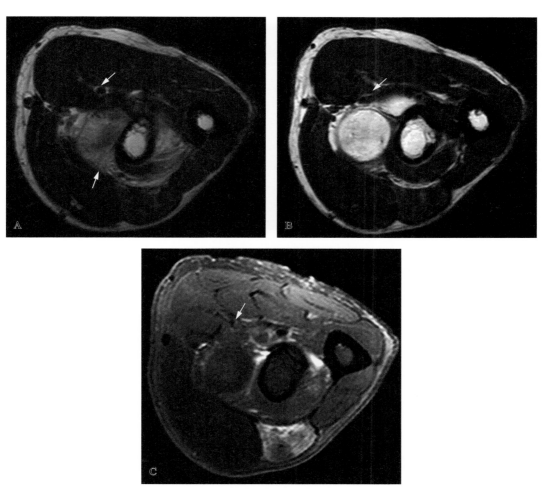

图 13-2-2　脂肪瘤压迫桡神经

A.T₁WI 序列显示桡神经后方脂肪瘤，呈稍高信号，类似皮下脂肪信号，信号不均匀；B.T₂WI 序列显示桡神经后方脂肪瘤信号类似皮下脂肪，信号不均匀；C.T₂WI 压脂序列桡神经后方脂肪瘤信号被抑制；A～C 均显示桡神经受压，信号不均匀稍增高

四、治疗

1.一般先行神经营养药物、理疗等保守治疗，3个月无任何恢复可考虑手术探查。

2.手术根据需要采用神经减压、松解或缝合术，以及桡神经断端肌肉内埋置书。

第三节　正中神经损伤

一、病因

与桡神经损伤类似，正中神经主干的损伤亦很少见，其分支的损伤偶有报道，见于肘前屈肌肌肉损伤，前臂旋转动作较多的运动，如网球、羽毛球、乒乓球等可致此类损伤。除此之外，肱骨下端骨折和前臂骨折均可合并正中神经损伤。缺血性挛缩亦常合并正中神经损伤。

二、临床表现

正中神经具有重要的感觉和运动功能。与桡神经不同，正中神经不支配上臂的肌肉，但却是前臂部位的手外肌和手内肌，特别是拇指肌肉的重要支配神经。正中神经损伤运动障碍主要表现为：①前臂不能旋前，屈腕力弱，拇指、食指和中指不能主动屈曲、不能对掌；②大鱼际肌群、前臂屈肌群明显萎缩，鱼际肌群萎缩使手掌变平坦，称猿手。

正中神经损伤感觉障碍主要表现为：手掌桡侧半和1～3指末节的皮肤感觉丧失或明显减弱。

三、影像学表现

1. X线　不能直接显示正中神经，但可显示与正中神经损伤有关的骨骼改变，如肱骨远端骨折、肘关节骨端骨赘、肘关节脱位等。

2. CT表现　受累肌肉萎缩，可见正中神经走行区的肱骨骨折、骨赘、关节脱位等相关改变，可用于评估肘关节细微骨折。

3. MR表现　早期，在T_1WI无异常，T_2WI压脂序列上表现为受累肌肉肿胀，信号增高（图13-3-1）。晚期，T_1WI上表现正中神经或骨间前神经支配部位的肌肉萎缩，伴有邻近的脂肪萎缩，T_2WI压脂序列上表现受累肌肉萎缩，常伴有残余肌肉信号增高。

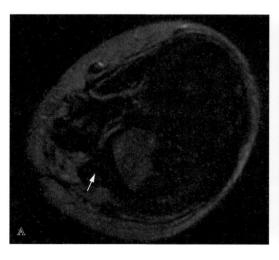
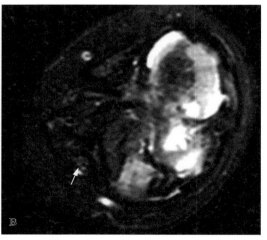

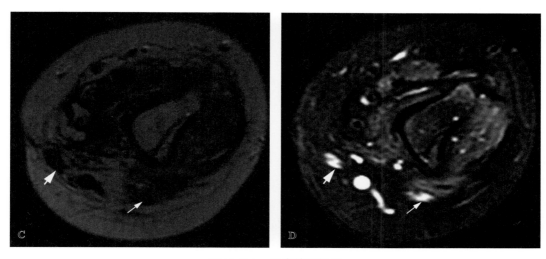

图 13-3-1　正中神经损伤

A.T₁WI序列显示正中神经增粗；B.T₂WI压脂序列显示正中神经增粗、信号不均匀增高；C、D粗箭头正中神经、细箭头尺神经，均有信号增高

四、治疗

1.正中神经损伤后，对于轻微的损伤，可以考虑服用神经营养药物、神经刺激因子等药物，可以起到促进神经恢复作用。

2.如果是正中神经受到卡压，需要做局部的减压手术，解除正中神经受压迫状态。手术之后需进行主动或被动的肘关节锻炼，促进功能的恢复。

（何　涌　杨积昌　张　浩）

参 考 文 献

[1] 包洪靖. 磁共振神经成像在上肢周围神经疾病诊断中的应用. 济南：山东大学博士学位论文，2016.

[2] 崔青，张建华，刘西斌，等. 肘管指数在肘管综合征治疗中的临床意义. 解剖与临床，2010，15（6）：420-422.

[3] 高元桂，张爱莲，程流泉. 肌肉骨骼磁共振成像诊断. 北京：人民军医出版社，2013：808-809.

[4] 顾玉东，王澍寰，侍德. 手外科手术学. 2版. 上海：复旦大学出版社，2010：708-729.

[5] 刘阳. 新编实用运动损伤学. 北京：科学技术文献出版社，2014：224-226.

[6] 王姗姗，石红岭，赵连新，等. MR扩散加权神经成像技术在非创伤性上肢神经扭转中的应用. 中华放射学杂志，2015，49（3）：209-212.

[7] 杨元芬. 肘部尺神经的MRI应用研究. 大连：大连医科大学硕士学位论文，2010.

[8] Andrew Sonin等著. 创伤性骨肌诊断影像学. 赵斌等译. 山东：山东科学技术出版社，2018：338-353.

[9] Breitenseher JB，Kranz G，Hold AA，et al. MR neurography of ulnar nerve entrapment at the cubital tunnel：a diffusion tensor imaging study. Eur Radiol，2015，25（7）：1911-1918.

第十四章

肘关节常见疾病的术后影像学评价

与全身其他关节一样，肘关节运动损伤术后影像学评价的重点和难点在于：①熟悉手术术式及操作过程，以便评估解剖结构的情况以及常见的并发症表现；②除了评估手术本身，还需要掌握术后不同复查时间点的影像动态变化，以鉴别出为术后正常改变还是病变有进展；③尽可能在影像报告中使用专业的外科学词汇进行描述，有利于临床参考以及加强专业之间的交流。

在肘关节运动损伤中，常见的涉及外科手术治疗的包括：网球肘、高尔夫球肘的肌腱松解/切除/修复术，桡侧副韧带、尺侧副韧带修补术，软骨清除/成形/移植术，神经松解术等。选择开放性或关节镜等不同手术方式，对影像学评价影响不大，在术后疗效评价方面差异也不大，因此各种手术的手术方法可能有十几种，甚至有几百种改良方法。在影像学评价中，我们需要仔细结合手术记录，对相应重点结构进行形态学上、信号上、邻近结构改变的细致观察分析，同时必须结合术前及历次术后复查的影像进行动态地、综合性地判断。

一、尺侧副韧带撕裂修补术后MR评价

尺侧副韧带（ular collateral ligament，UCL）重建手术，也称为汤米约翰手术（tommy john surgery），主要应用于完全性UCL撕裂、保守治疗失败的部分性撕裂的运动员，以及保守治疗3个月仍症状无缓解的非专业运动员。手术中一般采用自体或异体肌腱移植物来替代撕裂的UCL的功能。在MRI上，重建的UCL可出现韧带内部的条片状信号增高影，多认为是缝合材料或者肉芽组织造成的，这种高信号一般会在6个月内的随访中随时间而逐渐降低。通常情况下，重建的韧带最终都应该呈低信号。当然，也有学者研究发现约1/4的患者（51例中12例）在T_1WI、T_2WI上持续呈中等信号，尤其是在韧带的近端。重建术后的韧带也可出现增厚，部分与双束重建技术有关，与残留韧带缝合后在近端有一个比较宽大的附着处，但是需要注意的是，这种增厚不能误认为是与邻近的屈肌总腱合在一起的异常信号。虽然移植物可出现增厚，但正常情况下的韧带保持紧张性呈绷直状态，冗余或波浪状外观可能提示存在部分撕裂。另外，重建术会在距离关节面以远3～4mm处做一个尺骨移植物隧道，因此移植物远端可以出现一个明显的"T"形影，这一般是正常的移植物插入部，不要误认为是部分撕裂。

一般来说，UCL重建的术后并发症不到10%，X线检查可发现一些对位不良（外翻等）、内固定松动及内固定失败。在MR上，应重点评估移植物是否出现撕裂、冗余或过度瘢痕组织增生。MR关节造影可以提高术后部分撕裂诊断的敏感性。UCL重建术后较常见的并发症包括尺神经损伤（医源性损伤或压迫造成），因此，UCL重建术也常同时行神经解压术，主要应与手术区域之外的上下方正常尺神经对比，仔细评估其走行、直径及信号。除了软组织间隔损伤外，比较罕见的并发症还包括肱骨内上髁撕脱，可能与UCL重建骨隧道或肱骨隧道应力改变有关，相应影像表现较明确。

二、网球肘术后影像学评价

一般来说，90%的网球肘患者经过保守或药物治疗后在1～2年疼痛可缓解，只有不到10%的患者需要进行手术治疗。手术方式有很多种，经典的开放手术包括伸肌腱膜的松解、桡侧腕短伸肌的暴露、损伤肌腱的清理及骨皮质的剥离；经皮松解术包括经小切口松解桡侧腕短伸肌，不进行损伤肌腱的清理；关节镜下病变切除及肌腱修复、关节镜下桡侧腕短伸肌松解术是目前较常用的治疗方法，有专家建议如清理的肌腱面积超过$2cm^2$，就需要进行肌腱折叠术，同时行关节镜下骨质剥离术。

根据不同的手术方式、对肌腱剥离程度（止点剥离、打磨新鲜化多，则需要进行锚钉固定修补，反之

则置于原位）、是否进行骨质剥离术，影像学评价重点在于对松解/重建/切除修复的肌腱的走行、形态及信号的分析及动态观察，其次为是否存在并发症的评价，需要对邻近神经、血管、骨质及关节软骨、软组织等进行仔细观察，较常见的并发症包括感染、肿胀、神经损伤。在MRI上，修复的肌腱一般在术后6个月内腱内可出现一些条片状的高信号，但会在6～12个月恢复正常的低信号，邻近外上髁的骨髓水肿信号也逐渐吸收消失。如有锚钉固定影响肌腱信号观察，需进行多序列综合分析考虑，勿将伪影信号认为是损伤信号。

三、肘管综合征术后影像学评价

肘部尺神经松解前置术是最常见的治疗肘管综合征显微手术，主要用于肘管综合征并肘关节外翻、肘关节骨性关节炎、尺神经半脱位或脱位患者。如没有骨性关节炎，则单纯做原位松解，不做前置手术。在MRI上，主要应重点评价减压水平处尺神经的走行、直径及信号，正常应与手术区域上方/下方的神经区域相似。其次，还需关注尺神经支配的肌肉是否出现去神经支配的改变。最后，观察尺神经毗邻骨质等结构是否解除对其压迫及皮下软组织是否合并感染。

（曾献军　张　宁）

参 考 文 献

［1］Azar FM，Andrews JR，Wilk KE，et al，2000. Operative treatment of ulnar collateral ligament injuries of the elbow in athletes. Am Sports Med，28（1）：16-23.

［2］Bucknor MD，Stevens KJ，Steinbach LS，2016. Elbow imaging in sport：sports imaging series. Radiology，280（1）：328.

［3］Gregory B，Nyland J，2013. Medial elbow injury in young throwing athletes. Muscles Ligaments Tendons J，3（2）：91-100.

［4］Schwartz ML，Thornton DD，Larrison MC，et al. 2008. Avulsion of the medial epicondyle after ulnar collateral ligament reconstruction：imaging of a rare throwing injury. AJR Am Roentgenol，190（3）：595-598.

［5］Wear SA，Thornton DD，Schwartz ML，et al，2011. MRI of the reconstructed ulnar collateral ligament. AJR Am Roentgenol，197（5）：1198-1204.